GEILER · DIE SYNOVIALOME

GEILER · DIE SYNOVIALOME

DIE SYNOVIALOME

MORPHOLOGIE UND PATHOGENESE

VON

DR. MED. HABIL. GOTTFRIED GEILER

OBERARZT AM PATHOLOGISCHEN INSTITUT
DER UNIVERSITÄT LEIPZIG

MIT EINEM GELEITWORT VON
PROF. DR. G. HOLLE

MIT 54 ABBILDUNGEN

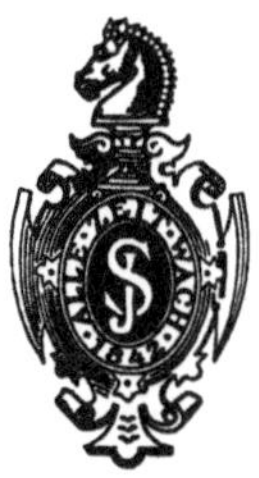

SPRINGER-VERLAG
BERLIN · GÖTTINGEN · HEIDELBERG
1961

ISBN 978-3-642-49438-3   ISBN 978-3-642-49717-9 (eBook)
DOI 10.1007/978-3-642-49717-9

Geleitwort

Die vorliegende Arbeit, noch von meinem Amtsvorgänger, Herrn BREDT, angeregt, untersucht eine Gruppe von Geschwülsten, die bisher noch nicht im Zusammenhang dargestellt worden sind. Sie bedient sich dabei der gestaltlichen und histochemischen Analyse. Die Methode der klassischen Morphologie, mit Hilfe von Bauplanforschung und Vergleich Struktureigentümlichkeiten und Entwicklungsgesetze zu erkennen, wird auch heute noch mit besonderem Erfolg auf dem Gebiet der Geschwulstforschung angewandt; in erster Linie deshalb, weil es noch immer zahlreiche Neubildungen gibt, deren Histogenese und Stellung im Gesamtsystem strittig sind, womit im allgemeinen auch ihre diagnostische Bewertung auf Schwierigkeiten stößt.

Hierher gehören eine Reihe von Tumoren, die entweder, wie die Synovialome, von den Gelenkkapseln und Schleimbeuteln oder, nach Art der gutartigen xanthösen Riesenzellgeschwülste, von Bestandteilen der Sehnen und ihrer Hüllen abgeleitet werden. Sowohl der histologische Bau als auch das biologische Verhalten aller dieser Geschwülste sind auf den ersten Blick recht unterschiedlich. Es ist nun das eigentliche Anliegen dieser sorgfältigen und auf ein großes Material gegründeten (63 Fälle!) Studie, alle derartigen Gewächse zusammenzufassen und mittels einer subtilen gestaltlichen und histochemischen Analyse ihre gemeinsame Herkunft aus der Synovialis und dem sie umgebenden Mesenchym zu beweisen, womit sich zugleich die Benennung der Gesamtgruppe als „Synovialome" anbietet. Damit ergeben sich eine durchgängige brauchbare Gliederung sowie Kriterien für die praktische Beurteilung einschlägiger Fälle. Der große Umfang des vorgelegten Materials und die vollkommene Beherrschung der Methodik bieten die Gewähr für eine lückenlose und objektive Darstellung, unter Berücksichtigung auch seltenerer Spielarten.

Die histologische Analyse und der Schluß vom Bau einer Neubildung auf ihr vermutliches Verhalten bieten auch heute noch in der Praxis die einzige Handhabe für Diagnose, prognostische Beurteilung und Therapie des Geschwulstleidens. Die Bedeutung der vorliegenden Monographie liegt also sowohl auf theoretischem als auch auf praktischem Gebiet. Sie beansprucht deshalb nicht nur das Interesse des Fachpathologen und Onkologen, sondern darüber hinaus aller derjenigen, die sich täglich der Aufgabe unterziehen, den geschwulstkranken Menschen zu behandeln und zu betreuen.

G. HOLLE

Vorwort

Die vorliegende Monographie enthält eine Darstellung der Synovialome. Als solche sind ungeachtet ihrer biologischen Natur alle Geschwülste der Gelenke, Schleimbeutel und Sehnenscheiden zusammengefaßt, die morphologisch durch eine Imitation synovialer Strukturen und somit durch ein gemeinsames Bauprinzip ausgezeichnet sind. Eine Zusammenfassung dieser Art fehlt bisher im pathologisch-anatomischen und klinischen Schrifttum. Daraus und aus der Bedeutung dieser mit einer Fülle von Problemen behafteten Geschwulstgruppe, zu der nach meiner Auffassung auch die sog. Riesenzellgeschwülste der Sehnenscheiden zählen, leite ich die Berechtigung zu der vorliegenden monographischen Studie ab. Diese stützt sich auf morphologische und histochemische Untersuchungen an einem großen eigenen Untersuchungsgut, das nicht nur die Geschwülste, sondern zum Vergleich auch die entzündlichen und degenerativen Veränderungen der synovialen Gewebe umfaßt. Dabei wurde das Schrifttum eingehend und ausführlich berücksichtigt. Die Darstellung widmet sich vorwiegend der Morphologie und Pathogenese der Synovialome, behandelt aber auch deren wesentlichste klinische Eigenschaften und versucht somit, nicht nur dem Pathologen, sondern auch dem Kliniker, insbesondere dem Chirurgen, Orthopäden und Onkologen eine Hilfe bei der Beurteilung einschlägiger Fälle zu sein.

An dieser Stelle gebührt mein Dank allen Mithelfern am Leipziger Pathologischen Institut, durch deren Unterstützung die Untersuchungen möglich wurden. Besonders herzlich danke ich den leitenden technischen Assistentinnen, Fräulein E. POHL und Frau E. SÖLLNER, für die Herstellung der Abbildungen dem Fotografenmeister des Institutes, Herrn KURT HERMANN, und für das Schreiben des Manuskriptes Fräulein J. RUTZ. Auch die Mitarbeit von Herrn Dr. U. WILLNOW bei der Zusammenstellung des Untersuchungsmaterials war mir eine große Hilfe.

Nicht zuletzt bin ich dem Springer-Verlag für das großzügige Entgegenkommen, die rasche Drucklegung und die vorzügliche Ausstattung der Monographie außerordentlich dankbar.

Leipzig, im Frühjahr 1961   G. GEILER

Inhalt

A. Einleitung

Gelenkkapseln, Schleimbeutel und Sehnenscheiden bilden durch das gemeinsame Bauprinzip der synovialen Struktur eine morphologische und morphogenetische Einheit, deren Geschwülste sich als Tumoren der synovialen Gewebe zusammenfassen lassen. Während ein Teil dieser Geschwülste einfachen Bindegewebstumoren entspricht, die sich durch nichts von gleichartigen Tumoren anderer Lokalisation unterscheiden, zeichnet sich die Mehrzahl der *Geschwülste des synovialen Gewebes durch eine Imitation charakteristischer Strukturelemente der Synovialis* aus und wird dadurch als besondere spezifische Tumorform deutlich. Alle diese Geschwülste fassen wir unabhängig von ihrer biologischen Natur rein nach morphologischen Gesichtspunkten als *Synovialome* zusammen.

Im Gegensatz zu der bisher üblichen Verwendung des Begriffes für eine *maligne* Geschwulst, die durch bestimmte morphologische und klinische Eigenschaften charakterisiert ist, halten wir diese wesentliche Erweiterung des Synovialombegriffes, die in ähnlicher Weise von KING (1931) angestrebt wurde, für notwendig und berechtigt, weil außer den synovialen Sarkomen zahlreiche andere Geschwülste der Gelenkkapseln, Schleimbeutel und Sehnenscheiden morphologisch durch Befunde charakterisiert sind, die in gleicher Weise wie die synovialen Sarkome Strukturen imitieren, wie wir sie bei systematischen Untersuchungen an der normalen Synovialis und ihren Reaktionsformen beobachten konnten. Dies gilt in besonderem Maße für die sog. xanthösen Riesenzellgeschwülste der Sehnenscheiden, zu deren echter Geschwulstnatur und synovialer Genese wir uns gleichzeitig bekennen.

Da in einem Teil der Synovialome mehrkernige Riesenzellen so gehäuft sind, daß sie das morphologische Bild beherrschen, und wir diese Riesenzellen, wie im einzelnen noch zu begründen sein wird, für Äquivalente der synovialen Hohlraumbildung halten, teilen wir die *Synovialome* unter Berücksichtigung ihrer biologischen Natur *in gutartige und bösartige Formen sowie in solche mit und solche ohne Riesenzellen ein.* Danach umfaßt die Gruppe der Synovialome vier typische Geschwulstarten, die durch Übergangsformen zwischen diesen Typen noch bereichert wird. Die Hauptvertreter sind bei den malignen Formen das riesenzellfreie Synovialom und bei den benignen das Riesenzellsynovialom, das dem sog. xanthösen Riesenzelltumor entspricht.

Die vorliegende Arbeit dient dem Ziel, an Hand von 63 eigenen systematisch untersuchten Tumoren zu beweisen, daß die von uns gewählte Erweiterung des Synovialombegriffes zu Recht besteht und alle in dieser Gruppe zusammengefaßten Tumoren ungeachtet ihrer biologischen Natur durch das Bauprinzip der synovialen Struktur und durch die synoviale Genese eine morphologische und pathogenetische Einheit bilden.

Da das morphologische Prinzip der synovialen Struktur an den malignen Synovialomen am eindrucksvollsten in Erscheinung tritt, werden die malignen den benignen Formen vorangestellt. Ihrer Bedeutung

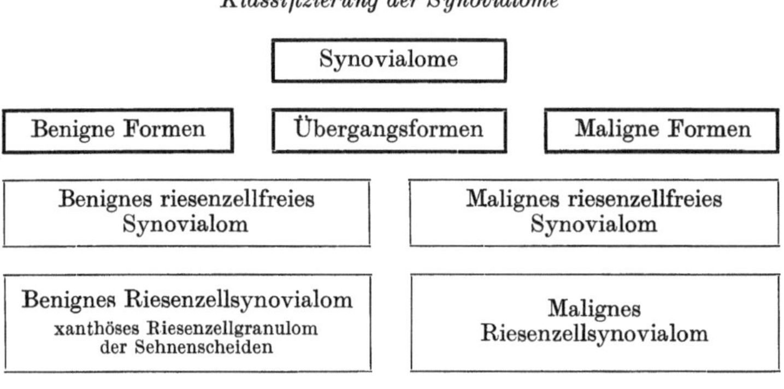

Klassifizierung der Synovialome

Abb. 1

gemäß werden dabei die einzelnen Formen der Synovialome auch unter den für die klinischen Belange wesentlichen Gesichtspunkten besprochen, so daß die Arbeit zugleich eine zusammenfassende Darstellung unserer Kenntnisse über die Gruppe der Synovialome und ihrer Einzelformen darstellt.

B. Das Stratum synoviale und seine Reaktionsformen

Da das Bauprinzip der Synovialome eine Imitation orthologischer Strukturen des Synovialgewebes und seiner Reaktionsformen, insbesondere der chronisch-entzündlichen darstellt, und zum anderen die Natur des synovialen Gewebes — der Matrix der Synovialome — auch heute noch eine unterschiedliche Wertung erfährt, diese aber für die Klassifizierung der Tumoren bedeutungsvoll ist, sollen in einem kurzen Überblick die normale Histologie des Stratum synoviale und seine Reaktionsformen besprochen werden.

1. Die Orthologie des Stratum synoviale

Gelenkkapseln, Schleimbeutel und Sehnenscheiden bilden eine morphologische Einheit (DOEMÉNY 1897, 1902; KEY 1928, RETTERER 1897, VAUBEL 1933) und lassen sich als synoviale Gewebe zusammenfassen. Sie stellen im Prinzip Spaltbildungen des Bindegewebes dar, zeichnen sich aber durch wesentliche Besonderheiten gegenüber einfachen Bindegewebsspalten aus. Diese bestehen in der Beschaffenheit der Wand, insbesondere der innersten Schicht und der Art des Hohlrauminhaltes. Sie verleihen dem synovialen Gewebe einen eigenen spezifischen Charakter und erfordern eine Abtrennung von allen anderen Bindegewebsarten.

Unter Vernachlässigung einer genauen Aufgliederung der einzelnen Wandabschnitte, wie sie von HAGEN-TORN (1894), HUETER (1866), TILLMANNS (1876) und von HIDVEGI (1954) für die Gelenkkapseln und von HÄGGQVIST (1931) für die Schleimbeutel und Sehnenscheiden getroffen wurde, wollen wir uns auf das Stratum synoviale beschränken, das bei Schleimbeuteln, Gelenkkapseln und Sehnenscheiden eine prinzipielle Übereinstimmung zeigt.

Das *Stratum synoviale* umschließt als ein zellig-fasriges Bindegewebe den synovialen Spalt und kann in Abhängigkeit von der Art des Hohlraums (Gelenk, Schleimbeutel oder Sehnenscheide) und der Lokalisation unterschiedlich ausgeprägte Wandausstülpungen in Form von Zotten und Falten aufweisen, die in das Lumen vorspringen und die Oberfläche des Stratum synoviale erheblich vergrößern. Es läßt sich in eine Intima und eine *Adventitia* aufteilen. Letztere besteht aus einem blut- und lymphgefäßreichen Bindegewebe (EFSKIND 1941, 1947, 1949; FISCHER 1933, HEILMANN 1949, HIDVEGI 1954, KING 1931, LANG 1954 u. a.), das Fibrocyten, retikuläre, histiocytäre Zellen und Mastzellen enthält (ASBOE-HANSEN 1950). Auf Grund seiner Speicherfähigkeit wird es von zahlreichen Autoren zum reticulo-histiocytären System gerechnet (FRANCESCHINI 1929, LANG 1957, DE SANTO u. Mitarb. 1941, VON SEEMANN 1926, 1928, SOEUR 1949 u. a.). Das Gefäßsystem des Stratum synoviale zeigt nach den Untersuchungen von HIDVEGI (1954) und LANG (1957) an Gelenkkapseln eine charakteristische Angioarchitektur. Die Zotten enthalten ein bis zwei den Nierenglomerula vergleichbare Capillarknäuel mit je einem zu- und abführenden Capillarschenkel ohne Anastomosen, die flachen Kapselanteile dagegen ein weitverzweigtes anastomosenreiches Capillarnetz. Dieser Vascularisationstyp hat im Zusammenhang mit einem von LANG (1957) beobachteten nachgeschalteten vasculären Sperrmechanismus RUCKES (1958, 1960) veranlaßt anzunehmen, daß die „Zottenglomerula" im Rahmen der Synoviabildung der Sekretion von Blutbestandteilen dienen, das weitverzweigte Capillarnetz der flachen Wandabschnitte dagegen der

Resorption. Für die mit Gelenken kommunizierenden Bursen ließ sich ein gleiches Verhalten des Gefäßsystems nachweisen, ein entsprechendes muß auch für die Sehnenscheiden vermutet werden.

Über die *Intima des Stratum synoviale* differieren die Meinungen erheblich. Sieht man von der veralteten Anschauung ihrer *epithelialen Natur* ab (FRERICHS 1846, HENLE 1871, KÖLLIKER 1889, LANDZERT 1867, REICHERT 1849, SAPPEY 1867, SOUBBOTINE 1880, TODD und BOWMAN 1857 u. a.), so stehen die Meinungen

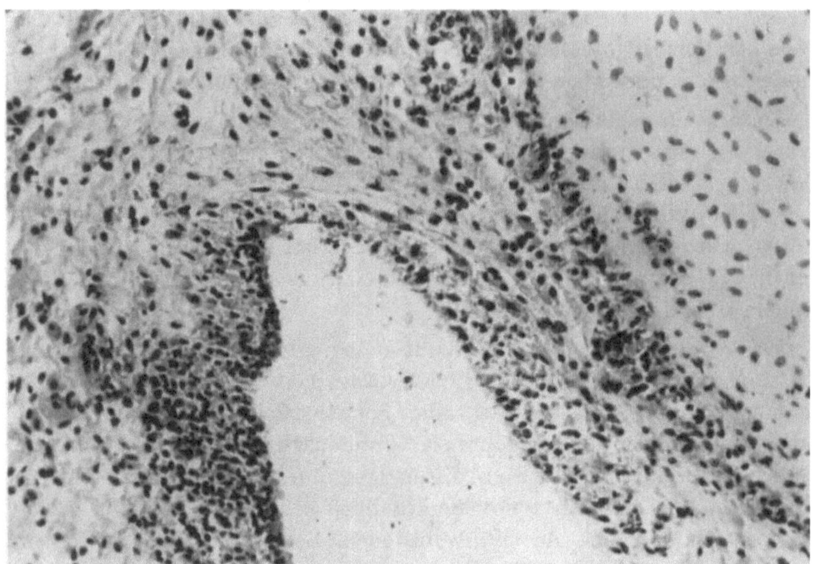

Abb. 2. S.-Nr. K 600/58. Normale Kniegelenkkapsel mit mehrreihiger synovialer Intima. Allmählicher Übergang des Mesenchyms in das synoviale Pseudoepithel. 1jähriger Knabe. HE. Vergr. 220fach

über die *endotheliale Natur* (BERGER 1938, FEROLDI 1954, FRANCESCHINI 1929, RETTERER 1895, 1896, DE SANTO u. Mitarb. 1941, SCHNEIDEMÜHL 1884, TILLMANNS 1876, SABRAZÈS u. Mitarb. 1931, 1932, 1935 u. a.) der gegenüber, die in ihr eine *besondere Differenzierung des Mesenchyms* sieht (ALBERT 1871, BENNETT 1947, BÖHM 1868, BRAUN 1894, DOEMENY 1897, FISHER 1942, FISK 1952, HAMMAR 1894, HARKNESS 1952/53, HÄGGQVIST 1931, HOFBAUER 1898, HUETER 1866, KEY 1928, KROH 1908, LUSE 1960, MARQUORDT 1931, MURRAY u. Mitarb. 1944, PACK und ARIEL 1950, RUCKES 1958, SCHAJOWITZ u. Mitarb. 1952, SOEUR 1949, TOURNEUX und HERRMANN 1880, VAUBEL 1933, ZWAHLEN 1935 u. a.).

In Übereinstimmung damit halten wir auf Grund eigener Untersuchungen an über 300 Schleimbeuteln und Sehnenscheiden die Synovialis für eine von allen anderen Bindegewebsformen sich unterscheidende besondere mesenchymale Differenzierung. Für diese Auffassung und gegen die endotheliale Natur der Intima spricht das Fehlen einer den serösen Häuten vergleichbaren zusammenhängenden Membran, was bei der Flächenversilberung (BRAUN 1894, HÄGGQVIST 1931) und elektronenmikroskopisch nach LUSE (1960) entgegen den Befunden von LANGER und HUTH (1960) besonders deutlich wird. Die Zellen der Intima entsprechen vielmehr modifizierten Bindegewebszellen, die bei fehlender Basalmembran durch Fortsätze in die Tiefe reichen und je nach der Art und dem Ausmaß der funktionellen Belastung eine ein- oder mehrreihige Zellschicht bilden, die endothel*ähnlich* oder epithel*ähnlich* erscheinen kann (Abb. 2). Sie ist aber keine zusammenhängende Membran, sondern repräsentiert eine offene Grenze zwischen Stratum synoviale und Hohlraum (Abb. 3).

Dies wird auch daran deutlich, daß die Zellen nach dem Lumen zu oft von Grundsubstanz bedeckt sind und capilläre Gefäße das Pseudo-

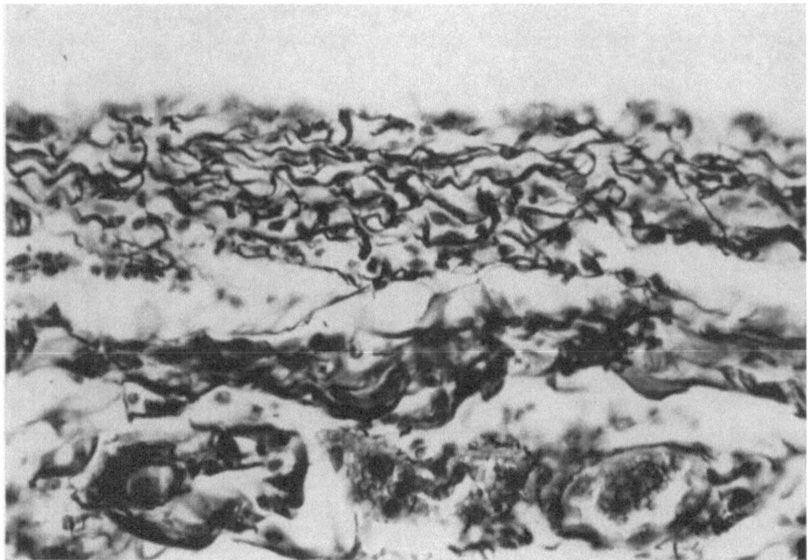

Abb. 3. Fall wie Abb. 2. Reticuläres Faserwerk der Synovialis. Keine Basalmembran, sog. ,,offene Grenze" zwischen Stratum und Cavum synoviale. Gomori. Vergr. 441fach

epithel durchziehen und fast bis an das Lumen reichen. An zahlreichen Stellen der Synovialis ist ein allmählicher Übergang der in der Adventitia gelegenen Bindegewebszellen in die synovialen Pseudoepithelien zu erkennen. Daß diese die Matrix für die Pseudoepithelien darstellen, ist daran und aus jener Tatsache zu ersehen, daß bei Defekten der Synovialis eine Regeneration der pseudoepithelial-synovialen Zellen aus den tieferen Wandschichten erfolgt (EFSKIND 1949, KEY 1928, WALCOTT 1927). Durch die Produktion des Synovialmucins (BENNETT 1947, DAVIES 1950, VAUBEL 1933, 1938, 1939), das der Hyaluronsäure entspricht, wie eigene histochemische Untersuchungen und die Arbeiten von K. MEYER u.

Mitarb. (1938, 1939), HESSELVIK (1940), RAGAN (1946), ROPES u. Mitarb. (1939, 1940, 1947), MAIBACH (1953) und HAMERMAN u. Mitarb. (1959) ergaben, erhalten die synovialen Zellen einen spezifischen Charakter (Abb. 4).

Dieser tritt auch bei ihrem kulturellen Wachstum in Erscheinung (MURRAY u. Mitarb. 1944, PODKAMINSKI 1931, VAUBEL 1933). Dabei unterscheiden sich die synovialen Zellen von anderen Zellen mesenchymaler Herkunft nach dem Wachstumstyp und der Zellfunktion. Sie besitzen die Fähigkeit zu offener und geschlossener epithelähnlicher Lage-

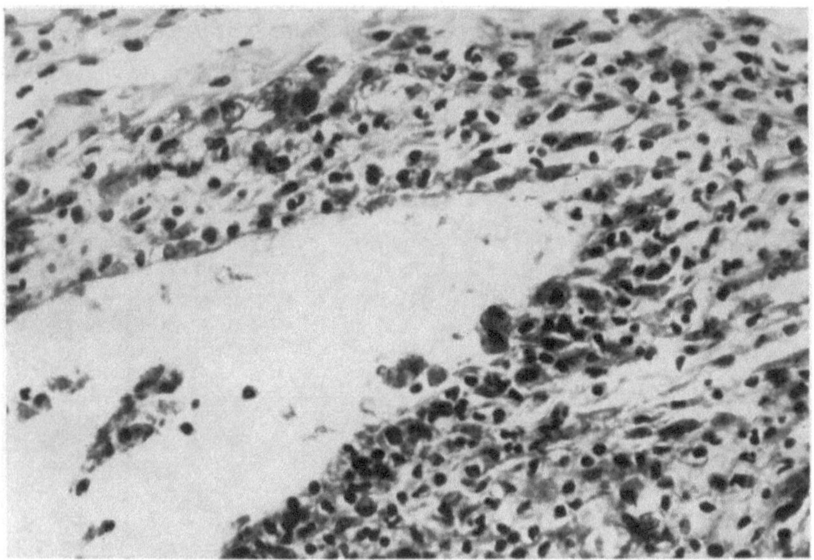

Abb. 4. Fall wie Abb. 2.
Reichlich Hyaluronsäuregranula in den synovialen Pseudoepithelien. PAS. Vergr. 441fach

rung und zeigen als aktive Zelleistung die Bildung der Hyaluronsäure. Sie werden darum von VAUBEL (1933) als Synovioblasten bezeichnet. Diese stehen den Chondro- und Osteoblasten näher als den Fibroblasten, woraus sich das Auftreten chondroider und osteoider Metaplasien in der Synovialis erklären läßt, die am ausgeprägtesten bei der sog. Osteochondromatose in Erscheinung treten (FISK 1952).

Aus allen diesen Gründen erhellt, daß das Synovialgewebe weder epithelialer noch endothelialer Natur ist, wenngleich es in einer deutlichen Speicherfähigkeit, die man für Hämosiderin und Lipoide bei traumatischen Schädigungen und Entzündungen häufig beobachten kann, ohne Zweifel Eigenschaften des reticulo-histiocytären Systems aufweist.

Zusammenfassend möchten wir darum das Synovialgewebe als eine besondere Differenzierungsform eines pluripotenten Mesenchyms definieren, das dem reticulo-histiocytären System nahesteht, aber in der Ausbildung pseudoepithelialer Grenzflächen und der Bildung der Synovia einen spezifisch-synovialen Charakter erhält, der es von allen anderen Bindegewebsformen unterscheidet.

Die *Synovia* besteht aus zwei Anteilen. Der eine entspricht einem Ultrafiltrat des Blutes, wie die gleiche Konzentration niedermolekularer organischer und anorganischer Substanzen in beiden Flüssigkeiten wahrscheinlich macht (HIDVEGI und KELENTEI 1954). Der andere entspricht der Hyaluronsäure, dem Produkt der synovialen Zellen, und wird nach Art einer merokrinen Sekretion von den Synovialzellen abgesondert (HOLMGREN 1951, LANG 1956, 1957 u. a.).

2. Die entzündlichen Reaktionsformen des Stratum synoviale

Das Stratum synoviale neigt in hohem Maße auf die unterschiedlichsten Reize hin zu entzündlichen Veränderungen. Diese äußern sich morphologisch in Gewebsreaktionen, die aus der Orthologie des Stratum synoviale verständlich sind. Die qualitative und quantitative Ausbildung dieser Veränderung ist zwar in Abhängigkeit von der auslösenden Ursache bei den einzelnen Entzündungsbildern unterschiedlich, zeigt aber davon unabhängig immerwiederkehrende gewebliche Reaktionsformen, die als typisch für das Stratum synoviale gelten müssen. Unter bewußter Vernachlässigung einer systematischen Darstellung der Synovialitiden sollen hier nur diese Reaktions*typen* besprochen werden, und auch hierbei soll eine Beschränkung auf jene vorgenommen werden, die in imitierter Form bei den Synovialomen auftreten. Diese betreffen ausschließlich Gestaltmerkmale der chronischen Synovitis.

An der synovialen Intima kommt es dabei zu einer ausgeprägten *Hyperplasie der synovialen Pseudoepithelien*, die großkernig und chromatinreich in meist mehreren Zellagen das Lumen umschließen, so daß sich der Eindruck einer epithelialen Lagerung verstärkt. Dies erscheint besonders in den Schleimbeuteln sehr eindrucksvoll, die normalerweise im Gegensatz zu den Gelenken und Sehnenscheiden ein deutliches mehrreihiges Pseudoepithel vermissen lassen und von weit auseinanderstehenden flachen Zellen ausgekleidet sind (Abb. 5). Dazu kommt nicht selten die Entwicklung *mehrkerniger Riesenzellen*, die meist in den Verband des Pseudoepithels eingegliedert sind und an der Begrenzung des synovialen Hohlraums teilnehmen. Selten sind sie in dem subsynovialen Bindegewebe anzutreffen. — Das gesamte Stratum synoviale ist am Aufbau der zahlreichen *Zotten* beteiligt, die stark vermehrt fingerförmig in das Lumen ragen und oft so dicht stehen, daß nur schmale Spalten zwischen der hyperplastischen Deckzellschicht zweier nebeneinandergelegener Zotten verbleiben (s. Abb. 6). — Am fasrigen Bindegewebe imponiert die Neigung zur flächenhaften *Sklerosierung* und Hyalinisierung, wobei häufig den Corpora albicantia der Ovarien vergleichbare Hyalinkugeln (GRUBER 1950) auftreten (s. Abb. 5).

Unter den chronischen hyperplastischen Entzündungen der Synovialis gibt es eine Form, die in starkem Maße den gutartigen Riesenzellsynovialomen ähnelt. Sie wurde von JAFFÉ, LICHTENSTEIN und SUTRO (1941) als *„chronische pigmentierte villo-noduläre Synovitis"* bezeichnet, als eigene nosologische Einheit abgetrennt und in Verkennung der Tatsache, daß es sich dabei um einen von den gutartigen Riesenzellsynovialomen unterschiedlichen Prozeß handelt, unter Ablehnung deren Geschwulstnatur mit diesen gleichgesetzt. Wir wenden uns mit Entschiedenheit gegen diese Auffassung, die auch von anderen Autoren vertreten wird und mit deren Hilfe die entzündliche Genese der gutartigen Riesenzellsynovialome bewiesen werden soll (MINEAR 1951, SANDERLUD 1954, SPENCER und WHIMSTER 1950). Vielmehr stimmen wir mit STEWART (1948) und FISK (1952) in der Trennung der beiden Krankheitsbilder überein.

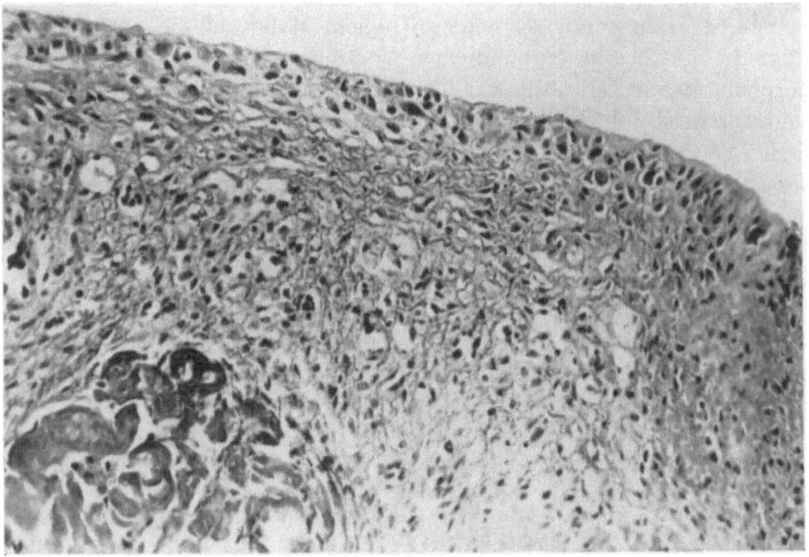

Abb. 5. J.-Nr. 12360/57. Chronische Bursitis olecrani mit Hyperplasie der synovialen Intima und hyalinen Kugel in äußeren Wandschichten. 58jähriger Mann. v. G. Vergr. 220fach

Da die villo-noduläre Synovitis jedoch den gutartigen Riesenzellsynovialomen in der Tat sehr ähnlich ist und bei der Besprechung der Morphologie und Pathogenese der gutartigen Riesenzellsynovialome noch mehrfach Erwähnung finden muß, erscheint uns an dieser Stelle eine kurze Darstellung unerläßlich.

Die villo-noduläre Synovitis soll nach JAFFÉ u. Mitarb. (1941) das männliche Geschlecht bevorzugen. Sie entwickelt sich im Verlauf von Jahren mit Schmerzen und Schwellungen (WEISSER und ROBINSON 1951) und ist vornehmlich an den Gelenken, besonders am Kniegelenk, lokalisiert (DE SANTO u. Mitarb. 1941, FISK 1952, CARR u. Mitarb. 1954, SANDERLUD 1954, MARTENS 1955). Schleimbeutel und Sehnenscheiden werden selten befallen, worauf MARTENS (1955) im Hinblick auf die Differentialdiagnose zu den gutartigen Riesenzellsynovialomen aufmerksam macht.

Sie soll nach DE SANTO u. Mitarb. (1941) in einer häufigeren diffusen, große Teile der Synovialis einnehmenden Form bei jüngeren Altersklassen (2. bis 3. Dezennium) und einer umschriebenen, oft gestielten Form bei älteren Altersklassen (3. bis 5. Dezennium) vorkommen. Daß sich unter der letztgenannten Form zahlreiche gutartige Riesenzellsynovialome verbergen, halten wir für sehr wahrscheinlich. Makroskopisch besteht die erkrankte Synovialis aus dichtstehenden braunrotgelben Zotten und zeigt eine schwammartige Konsistenz.

Histologisch ist sie nach unseren Untersuchungen an zwei eigenen Fällen (18jähriger Mann, linkes Knie; 53jährige Frau, linker Ellenbogen)

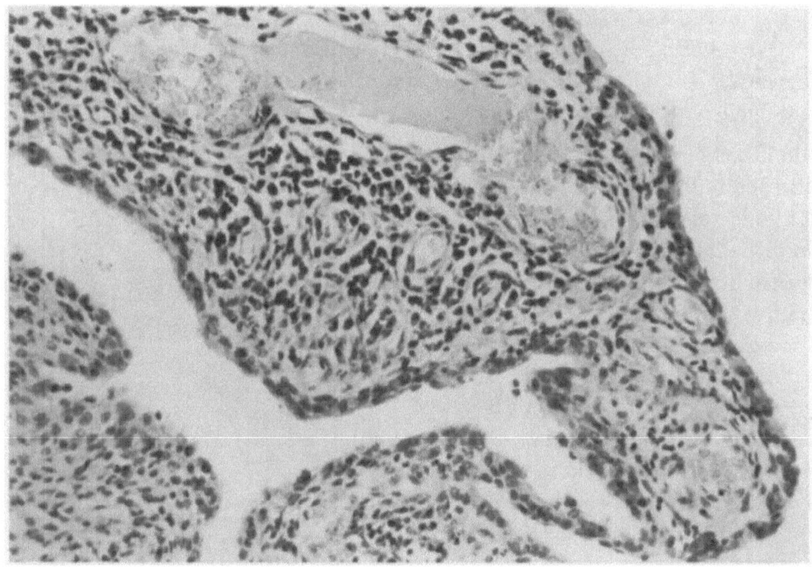

Abb. 6. J.-Nr. 9891/59. „Chronische pigmentierte villo-noduläre Synovitis" des Kniegelenkes mit Hyperplasie der synovialen Intima, mehrkernigen Riesenzellen, Hyperämie und Rundzellinfiltration. 18jähriger Mann. HE. Vergr. 220fach

trotz großer Ähnlichkeit mit den gutartigen Riesenzellsynovialomen von diesen abgrenzbar, weil sie *regelmäßig deutliche Zeichen einer Entzündung* aufweist. Diese finden sich in Form entzündlicher Zellinfiltrate aus Plasmazellen, Lymphocyten und einzelnen Leukocyten, in einer Ablagerung von Fibrinoid und einem auffallenden Reichtum an erweiterten subintimalen Gefäßen (Abb. 6). Im übrigen fallen die ausgeprägten papillärzottigen Wucherungen auf, deren Ausmaß, deren regelmäßige Anordnung und deren hochdifferenziertes hyperplastisches Pseudoepithel bei den gutartigen Riesenzellsynovialomen nicht zu beobachten sind. Riesenzellen kommen seltener vor als bei den Geschwülsten, Lipoid- und Hämosiderinablagerungen sind häufig. Das Fehlen einer Kapsel bietet ein weiteres Unterscheidungsmerkmal.

Es wird an dieser Beschreibung deutlich, daß die villo-noduläre Synovitis nicht mit dem Riesenzellsynovialom identisch ist, sondern nur eine Variante der synovialen Entzündung darstellt, die jene von uns oben als typisch bezeichneten hyperplastischen Entzündungsreaktionen in ausgeprägtem Maße aufweist, welche uns imitiert in den Strukturen der Geschwülste wieder begegnen.

C. Die malignen Synovialome

Das *maligne Synovialom* (m. Sy.) ist die *charakteristische maligne Geschwulst der synovialen Gewebe.* Es findet sich in der Literatur unter den verschiedensten Synonymen.

Adenosarkom (STUER 1893)
Mikroglobulocellulares Sarkom (VON RUEDIGER-RYDYGIER 1906)
Sarcoma fusocellulare (LEJARS und RUBENS-DUVAL 1910)
Endotheliom synovial (CHENOT und TZANCK 1912)
Peritheliales Sarkom (ENDERLEN 1920)
Synoviom (SMITH 1927)
Synoviales Sarkoendotheliom (WEGELIN 1928)
Synovialom (SABRAZÈS und DE GRAILLY 1931)
Synoviales Sarkom (KNOX 1936)
Endotheliom der Synovia (BERTINI 1936)
Reticulohistiocytosarkom (BERGER 1938)
Synoviales Sarkomesotheliom (FISHER 1942)
Parasynoviales Sarkom (FISK 1952)

Diese Synonyme lassen erkennen, daß Morphologie und Genese dieser Geschwulstgruppe eine recht unterschiedliche Deutung erfahren haben, die in der Art der von den einzelnen Autoren gewählten Bezeichnung zum Ausdruck kommt.

Da die Synovialis, wie wir eingangs gezeigt haben, keine endotheliale Membran darstellt, lehnen wir alle Synonyme ab, die den endothelialen Charakter der Geschwulst betonen. Dies gilt ebenso für die Bezeichnung peritheliales Sarkom, die auf eine Ableitung aus Strukturen des Gefäßsystems hinweist (ENDERLEN 1920, FACCINI 1923, COOPER 1930), da es sich dabei offensichtlich um eine Fehldeutung handelt. Der von SMITH (1927) vorgeschlagene Begriff „Synoviom", der auch in der weiteren Literatur noch Verwendung findet (BENNETT 1947), sollte vermieden werden, weil ihm mit der Ableitung von der Syn*ovia* anstatt der Syn*ovialis* eine unrichtige Wortbildung zugrunde liegt. Die von SABRAZÈS und DE GRAILLY (1931) gewählte Bezeichnung „Synovialom" bedarf, wie wir schon erörtert haben, insofern der Ergänzung, als durch *Hinzufügen der biologischen Wertigkeit die Geschwulst als maligne gekennzeichnet werden muß,* da der Begriff „Synovialom" nach unserer Auffassung alle Tumoren der synovialen Gewebe mit typischen synovialen Strukturen unabhängig von ihrer biologischen Natur umfaßt.

Darum halten wir die Bezeichnungen „*malignes Synovialom*" oder „*synoviales Sarkom*" in gleicher Weise für gut und geeignet. Das morphologische Charakteristikum und die biologische Natur der Geschwulst finden in diesen beiden Synonymen eine treffende und gebührende Wertung.

a) Geschichtliches

Der älteste den m. Sy. zuzurechnende Fall ist wahrscheinlich eine von WEIR (1866) veröffentlichte Geschwulst. Das erste sichere maligne Synovialom dürfte ein von STUER (1893) als Adenosarkom veröffentlichter Tumor sein. Ihm folgen die Fälle von MARSH (1898; primäres Sarkom des Kniegelenkes) und von RUEDIGER-RYDYGIER (1906; mikroglobulocellulares Sarkom der Kniegelenkskapsel). LEJARS und RUBENS-DUVAL (1910) jedoch haben zuerst erkannt, daß ein besonderer, bislang unbekannter Geschwulst*typ* vorliegt, dessen allgemeine Zuordnung zu den synovialen Geweben sie allerdings noch nicht erkannten. Dies ist das Verdienst von CHENOT und TZANCK (1912) und besonders von SMITH (1927). Es folgen danach zahlreiche Arbeiten, die sich mit dem Synovialom befassen. Aus der später folgenden Tab. 1, in der alle bekannten Fälle chronologisch geordnet sind, ist dies ersichtlich. Die Mehrzahl der Arbeiten sind Kasuistiken. Übersichtliche zusammenfassende Darstellungen stammen von BERGER (1928), JÖNSSON (1938), HAAGENSEN und STOUT (1944), BENNETT (1947), LAUCHE (1947/48), SCHAUTZ (1949), PACK und ARIEL (1950), KING (1952), WRIGHT (1952), HEINE (1952/53) und KNOLLE (1955).

Alle in Tab. 1 aufgeführten Fälle wurden von uns tabellarisch erfaßt und *auf folgende Eigenschaften überprüft:* Alter, Geschlecht, Lokalisation, Ausgangspunkt, Entwicklungsdauer, klinische Symptomatik, klinische Diagnose und Differentialdiagnose, Metastasierung, Rezidivneigung, Überlebensdauer und Prognose, Morphologie und Pathogenese.

Die Auswertung dieser Eigenschaften ergibt für das *m. Sy. charakteristische Merkmale*, die in ihrer Gesamtheit erlauben, beim m. Sy. von einem *besonderen, klinisch und pathologisch-anatomisch wohldefinierten Geschwulsttyp des synovialen Gewebes zu sprechen.*

b) Häufigkeit

Über die *Häufigkeit* der malignen Synovialome differieren die Meinungen. Während COLEY (1935) und JÖNSSON (1938) die Tumoren für sehr selten halten, führen HAAGENSEN und STOUT (1944), HEINE (1952/53) und KNOLLE (1955) dies vorwiegend darauf zurück, daß der Formenreichtum der Geschwulst Anlaß zu häufigen *Fehldiagnosen* bietet. Diese Tatsache, die wir nachdrücklich unterstreichen müssen und die allein schon aus der Mannigfaltigkeit der Synonyme ersichtlich ist, gilt besonders auch für das deutschsprachige Schrifttum, in das der Tumor in seiner Besonderheit erst durch LAUCHE (1947/48) einen seiner Bedeutung entsprechenden Eingang gefunden hat. Die vielfachen Fehldeutungen der Geschwulst, die sich aus dem Gestaltreichtum und dem damit verbundenen Auftreten von endothelialen, angiomatösen, myxomatösen, fibrosarkomatösen und epithelähnlichen Strukturen — um nur einige der Formen zu nennen — erklärt, machen es schwierig, exakte Angaben über die absolute Häufigkeit zu treffen.

TILLOTSON u. Mitarb. berichten über 31 eigene Fälle und haben bis zum Jahre 1951 222 m. Sy. zusammengestellt. Sie blicken damit auf das bisher größte Beobachtungsmaterial. Bei Durchsicht des Weltschrifttums konnten wir diese Zahl wesentlich erweitern und *insgesamt* 433 Fälle finden, denen wir 13 eigene hinzufügen können, so daß die Zahl aller bisher beobachteten malignen Synovialome 446 beträgt. Diese Zahl bestätigt, daß die m. Sy. keine ausgesprochen seltenen Tumoren sind. In der folgenden Übersicht (Tab. 1) sind alle diese bisher beobachteten m. Sy. in chronologischer Folge geordnet und zusammengestellt[1].

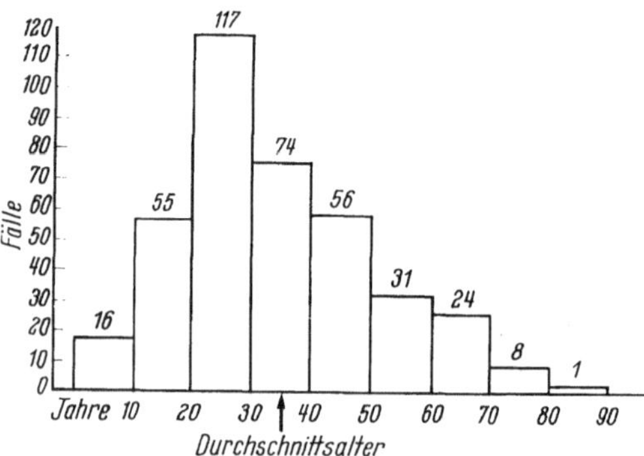

Abb. 7. Altersverteilung von 400 malignen Synovialomen

c) Altersverteilung

Das m. Sy. ist nach Angaben der meisten Autoren ein Tumor des 2. bis 4. Dezenniums (BIRKNER 1950, FEHR 1937, GLEICHMANN 1952, JÖNSSON 1938, KNOX 1936, MORETZ 1944), nach BRIGGS (1942) des 3. bis 5. Dezenniums. Als Durchschnittsalter geben FISHER (1942) und KNOLLE (1955) 35 Jahre, HAAGENSEN und STOUT (1944) 32 Jahre, LAUCHE (1947/48) 33 Jahre, PACK und ARIEL (1955) 36,3 Jahre und TILLOTSON u. Mitarb. (1951) 33,5 Jahre an.

Das durch uns von 400 Fällen errechnete *Durchschnittsalter* der Tumorträger beträgt *35 Jahre*. Eine genaue Altersaufschlüsselung auf die einzelnen Dezennien, die Abb. 7 zeigt, läßt allerdings erkennen, daß die Angabe dieses Durchschnittsalters ein trügerisches Bild ergibt.

---

[1] Während der Drucklegung sind uns 15 weitere Geschwülste bekannt geworden (BIAGGINI 1959, ein Tumor; CROCKER und STOUT 1959, neun Tumoren; LUSE 1960, ein Tumor; vier Eigenbeobachtungen). Sie sind bei der statistischen Auswertung des Untersuchungsgutes nicht berücksichtigt.

Tabelle 1

Autor	Jahr	Zahl der veröffentlichten Fälle
STUER	1893	1
MARSH	1898	1
VON RUEDIGER-RYDYGIER	1906	1
MARTINA	1906	1
BURCKHARDT	1909	1
HANNEMÜLLER	1909	1
LEJARS und RUBENS-DUVAL	1910	1
CHENOT und TZANCK	1912	1
ENDERLEN	1920	1
FACCINI	1923	1
SMITH	1927	3
WEGELIN	1928	1
TAVERNIER	1930	1
WAGNER	1930	2
SCHWANN	1930	1
PRYM	1930	1
COOPER	1930	1
DIEZ	1931	1
SABRAZÈS, LOUBAT, DE GRAILLY und MAGENDIE	1932	1
SABRAZÈS, BAILLIS und BONNARD	1932	1
HOHENTHAL	1934	1
COLEY	1935	1
BONNE und COLLET	1935	1
ADAIR	1935	3
FIEVEZ	1935	1
ZWAHLEN	1935	2
HODGSON und BISHOP	1935	1
BRUNNER	1936	1
LUCARELLI	1936	1
KNOX	1936	3
BERTINI	1936	1
FEHR	1937	4
COLEY und PIERSON	1937	11
JÖNSSON	1938	22
BERGER	1938	5
VON VEREBÉLY	1938	1
CABOT	1938/39	2
KLAGES	1939	1
ALBOT, THIBAUT, BANZET und HERVY	1939	1
FRANSEEN, SIMMONS und MALLORY	1939	1
SILFERSKIOLD	1940	3
SCHIE	1940	1
HUTCHINSON und KLING	1940	1
LEWIS	1940	4
AITKIN	1941	1
LEICHNER und SCHAEFER	1941	1
JAFFÉ und LICHTENSTEIN	1941	1

Tabelle 1 (Fortsetzung)

Autor	Jahr	Zahl der veröffentlichten Fälle
DE SANTO, TEMNANT und ROSAHN	1941	16
BRIGGS	1942	9
FISHER	1942	2
SNYDER	1942	1
KARLÉN	1942	1
HAGGART	1942	1
VOTTA	1942	1
LAZARUS und MARKS	1943	2
EVELETH und BREZINA	1943	1
STANFORD und HORNE	1943	1
MORETZ	1944	4
HAAGENSEN und STOUT	1944	9
BEDRICK und ZAWADZKI	1945	1
BENNETT	1947	32
SHACKMAN	1947	1
LAUCHE	1947/48	19
LEVINSON, HARRIS und SINGER	1948	1
HARRIS	1948	3
WARREN	1948	1
KESSEL	1948	1
SPRINZ	1949	1
JOHNSON und KEARNEY	1949	1
MUIRHEAD, KREISSL und GORDON	1949	17
WILLIAMS und MAHAFFEY	1949	1
SCHAUTZ	1949	11
EIE	1949	1
HEILMANN	1949	1
BIRKNER	1950	4
EISENBERG und HORN	1950	1
PACK und ARIEL	1950	60
NISBET	1951	4
TILLOTSON, McDONALD und JANES	1951	31
SOUDERS	1951	1
WRIGHT	1952	47
KING	1952	21
BOLCK	1952	1
GLEICHMANN	1952	1
HAGE	1952	1
HARKNESS	1952/53	2
HEINE	1952/53	4
FEROLDI	1954	1
KNOLLE	1955	1
MARTENS	1955	10
TALLARIGO	1955	4
GEILER	1960	13
		446

Der Tumor *bevorzugt* zwar das 3. und 4. Dezennium, findet sich aber auch im 2. und 5. häufig. Die allmähliche und nicht übermäßige *Abnahme* der absoluten Zahl *in den höheren Altersklassen* läßt uns vermuten, daß keine echte, sondern nur eine *scheinbare* vorliegt, die sich aus der höheren Absterbequote dieser Jahrgänge erklärt.

Auffallend bleibt die Tatsache, daß das m. Sy. *vor der Pubertät* sehr selten ist.

Den jüngsten Fall beschrieb BENNETT (1947) bei einem 19 Tage alten männlichen Säugling, bei dem der Tumor von Geburt an nachweisbar gewesen sein soll. Weitere Beobachtungen im Säuglingsalter stammen von TILLOTSON u. Mitarb. (1951; 1 Monat alter ♀ Säugling), PACK und ARIEL (1950; 2 Monate alter ♂ Säugling) sowie von ADAIR (1935; 9 Monate alter Knabe). Der älteste bekannt gewordene Fall (87jährige Frau) wurde von SCHAUTZ (1949) veröffentlicht.

Zusammenfassend läßt sich sagen, daß *das m. Sy. ein Tumor des geschlechtsreifen Alters* ist, der unter Bevorzugung des 3. und 4. Dezenniums in allen postpubertären Altersstufen vorkommt.

d) Geschlechtsverteilung

Die Geschlechtsverteilung des m. Sy. bietet eine nur *geringe Bevorzugung* des männlichen Geschlechtes. Von den 446 Fällen ist bei 406 Geschwülsten das Geschlecht bekannt. Davon entfallen 223 auf das männliche und 173 auf das weibliche Geschlecht, was einem *Geschlechtsquotienten von 1,34:1 entspricht.* Entsprechende Quotienten finden sich bei HAAGENSEN und STOUT (1944), JÖNSSON (1938) und STOUT (1953). Eine eindeutige Bevorzugung des männlichen Geschlechtes, die von BENNETT (1947), LAUCHE (1947/48) und DE SANTO u. Mitarb. (1941) angegeben wird, kann auf Grund unseres großen Materials ebensowenig bestätigt werden wie ein gleich häufiges Vorkommen bei beiden Geschlechtern, das von verschiedenen Autoren behauptet wird (BIRKNER 1950, FISHER 1942, GLEICHMANN 1952, KING 1952, MORETZ 1944, PACK und ARIEL 1950 u. a.). Diese differenten Angaben finden ihre Erklärung in der Auswertung eines zahlenmäßig zu geringen Untersuchungsgutes.

e) Lokalisation

Auf Grund ihrer Entwicklung am synovialen Gewebe der Gelenke, Schleimbeutel und Sehnenscheiden handelt es sich bei dem m. Sy. um Geschwülste der Extremitäten.

Übereinstimmend wird die Knieregion als häufigster Sitz der m. Sy. bezeichnet (BENNETT 1947, BIRKNER 1950, BRIGGS 1942, FISHER 1942, GLEICHMANN 1952, KNOX 1936, LAUCHE 1947/48, DE SANTO u. Mitarb. 1941 u. a.). Nach HAAGENSEN und STOUT (1944), KNOLLE (1955), STOUT (1953) und MORETZ (1944) sollen sich 50% aller m. Sy. am Knie finden, nach PACK und ARIEL (1950) nur 21,7%. Die untere Extremität ist gegenüber der oberen deutlich bevorzugt. Auch hier schwanken die angegebenen Zahlen erheblich zwischen 56,7% (PACK und ARIEL 1950),

67,9% (Tillotson u. Mitarb. 1951) und 79% (Stout 1953). Entsprechend variieren die Zahlen über die Häufigkeit der m. Sy. an den oberen Extremitäten, die nach Pack und Ariel (1950) 40% und nach Stout (1953) 21% betragen soll.

Wir haben bei 400 der 446 Geschwülste Angaben über die Lokalisation gefunden und verwerten können. Die *Knieregion zeigt mit 31%* weitaus den *häufigsten Tumorbefall*, was sich vor allem aus ihrem Reichtum an Schleimbeuteln erklären dürfte, die ebenso wie die Gelenkkapsel als Ausgangspunkt in Frage kommen. Ihr folgen mit 14% der Fuß und mit 12,25% Oberschenkel und Hand. Auch am Unterschenkel (10,25%, besonders Malleolarbereich) und am Ellbogen (6%) sind die Tumoren nicht selten. Die Abb. 8 gibt über die weiteren Lokalisationen einen detaillierten Überblick.

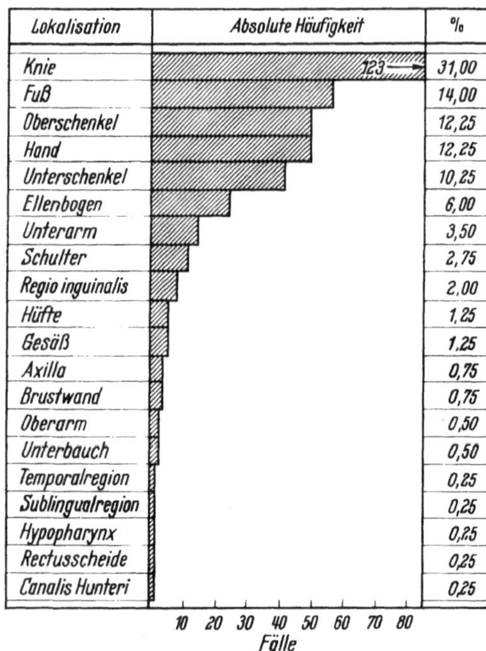

Lokalisation	Absolute Häufigkeit	%
Knie	123	31,00
Fuß		14,00
Oberschenkel		12,25
Hand		12,25
Unterschenkel		10,25
Ellenbogen		6,00
Unterarm		3,50
Schulter		2,75
Regio inguinalis		2,00
Hüfte		1,25
Gesäß		1,25
Axilla		0,75
Brustwand		0,75
Oberarm		0,50
Unterbauch		0,50
Temporalregion		0,25
Sublingualregion		0,25
Hypopharynx		0,25
Rectusscheide		0,25
Canalis Hunteri		0,25

Abb. 8. Lokalisation von 400 malignen Synovialomen

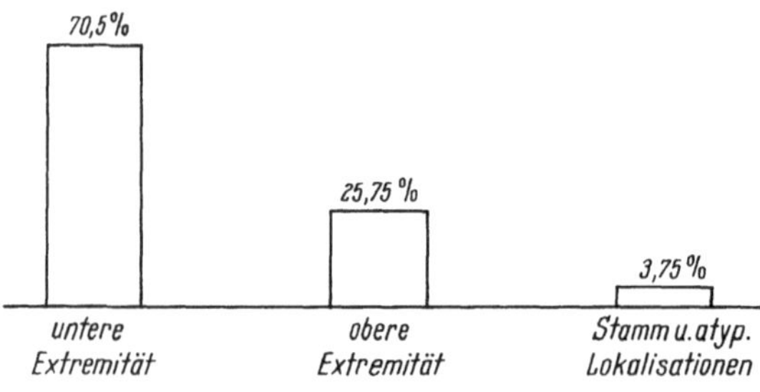

Abb. 9. Lokalisation der malignen Synovialome

96,25% aller m. Sy. sitzen demnach an den *Extremitäten.* 70,5% an den unteren und 25,75% an den oberen. *Das m. Sy. verhält sich demnach umgekehrt wie das benigne Riesenzellensynovialom,* der andere Hauptvertreter der Synovialome (xanthomatöser Riesenzelltumor), *bei dem eindeutig die obere Extremität bevorzugt ist* (Abb. 9).

Die Geschwülste sind dabei überwiegend auf die nähere Umgebung der Gelenke beschränkt, ein Befund, der bei der Besprechung der Ausgangspunkte der m. Sy. erörtert werden soll. Nur 3,75%, das sind 15 Geschwülste, sitzen nicht an den Extremitäten. 12 davon sind am Stamm lokalisiert, 3 zeigen völlig atypische Lokalisationen: Sublingualregion,

Hypopharynx und Temporomandibulargelenk (MARTENS 1955). Bei der Besprechung der Histogenese werden diese Tumoren noch einmal Erwähnung finden[1].

Seitendifferenzen finden sich beim m. Sy. *nicht.* Von 154 Tumoren mit bekannter Seitenangabe sind 80 links und 74 rechts lokalisiert.

Zusammenfassend läßt sich somit über die Lokalisation der m. Sy. sagen: Das m. Sy. ist ein *Tumor der gelenknahen Abschnitte der Extremitäten; die untere ist fast dreimal so häufig* befallen *wie die obere;* nahezu $^1/_3$ *aller Geschwülste* finden sich im Bereich des *Knies.*

f) Ausgangspunkt

Ausgangspunkt der m. Sy. sind die Gelenke, Schleimbeutel und Sehnenscheiden. Dabei ist es im Einzelfall sehr schwierig zu entscheiden, welchem der drei eng benachbarten Gebilde der Tumor zuzuordnen ist.

Eine Bevorzugung der *Sehnenscheiden* findet JÖNSSON (1938) in seinem Beobachtungsgut (14 Fälle), das jedoch zufälligerweise 5 m. Sy. der Hände einschließt und für ein gültiges Urteil zu klein ist. Im einzelnen gibt JÖNSSON folgende Aufteilung an: Sehnenscheiden 6 Fälle, Schleimbeutel 3 Fälle, Gelenke 1 Fall, zweifelhaft, ob Schleimbeutel oder Sehnenscheiden, 4 Fälle.

Den häufigsten Befall der *Gelenke* vertritt KING (1952). Die meisten seiner 21 selbst beobachteten m. Sy. entwickeln sich nicht *in* das Gelenk hinein, sondern wachsen von der Gelenkkapsel nach *außen* in das umgebende Weichteilgewebe. Bei $^1/_5$ der gelenknahen Tumoren besteht kein Zusammenhang mit der Gelenkkapsel.

Die *Schleimbeutel* als häufigsten Ausgangspunkt geben DE SANTO u. Mitarb. (1941), BERGER (1938) und FISHER (1942) an. DE SANTO u. Mitarb. fanden bei 37 Fällen 16 aus Schleimbeuteln, 14 aus Gelenkkapseln und 7 aus Sehnenscheiden hervorgegangen, FISHER bei 42 Fällen 14 aus Schleimbeuteln, 14 aus Gelenken, 7 aus Sehnenscheiden und 7 aus Schleimbeuteln oder Sehnenscheiden.

Diese unterschiedlichen Auffassungen, die zudem auf so kleinen Zahlenangaben basieren, verdeutlichen die Schwierigkeiten einer exakten Zuordnung. In Abhängigkeit von der jeweiligen Tumorlokalisation und deren spezieller Orthologie konkurrieren Schleimbeutel, Gelenke und Sehnenscheiden in verschiedenem Maße. So ist z. B. an den Händen vorwiegend zwischen einer Entwicklung aus den Sehnenscheiden und Gelenkkapseln zu entscheiden, am Knie dagegen zwischen Gelenk und einem der zahlreichen Schleimbeutel, von denen obendrein mehrere mit der Gelenkhöhle kommunizieren. Diese Tatsache, die die meisten Kliniker veranlaßt, die Gelenkregion summarisch als Ausgangspunkt anzugeben, bestimmt zahlreiche Autoren zu einem Verzicht genauer Angaben (HAAGENSEN und STOUT 1944, KNOX 1936, PACK und ARIEL 1950, STOUT 1953, TILLOTSON u. Mitarb. 1950). Für den Pathologen ist aber

---

[1] Während der Drucklegung erschien eine kurze Übersicht atypisch lokalisierter maligner Synovialome von HARRISON, BLACK und KENNETH (1961), in der außer den von uns berücksichtigten Tumoren je eine Geschwulst der Bauchwand, der Brustwand, des Rückens sowie 4 Geschwülste der Halsregion aufgeführt werden.

aus dem Probeexcisionsmaterial eine Entscheidung über die Herkunft wegen der Gleichartigkeit der Tumoren von Schleimbeuteln, Sehnenscheiden und Gelenken ebensowenig möglich wie am Amputationspräparat, da das meist fortgeschrittene Geschwulstwachstum diese nicht mehr erlaubt. Dies gilt in erhöhtem Maße für die wenigen Fälle, bei denen eine Sektion möglich ist.

Daher bleibt der klinischen Untersuchung in vielen Fällen die Bestimmung des Ausgangspunktes vorbehalten. Auf deren differenzierte, frühzeitige Durchführung und die Vermeidung summarischer Angaben hinsichtlich der Tumorlokalisation muß darum eindringlichst hingewiesen werden.

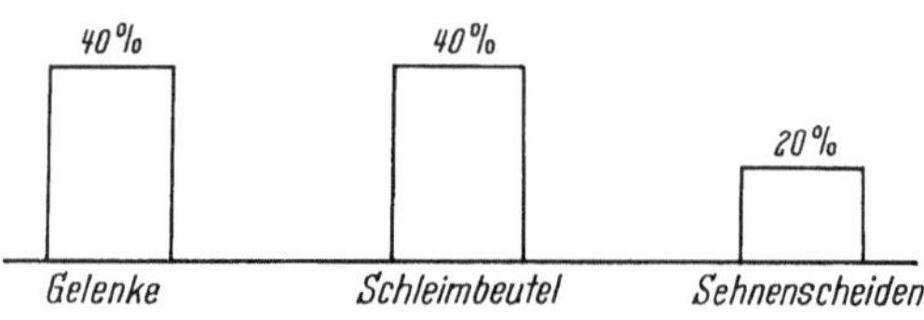

Abb. 10. Ausgangspunkt der malignen Synovialome

Eine genaue Durchsicht aller 400 Fälle mit bekannter Lokalisation einschließlich der eigenen, bei denen wir durch Verbindung mit den behandelnden Ärzten und den betroffenen Patienten nachträglich Ergänzungen der Anamnesen durchführen konnten, hat uns zu dem Ergebnis geführt, daß *jeweils etwa 40% aller m. Sy. auf Schleimbeutel und Gelenke und nur 20% auf die Sehnenscheiden entfallen* (Abb. 10).

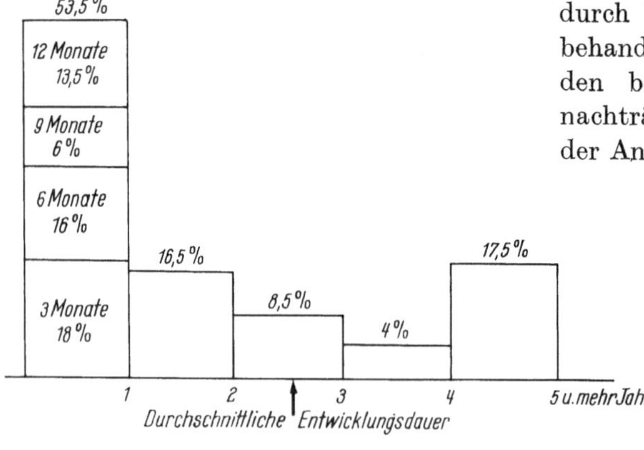

Abb. 11. Entwicklungsdauer der malignen Synovialome

g) Entwicklungsdauer

Unter der Entwicklungsdauer der Geschwülste verstehen wir das Intervall vom Auftreten der ersten Symptome bis zum Therapiebeginn.

Übereinstimmend wird diese Zeit für das m. Sy. von allen Autoren als *ungewöhnlich lang* angegeben (BIRKNER 1950, CROCKER u. STOUT 1959, DE GRAILLY u. Mitarb. 1950, JÖNSSON 1938, KLAGES 1939, MORETZ 1941, NISBET 1951, PRYM 1930, ZWAHLEN 1935). BENNETT (1947), KING (1950) und KNOX (1936) beobachteten selten Entwicklungsdauern von einigen Monaten, meist solche von Jahren. Genaue Zahlen über die durchschnittliche Entwicklungsdauer finden sich bei HAAGENSEN und STOUT (1944; durchschnittliche Entwicklungsdauer bei 104 Fällen 2,6 Jahre), bei STOUT

(1953; 2,6 Jahre), bei TILLOTSON u. Mitarb. (1951; 2,7 Jahre bei 28 eigenen Fällen) und bei PACK und ARIEL (1950; 22,8 Monate bei 60 eigenen Fällen). Über eine auffällige Verschiedenheit der Entwicklungsdauer in Abhängigkeit von der Lokalisation der m. Sy. berichten DE SANTO u. Mitarb. (1941), die am Knie einen durchschnittlichen Wert von 5,6 Jahren finden, an den anderen Lokalisationen dagegen viel kürzere Zeiten.

Wenn auch der Wert dieser Angaben der *durchschnittlichen* Entwicklungsdauer nur ein sehr summarisches Bild der wirklichen Verhältnisse vermittelt, zeigt er doch die Tatsache einer für einen malignen Tumor recht langen Entwicklungszeit, nach PACK und ARIEL (1950) der längsten für eine bösartige Geschwulst bekannten.

Um einen differenzierten Überblick über die Entwicklungsdauer der m. Sy. zu erlangen, haben wir unser Untersuchungsgut überprüft. In 324 von 446 Fällen fanden sich eindeutig verwertbare Angaben. Die Ergebnisse, die in Abb. 11 dargestellt sind, sind überraschend:

Über die Hälfte aller Tumoren (53,5%) entwickeln sich innerhalb eines Jahres, liegen also weit unter der durchschnittlichen Entwicklungsdauer und fügen sich damit in etwa dem Bild der anderen malignen Tumoren ein. 16,5% entfallen auf das 2. Jahr, so daß insgesamt *70% der m. Sy. eine kürzere als die durchschnittliche Entwicklungsdauer von 2,6 Jahren aufweisen.* Wie die Abb. 11 zeigt, entwickelt sich ein Teil der Geschwülste sogar sehr rasch, nämlich fast 20% in den ersten 3 Monaten und ein reichliches Drittel im ersten halben Jahr.

Demgegenüber bleiben *allerdings 30% mit längeren Intervallen.* Sehr *auffallend* sind dabei die keineswegs einzelnen *Fälle mit jahrelanger Entwicklungsdauer* von 5, 6, 7 und mehr Jahren, die als Besonderheit des m. Sy. erwähnt werden müssen. Als ungewöhnlich müssen Fälle von 20 Jahren (TILLOTSON u. Mitarb. 1951), 25 Jahren (MUIRHEAD u. Mitarb. 1949) und von 30 Jahren Dauer (PACK und ARIEL 1950) bezeichnet werden, umgekehrt der Fall von BENNETT (1947) mit einem angeborenen m. Sy.

Zusammenfassend ist also festzuhalten, daß die Verallgemeinerung, die m. Sy. wären Tumoren mit ungewöhnlich langer Entwicklungsdauer, nicht richtig ist; nur für einen Teil, allerdings für einen größeren als dem Zufall entspräche, trifft dies zu.

h) Klinische Symptomatik

Die klinische Symptomatik der m. Sy. ist eintönig und völlig uncharakteristisch. Sie entspricht weniger der eines malignen Tumors als der eines chronisch entzündlichen Prozesses von Gelenk, Schleimbeutel und Sehnenscheide, woraus sich die häufigen Fehldiagnosen Rheumatismus und Tuberkulose erklären. Das Allgemeinbefinden ist lange Zeit nicht gestört.

Die drei Hauptsymptome sind der *Schmerz*, der *Tumor* und die seltene *Functio laesa*.

Der *Schmerz*, bei der nicht selten langen Entwicklungszeit der m. Sy. oft über Monate und Jahre gehend, bildet in den meisten Fällen das Initialsymptom (FERROLDI 1954, GLEICHMANN 1952, DE GRAILLY u. Mitarb. 1950, 1952; HAAGENSEN und STOUT 1944, HARRIS 1948, KNOX 1936, MORETZ 1944, SCHAUTZ 1949, STOUT 1953). Die Schmerzen sind von ziehendem oder stechendem Charakter; oft sind sie lange Zeit das einzige Symptom.

Der *Tumor* entwickelt sich meist erst längere Zeit nach Auftreten des Schmerzes, ist aber dann regelmäßig nachweisbar (MORETZ 1944). In selteneren Fällen kann der Tumor Anfangssymptom sein (FISHER 1942, JÖNSSON 1938, PACK und ARIEL 1950). Die Geschwülste sind kaum kindsfaustgroß, in der Mehrzahl kleiner und umschrieben. Häufig sind sie infolge ihres cystischen Baues fluktuierend weich (BRIGGS 1942, DE SANTO u. Mitarb. 1941), was im Verein mit dem Schmerz und der langen Dauer die Fehldiagnose eines entzündlichen Leidens fördert. Erst in späten Stadien ist die Verschieblichkeit der Geschwülste und der Haut eingeschränkt und damit ein wichtiger Hinweis für die Malignität des Prozesses gegeben.

Neben diesen beiden Hauptsymptomen ist die *Funktionseinschränkung* selten (BIRKNER 1950, GLEICHMANN 1952, FISHER 1942, JÖNSSON 1938, DE SANTO u. Mitarb. 1941). FISHER fand sie unter 42 Fällen nur zweimal, wir bei unseren 13 eigenen ebenfalls zweimal bei sehr fortgeschrittenen Geschwülsten. Dies liegt daran, daß das m. Sy. in ausgesprochenem Maße die Neigung hat, sich vom Gelenk, von der Bursa und von der Sehnenscheide *weg* zu entwickeln. Daraus erklärt sich auch, daß der angrenzende Knochen selten vom Tumor infiltriert und destruiert wird. Dieser Befund ist für das m. Sy. recht charakteristisch. Das Gegenteil beobachteten wir nur bei zwei sehr ausgedehnten und fortgeschrittenen Geschwülsten.

i) Klinische Diagnose

Diese uncharakteristische Symptomatik macht verständlich, daß eine sichere klinische Diagnose des m. Sy. unmöglich ist. Auch der Wert des *Röntgenbildes* ist beschränkt. FISHER (1942), PACK und ARIEL (1950) sowie GLEICHMANN (1952) sahen darin keinen Nutzen. BRIGGS (1942) betont dagegen als auffälligen Befund die fehlende Affektion des Knochens. LEWIS (1940), AITKIN (1941), DE SANTO u. Mitarb. (1941) und KNUTSSON (1948) beschreiben röntgenologisch sichtbare *Verkalkungen* in Form disseminierter, unregelmäßiger, amorpher Kalkniederschläge inmitten eines weichen Tumorschattens; ein Befund, der in 25% aller Synovialome zu finden sein soll und der, da er in *dieser* Art bei anderen pathologischen Veränderungen nicht zu finden ist, die Diagnose „Synovialom" rechtfertigen soll. Da auch morphologisch in zahlreichen Synovialomen Kalkniederschläge zu beobachten sind, möchten wir die Bedeutung und Notwendigkeit des Röntgenbildes betonen, jedoch nicht mehr als einen Hinweis daraus ableiten.

Die Diagnose „malignes Synovialom" ist nur morphologisch durch Probeexcision zu sichern (FEHR 1937, GLEICHMANN 1952, HEINE 1952, PACK und ARIEL 1950). *Probebiopsien* mittels Aspirationspunktion sind *unzureichend* (DE GRAILLY und LEGER 1952, HAAGENSEN und STOUT 1944), da sie bei der morphologischen Vielgestaltigkeit, die sehr häufig innerhalb des gleichen Tumors herrscht, leicht zu Irrtümern führen. *Die morphologische Diagnose des m. Sy. ist keine Cytodiagnose, sondern eine Architekturdiagnose.* Darum sind *ausgedehnte, aus verschiedenen Anteilen* des Tumors *stammende Probeexcisionen erforderlich.*

Zusammenfassend muß somit festgestellt werden: Eine *sichere klinische Diagnose des m. Sy.* ist *nicht möglich*, ein *Verdacht* aber dann gegeben, wenn besonders im jugendlichen Alter monatelange Schmerzen in Gelenknähe (bei Bevorzugung der unteren Extremität) von der Entwicklung eines mittelderben prall-cystischen Tumors gefolgt sind, der weder zu Funktionsstörungen noch zu Knochenaffektionen führt und im Röntgenbild feine disseminierte Kalkherde aufweist. Eine Probeexcision nach den aufgeführten Prinzipien ist dann dringend indiziert.

Die *klinische Differentialdiagnose*, deren Einzelheiten nicht erörtert werden sollen, ergibt sich aus der Eigenart der genannten Symptome, der Lokalisation und dem Ausgangspunkt. Sie umfaßt folgende Gruppen (BENNETT 1947, BIRKNER 1950, BRIGGS 1942, FEHR 1937, GLEICHMANN 1952, PACK und ARIEL 1950 u. a.):

1. *Entzündliche Veränderungen:* Rheumatismus, Tuberkulose, unspezifische chronische Arthritis, Bursitis und Tendovaginitis, chronische villo-noduläre Synovitis.

2. *Gutartige Geschwülste:* Benignes Synovialom, benignes Riesenzellsynovialom (sog. xanthomatöser Riesenzelltumor), „einfache" gutartige Bindegewebsgeschwülste (Fibrom, Endotheliom, Myxom, Chondrom usw.).

3. *Bösartige Geschwülste:* Sarkome der Binde- und Stützgewebe.

4. *Posttraumatische und degenerative Schäden:* Meniscusschäden, Gelenkmaus, Ganglion.

Der Differentialdiagnose gegenüber den entzündlichen Veränderungen, der häufigsten Fehldiagnose des m. Sy., ist besonderes Augenmerk zu schenken.

j) Metastasierung

Die m. Sy. metastasieren gern (HEILMANN 1949, KNOX 1936, ZWAHLEN 1935). LAZARUS und MARKS (1943) geben eine Metastasenhäufigkeit von

56,6%, PACK und ARIEL eine von 65% an. Die Metastasen treten jedoch meist erst spät auf (BRIGGS 1942, JÖNSSON 1938) und bevorzugen Lunge und Lymphknoten (BENNETT 1947, BERGER 1938, FEHR 1937, LAUCHE 1948, MORETZ 1944, STOUT 1953). Weitere Metastasen werden in Knochen, Leber, Herz, Haut und Abdomen beschrieben (GLEICHMANN 1952, HAAGENSEN und STOUT 1944, WRIGHT 1952). Detaillierte Angaben finden sich bei PACK und ARIEL (1950), die an 60 eigenen Fällen in 65% Lungenmetastasen, in 16,6% Lymphknotenmetastasen und in 8,3% Knochenmetastasen fanden.

Wir haben unter den 446 Fällen unseres gesammelten Untersuchungsgutes 296 gefunden, die durch genaue Angaben für die Frage nach Häufig-

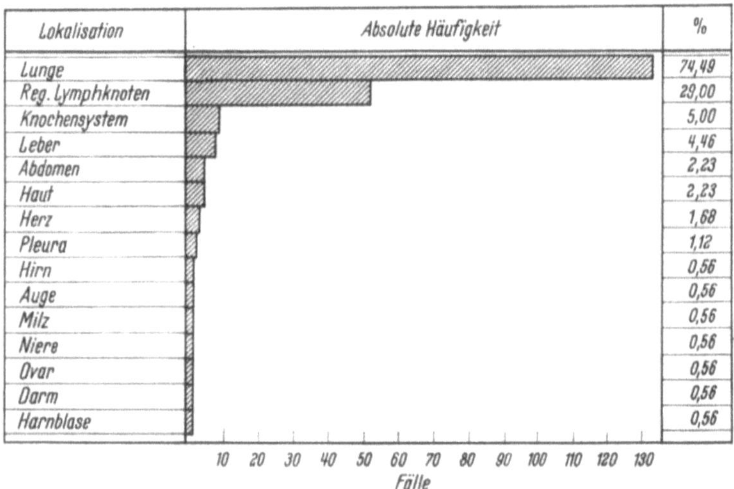

Abb. 12. Lokalisation und Häufigkeit der Metastasen bei 179 metastasierenden malignen Synovialomen

keit und Verteilung der Metastasen verwertbar sind. Deren Auswertung ergibt eine *Metastasenhäufigkeit* von 60% (= 179 Fälle). Unter den befallenen Organen steht die *Lunge mit etwa 74,5%* (133 Fälle) weit voran. Ihr folgen die *regionären Lymphknoten mit 29%* (52 Fälle). Andere Lokalisationen sind bis auf das Skeletsystem (9 Fälle) und die Leber (8 Fälle) Raritäten. Abb. 12 gibt im einzelnen darüber Auskunft.

Die *m. Sy. bevorzugen*, wie aus dem Vorherrschen der Lungenmetastasen ersichtlich, die *hämatogene Metastasierung*. Die lymphogene Ausbreitung mit dem Befall der regionären Lymphknoten tritt demgegenüber deutlich zurück. Für die Diagnostik sollte diese Tatsache beachtet werden und beim Verdacht auf ein m. Sy. eine Röntgenübersichtsaufnahme der Lunge zur Routineuntersuchung werden. — Es ist allerdings zu betonen, daß die *m. Sy. spät metastasieren*, viele erst nach der operativen Therapie oder der Röntgenbestrahlung, so daß ein positiver Röntgenbefund in Frühfällen wesentlich seltener zu erwarten ist als die Häufigkeit der Lungenmetastasen von 74% vermuten lassen könnte.

Probeexcisionen aus Lymphknotenmetastasen sind in ihrem Wert für die histologische Diagnose des m. Sy. beschränkt, weil die Metastasen oft eine erhebliche Entdifferenzierung der synovialen Strukturen zugunsten uncharakteristischer sarkomatöser Bilder (Fibrosarkom, Spindelzellsarkom, Retothelsarkom) zeigen (s. Abb. 19 u. 21). Der Probeexcision aus dem Primärtumor nach den oben aufgezeigten Prinzipien ist deshalb unbedingt der Vorzug zu geben.

k) Rezidivneigung

Die m. Sy. neigen sehr zu ein- als auch mehrfachen Rezidiven (BENNETT 1947, KLAGES 1939, KNOX 1936, LAUCHE 1948). Nach LAZARUS und MARKS (1943) beträgt die Rezidivhäufigkeit bei 76 aus dem Schrifttum zusammengestellten Fällen 56,6%, nach PACK und ARIEL (1950) bei 60 eigenen Fällen sogar 63,3%. Diese Zahlen liegen außerordentlich hoch und bedürfen einer gewissen Korrektur. Wir konnten unter 328 Fällen unseres Untersuchungsgutes mit genauen Angaben in 151 Fällen örtliche Tumorrezidive feststellen, was einer Rezidivhäufigkeit von 45,7% entspricht.

Der Wert dieser Zahl ist nur relativ und darf zu keiner allgemeingültigen Aussage über die Prognose des m. Sy. verleiten, da sie alle jene Fälle nicht erfaßt, die *ohne* örtliches Rezidiv an den Folgen des m. Sy. sterben.

Die Rezidive treten manchmal schon Wochen nach der Tumorentfernung auf, meist jedoch nach einem Zeitraum von etwa einem Jahr. PACK und ARIEL (1950) haben ein Intervall von 15,3 Monaten errechnet.

l) Überlebensdauer

Exakte Angaben über den postoperativen Verlauf des m. Sy. und die Überlebensdauer sind selten. Die meisten Autoren begnügen sich mit dem Hinweis auf eine schlechte Prognose (BERGER 1938, FEROLDI 1954, JÖNSSON 1938, KNOX 1936, MORETZ 1944, SCHAUTZ 1949).

LAZARUS und MARKS (1943) berichten, daß von 64 Fällen 25% innerhalb des ersten Jahres verstorben sind und eine 5-Jahresheilung nur 16% erreichten.

PACK und ARIEL (1950) stellten an ihren 60 eigenen Fällen fest, daß 5-Jahresheilungen nur bei jüngeren Patienten unter 50 Jahren zu beobachten sind, die Geschwülste an Knie und Hand prognostisch am günstigsten sind und 16% eine Überlebensdauer von 10 Jahren aufweisen.

WRIGHT (1952) sah bei 47 nachbeobachteten Fällen nur neun mit einer 5-Jahresheilung und gibt eine durchschnittliche Überlebensdauer von 23 Monaten an.

Vom eigenen Untersuchungsmaterial sind infolge der lückenhaften Angaben nur 325 Fälle für eine Untersuchung der Überlebensdauer geeignet.

Von diesen zeigen nur 30 Fälle eine sog. *5-Jahresheilung*, also kaum 9%. Selbst dieser Wert bedarf aber noch einer Korrektur im Hinblick auf die *Dauerheilung*, weil 6 von den 30 scheinbar geheilten Fällen jenseits der 5-Jahresgrenze noch an Tumormetastasen verstorben sind, 4 im 7. und je einer im 8. und 12. Jahr nach der Operation. *Nur 24 Tumorträger (7,5%) sind also bei längerer Nachbeobachtungszeit gesund und am Leben.* Diese *Spättodesfälle*, die sich ungewöhnlich häufig, nämlich in 20% der Fälle mit 5-Jahresheilung, finden, lehren, daß auch jenseits dieser Grenze ein scheinbar geheiltes m. Sy. der Nachkontrolle bedarf. Die von PACK und ARIEL (1950) behauptete Bevorzugung von Knie und Hand sowie der jüngeren Altersklassen entspricht bei der Nachkontrolle an dem großen Untersuchungsmaterial nicht der Regel. 10 der Tumoren saßen an den oberen, 20 an den unteren Extremitäten.

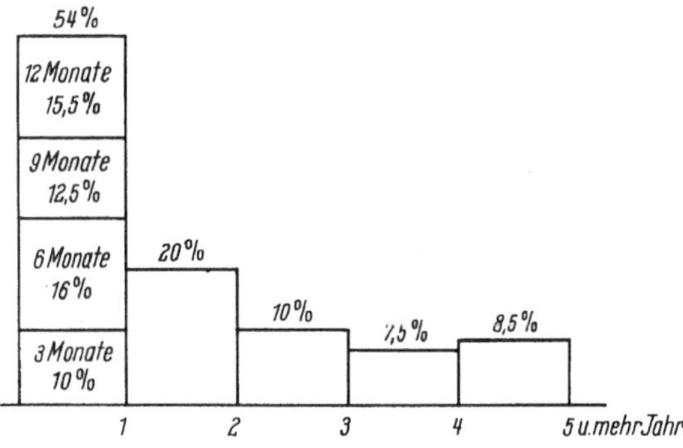

Abb. 13. Überlebensdauer von 135 letal verlaufenen malignen Synovialomen

In 193 von jenen 325 Fällen kam es zum *letalen Ausgang* (eingeschlossen sind die sechs Fälle mit längerer Überlebensdauer als 5 Jahre). Das entspricht *58,5%*. Die Aussage dieser Zahl ist beschränkt, da sie den falschen Eindruck erwecken könnte, als zeige der Rest von 41,5% einen günstigen Ausgang. Das trifft mit Sicherheit nur für jene 24 eben besprochenen dauergeheilten Fälle zu (7,5%), so daß nach Abzug dieser 7,5% noch 34% verbleiben. Diese 34% entsprechen den *unterhalb der 5-Jahresgrenze rezidivfreien Geschwülsten*, deren weiteres Schicksal noch nicht als entschieden gelten kann, da die Nachbeobachtungszeiten zu kurz sind. Bei den allermeisten dieser Tumoren sind zwischen Therapie und letzter Kontrolluntersuchung kaum 1 bis 2 Jahre vergangen. Berücksichtigt man die hohe Zahl der Fälle mit letalem Ausgang innerhalb der ersten 5 Jahre sowie die kleine Zahl der dauergeheilten Fälle, muß man annehmen, daß die meisten dieser 34% bis zum Erreichen der 5-Jahresgrenze sterben.

Von den Fällen mit letalem Ausgang und genau bekanntem Todestermin (135 Fälle) ist in Abb. 13 die Überlebensdauer aufgeschlüsselt. Daraus ist zu erkennen, daß fast 75% innerhalb der ersten beiden Jahre nach Behandlungsbeginn verstorben sind.

Diese Zahlen lehren, daß die *Prognose des m. Sy.* außerordentlich *schlecht* ist. Wenn auch außer dem morphologischen Differenzierungsgrad die Neigung zur Metastasierung und zur Rezidivierung dafür bestimmend sein mag, darf die aus der Eigenart der uncharakteristischen Symptomatik sich ergebende verzögerte Diagnose sowie eine oft ungenügend radikale Therapie in ihrer Bedeutung für die schlechte Prognose nicht unterschätzt werden. Frühdiagnose und radikale Therapie sind darum für das m. Sy. in besonderem Maße notwendig. In den Kapiteln Symptomatik, Diagnose und Therapie sind die Einzelheiten dargestellt, deren Kenntnis für die Verwirklichung dieser Forderung unerläßlich ist.

m) Therapie

Wenn es auch nicht Aufgabe dieser Arbeit sein kann, die Therapie des m. Sy. im einzelnen zu besprechen, sollen doch einige allgemeine Hinweise gegeben werden, die im Zusammenhang mit der Morphologie der Geschwülste stehen. Für die Therapie des m. Sy. werden im Schrifttum verschiedene Vorschläge gemacht: Radikale chirurgische Behandlung mit *Amputation* der befallenen Extremität (BERGER 1938, FEHR 1937, DE GRAILLY und LEGER 1952, HAAGENSEN und STOUT 1944, DE SANTO u. Mitarb. 1941, KNOX 1936); *Operation oder Röntgenbestrahlung* (MORETZ 1944); *radikale Exstirpation und Röntgennachbestrahlung* (BENNETT 1947, BRIGGS 1942, JÖNSSON 1938, KNOLLE 1955, PACK und ARIEL 1950, SCHAUTZ 1949); *Röntgenbestrahlung und Stickstoff-Lostbehandlung* (SOUDERS und LEVINE 1951).

Unter den aufgeführten Therapieformen ist einer einzigen nicht der Vorzug zu geben. Vielmehr ist der *Einzelfall für die Wahl der Therapie ausschlaggebend.* Neben Allgemeinbefinden, Lokalisation, örtlichem Verhalten der Geschwulst und dem Vorhandensein oder Nichtvorhandensein von Metastasen ist vor allem die morphologische Struktur der Geschwulst bestimmend. Diese muß aber wegen der unterschiedlichen Differenzierung innerhalb der gleichen Geschwulst an mehreren Stellen überprüft sein. Für deren Beurteilung gelten im Hinblick auf die Therapie folgende Regeln:

1. Je höher und ausgeprägter die synoviale Differenzierung, um so „gutartiger" die Geschwulst, um so geringer die Ansprechbarkeit auf Röntgenstrahlen.

2. Die niedrigste Differenzierungsstufe innerhalb desselben Tumors muß die Grundlage der Therapieform bilden.

Daraus lassen sich für die Therapie des metastasenfreien m. Sy. einige allgemeine Richtlinien ableiten.

Die *alleinige Röntgenbestrahlung* ist *unsicher,* ungenügend und muß darum *abgelehnt* werden.

Die *radikale Exstirpation mit Röntgennachbestrahlung* und die *primäre Amputation* sind die *Methoden der Wahl;* sie sind *ungefähr gleichwertig,* jedoch sollte bei den undifferenzierten Formen eher der primären

Amputation und bei den differenzierteren der Exstirpation mit Nachbestrahlung der Vorzug gegeben werden.

Beim Vorhandensein von Metastasen sind die auch bei anderen malignen Tumoren mit Metastasen gültigen therapeutischen Erwägungen bestimmend, auf deren Erörterung verzichtet werden kann.

I. Morphologie der malignen Synovialome

Die morphologische Struktur der m. Sy. zeichnet sich durch eine Mannigfaltigkeit aus, wie sie nur noch den Teratomen und den pleomorphen Adenomen der Speicheldrüsen (sog. Mischtumoren) eigen ist. Daraus erklärt sich das Bedürfnis mancher Autoren, die m. Sy. in Abhängigkeit von der jeweils besonderen morphologischen Differenzierung in eine Vielzahl histologischer Typen aufzugliedern und, wenn möglich, diesen ein bestimmtes klinisches Bild im Hinblick auf Therapie und Prognose gegenüberzustellen.

BENNETT (1947) unterscheidet drei Typen: 1. Tumoren mit schlitzförmigen Spalten bis zur Ausbildung drüsenähnlicher Hohlräume. 2. Tumoren mit Ausbildung sog. Zellbüschel. 3. Tumoren mit Vorherrschen langer, schmaler, epithelähnlicher Zellen, die sich durch kleine dunkle Kerne auszeichnen.

BERGER (1938) trennt von den typischen Formen drei besondere ab. 1. Tumoren, die durch ihren Gehalt an Riesenzellen, Schaumzellen und Eisen den xanthomatösen Riesenzelltumoren der Sehnenscheiden ähneln. 2. Sog. „Epitheliosarkome“, bei denen eine pseudoglanduläre Struktur vorherrscht und mucicarminpositive Substanzen ins Lumen abgeschieden werden. 3. Polymorphzellige Tumoren mit netzartiger Anordnung der Zellen und extracellulär nachweisbarem Mucin in Tropfenform. — Der Verfasser betont aber, daß alle genannten Strukturen in einer Geschwulst vereint sein können.

JÖNSSON (1938) und KNUTSSON (1948) nehmen eine strenge Trennung in Synovialome und synoviale Fibrosarkome vor. 1. Die *Synovialome* sollen sich durch das Vorhandensein endothelialer Zellen auszeichnen, entsprechen aber im übrigen durch ihren teils sarkomatösen, teils „epithelialen“ Bau den typischen malignen Synovialomen. Im Gegensatz zur zweiten Gruppe sollen sie zur Metastasierung neigen und strahlenempfindlich sein. — 2. Die *synovialen Fibrosarkome* dagegen sollen keine endothelialen Zellen enthalten, nur spärlich synoviale Strukturen aufweisen, nicht zur Metastasierung neigen und strahlenresistent sein. Außerdem soll es häufig zu röntgenologisch nachweisbaren Verkalkungen kommen.

DE SANTO u. Mitarb. (1941), die das m. Sy. als reticulo-histiocytäres Sarkom bezeichnen, führen drei Geschwulsttypen auf. 1. Reticulumzellsarkome mit drüsenähnlichen Spalten. 2. Polymorphe Sarkome mit Riesenzellen. 3. Histiocytäre Sarkome mit Riesenzellen. Dabei behaupten sie eine Zunahme der Malignität von jenen Geschwülsten mit Riesenzellen über die drüsigen zu den rund- und polymorphzelligen.

WRIGHT (1952) kommt auf Grund 47 eigener Fälle zur Einteilung in riesenzellfreie, riesenzellhaltige und kombinierte Typen und unterscheidet in allen Gruppen wiederum gering und gut differenzierte.

Die Durchsicht der eigenen und der aus dem Schrifttum zusammengestellten Fälle hat uns eindrucksvoll die Vielgestaltigkeit der Morphologie dieser Tumorgruppe bestätigt. Sie hat uns aber ebenso eindrucksvoll gelehrt, daß *alle malignen Synovialome durch ein typisches Bauprinzip charakterisiert* sind, das zwar durch vielerlei zusätzliche Strukturen ergänzt wird, *immer* aber *erkennbar* bleibt und *keine prinzipiellen Abwandlungen* erfährt, die eine Aufgliederung in zahlreiche Typen notwendig und zweckmäßig erscheinen ließe. *Dieses Prinzip ist die synoviale Spaltbildung und die pseudoepitheliale Strukturierung mesenchymaler Zellen.* Da wir die in den Tumoren der synovialen Gewebe vorkommenden *Riesenzellen* in Anlehnung an BOLCK (1952) als *Äquivalente der synovialen Spaltbildung* ansehen, die Riesenzellen aber das morphologische Bild mancher Tumoren auffällig bestimmen, trennen wir die malignen Synovialome in zwei Gruppen:

1. *Riesenzellfreie maligne Synovialome.* Die Geschwülste enthalten keine oder nur spärlich Riesenzellen.

2. *Maligne Riesenzellensynovialome.* Die Geschwülste enthalten reichlich Riesenzellen, das morphologische Bild wird von den Riesenzellen beherrscht.

Die Kasuistik der eigenen Fälle folgt dieser Gruppierung.

1. Material und Methode

Das eigene Untersuchungsgut umfaßt 13 Geschwülste. Diese stammen aus dem Eingangsmaterial des Pathologischen Institutes der Jahre 1955 bis 1959.

Die Geschwülste wurden alle in 10%igen Formalin fixiert, in quere Stufenschnitte zerlegt und in Paraffin eingebettet. Eine vollständige Aufarbeitung in Serienschnitte konnte nicht bei allen Geschwülsten durchgeführt werden, da bei einigen kein Restmaterial vorhanden war.

Die Schnitte wurden mit folgenden *Methoden gefärbt:* HE., VAN GIESON, Elastika-VAN GIESON, Pap-Goldner, Gomori, PAS, Alcianblau, Toluidinblau und Hale. Von allen Geschwülsten wurden außerdem zum Nachweis von Fett und Lipoiden Gefrierschnitte angefertigt.

Zur Erzielung vergleichbarer Ergebnisse wurde für jede Schnittserie eine *Befundkarte* angelegt, auf der nach einem festgelegten Schema eine systematische Auswertung der Einzelmerkmale in quantitativer Abstufung erfolgte. Die Mitteilung der daraus resultierenden Teilergebnisse erübrigt sich; vielmehr soll es unsere Aufgabe sein, diese zusammenzufassen und daraus die wesentlichen und charakteristischen Befunde der m. Sy. abzuleiten.

2. Kasuistik

I. Riesenzellfreie maligne Synovialome

Fall 1 (J.-Nr. 2665/55).

Anamnese: 21jähriger Mann, bei dem sich allmählich in der rechten Kniekehle eine Geschwulst entwickelte. — Genaue Anamnese trotz zahlreicher Nachforschungen nachträglich nicht mehr zu ermitteln.

Klinischer Befund: Kinderfaustgroßer, mittelderber Tumor in der rechten Kniekehle außerhalb des Gelenkes, Haut über dem Tumor verschiebbar. Keine Metastasen, Allgemeinzustand gut. Ausgangspunkt: Schleimbeutel der Kniekehle.

Therapie: Totalexstirpation.

Verlauf: Trotz Nachforschungen unbekannt.

Makroskopischer Befund: Knapp hühnereigroßer, mittelderber, grobknotiger Tumor, der von einer grauen Kapsel umgeben ist, die an umschriebener Stelle von einem kleinen, kaum erbsgroßen Knoten durchbrochen ist. Auf der Schnittfläche fällt bei der sonst grauweißen Eigenfarbe eine geringe herdförmige rostbraune Verfärbung peripherer Anteile auf.

Histologischer Befund: Die Geschwulst besteht aus einem zellreichen Bindegewebe, zwischen dem massenhaft kleine spaltförmige Hohlräume eingelagert sind, die bei schwacher Vergrößerung einen *siebartigen* Eindruck erwecken. Die *Zellen* sind teils spindelförmig, teils mehr rund, großkernig und plasmareich, etwa Fibroblasten vergleichbar; das Zellbild ist verhältnismäßig gleichmäßig, eine erhebliche Polymorphie besteht nicht, jedoch sind Mitosen vereinzelt deutlich. In engem Kontakt mit den Zellen, die diffus über die Geschwulst verteilt sind, findet sich ein Netz kollagenen Fasergewebes, das teilweise hyalinisiert ist und mit dem kollagenen Gewebe der Kapsel zusammenhängt. An der schon makroskopisch erkennbaren Stelle ist die Kapsel von gleichartigen Bindegewebszellen infiltriert und durchbrochen, so daß ein isolierter Knoten außerhalb zu finden ist. — Dieses Zell-Faser-Grundgerüst der Geschwulst ist diffus von *Spalten* durchbrochen. Diese sind dichtstehend, klein, siebförmig, polygonal, seltener länglich. Ihre Begrenzung erfolgt meist durch Zellen, die kontinuierlich aus den oben beschriebenen hervorgehen und diesen auch gleichen. Selten jedoch ist eine zusammenhängende Zellauskleidung vorhanden, oft sind nur zwei und drei Zellen um den kleinen Spaltraum formiert. Vereinzelt erfolgt die Hohlraumbegrenzung durch mehrkernige Riesenzellen, deren Plasmaleib dann meist die Hälfte, manchmal auch die ganze Circumferenz umschließt, so daß sich die Vorstellung aufdrängt, daß *diese* Hohlraumbildung innerhalb der Riesenzellen abläuft. Die Hohlräume enthalten teilweise eine synoviaähnliche Flüssigkeit, die meisten erscheinen optisch leer. — In zahlreichen Tumorzellen peripherer Geschwulstbezirke ist Eisen feinkörnig im Plasma abgelagert.

Histologische Diagnose: Malignes Synovialom mit spaltförmigen Hohlräumen, einzelnen Riesenzellen und peripherer Hämosiderinablagerung.

Fall 2 (J.-Nr. 344/56)

Anamnese: 74jährige Frau, die $^1/_4$ Jahr vor der Erstkonsultation eine kleine, nicht schmerzende Anschwellung am linken Knie bemerkte, die sich rasch vergrößerte.

Klinischer Befund: Derber, apfelgroßer Tumor lateral am linken Kniegelenkspalt außerhalb des Gelenkes; keine Funktionseinschränkung. Deutliche Verwachsung mit der Unterlage (Gelenkkapsel) und der Haut. Ausgangspunkt: Kniegelenkkapsel.

Therapie: Totalexstirpation unter Mitnahme von Teilen der Gelenkkapsel. Röntgennachbestrahlung.

Verlauf: Kein Rezidiv, keine Metastasen. Tod $1^1/_2$ Jahre post operationem an „Myodegeneratio cordis". Keine Autopsie.

Makroskopischer Befund: Ovaläres, 8 cm langes Hautstück, dessen Subcutis von einem knapp apfelgroßen mittelderben Tumor infiltriert ist, der teilweise nekrotisch ist und zerfällt. Eine Kapsel ist nur unvollständig ausgebildet, an der Seite zur Subcutis fehlt sie vollständig. Die Schnittfläche ist grauweiß, homogen, zentral der nekrotische Zerfall deutlich.

Histologischer Befund: Die Geschwulst gleicht in ihren Grundzügen dem Fall 1. Auch sie besteht aus einem allerdings noch zellreicheren Bindegewebe, das von dichtstehenden Spalten siebartig durchbrochen ist. — Die *Zellen* sind vorwiegend spindelig oder rund, aber polymorpher, lassen häufig Verschiebungen der Kern-Plasma-Relation erkennen und zeigen viele Mitosen. Sie sind diffus über die Geschwulst verteilt, locker gelagert; Anhäufungen zu kompakten Haufen und Strängen fehlen. Sie stehen in unmittelbarem Zusammenhang mit einem feinen Netz kollagener *Fasern*, das die ganze Geschwulst durchzieht und sich an einigen Stellen zu breiten hyalinen reticulären Narben erweitert. Die Geschwulst ist diffus durchsetzt von kleinen runden und länglichen *Spalten*, so daß ein siebartiger Eindruck im Flächenschnitt erweckt wird, dem aber räumlich ein schwammartiger Geschwulstaufbau entspricht. Die Spalten sind meist so klein, daß sie nur von zwei, drei oder vier der oben beschriebenen polymorphen Zellen umschlossen werden (Abb. 14). Selten strecken sich die Spalten zu kurzen *Tubuli*, deren Innenbegrenzung dann

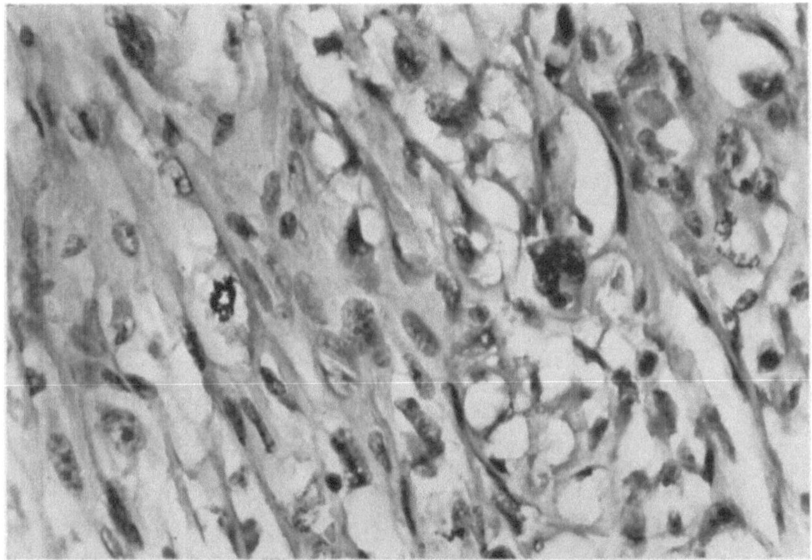

Abb. 14. J.-Nr. 344/56. Malignes Synovialom. Lücken und endotheliomartige Spalten inmitten sarkomatöser Geschwulstabschnitte. 74jährige Frau. HE. Vergr. 441fach

durch Zellen gebildet wird, die in unmittelbarem Zusammenhang mit den übrigen Geschwulstzellen stehen, diesen entsprechen, jedoch eine Andeutung einer epithelähnlichen Lagerung entlang den kurzen Tubuli zeigen. Eine Basalmembran wird regelmäßig vermißt. Viele der kleinen Spalten sind optisch leer, wenige enthalten eine synoviaähnliche Flüssigkeit. Mehrkernige Riesenzellen am Ufer der Hohlräume wie bei Fall 1 sind hier und da deutlich. Eisen- und Lipoidablagerungen fehlen. — Die Geschwulst infiltriert breit in Zügen und Strängen mit allen ihren typischen Anteilen Subcutis und Corium.

Histologische Diagnose: Malignes Synovialom mit überwiegend spaltförmigen und nur wenigen tubulären Hohlräumen sowie vereinzelten Riesenzellen.

Fall 3 (J.-Nr. 8899/56)

Anamnese: 76jähriger Landwirt, der etwa 9 Monate vor Aufsuchen des Arztes einen dauernd zunehmenden Schmerz im linken Fuß spürte. Einige Wochen nach

Einsetzen des Schmerzes Auftreten einer Anschwellung und eines Hitzegefühls. — Der erstuntersuchende Arzt ließ wegen Verdachtes auf eine tabische Arthropathie (WaR negativ) eine ruhigstellende hintere Gipsschiene anlegen. Nach 4wöchiger klinischer Behandlung Entlassung des Patienten auf eigenen Wunsch. 4 Monate danach erneut Aufnahme wegen verstärkter Schmerzen und Anschwellung.

Klinischer Befund: Starke Anschwellung des linken Fußrückens, Rötung der Haut, starker Druckschmerz. Umschriebener Tumor nicht tastbar. Die *Röntgenaufnahme* zeigt den Metatarsus V und die Basis von Metatarsus IV sowie das Os cuboides nicht dargestellt, das Tuber calcanei destruiert. Hochgradige Kalkarmut aller übrigen Fußknochen. Keine Metastasen. Allgemeinbefund altersgemäß. *Klinische Diagnose* nunmehr Sarkomverdacht. Ausgangspunkt: vermutlich Sehnenscheiden des Fußrückens.

Therapie: Unterschenkelamputation an der Grenze vom oberen zum mittleren Drittel.

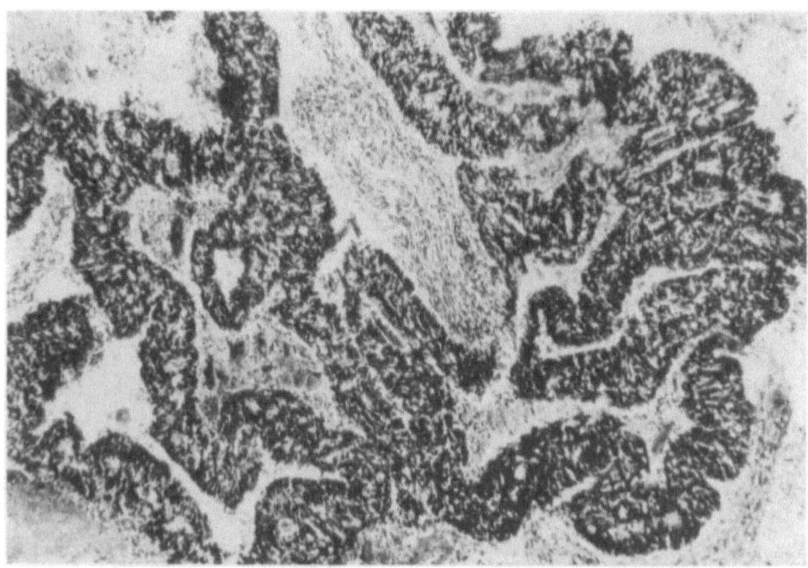

Abb. 15. J.-Nr. 8899/56. Malignes Synovialom. Girlandenartige Formierung der pseudoepithelialen Strukturen mit scharfer Abgrenzung gegen das fibrosarkomatöse Stroma. 76jähriger Mann. HE. Vergr. 88fach

Verlauf: Bis zu 4 Monaten nach der Operation zum Zeitpunkt der Krankenhausentlassung keine Metastasen. Exitus letalis 7 Monate post operationem lt. Sterberegister an „Altersschwäche". Keine Autopsie.

Makroskopischer Befund: Etwa in der Mitte amputierter Unterschenkel mit starker Anschwellung des Fußrückens bei intakter Oberhaut. Auf sagittalen Längsschnitten erkennt man drei voneinander unabhängige, graubraunrote Tumorknoten. Der größte, etwa mannsfaustgroße, sitzt im Bereich des Mittelfußes und hat Weichteilgewebe und Knochen (Metatarsus V, IV, Os cuboides) infiltriert und destruiert. Die Geschwulst ist weich, stark nekrotisch und wächst in die Subcutis des Fußrückens vor, die von einem ausgedehnten Ödem durchsetzt ist. Zwei weitere je walnußgroße gleichartige Tumorknoten sitzen im Unterschenkel, der eine dicht über dem oberen Sprunggelenk, die Tibia destruierend, der andere unmittelbar unter dem Amputationsrand der Fibula auf.

Histologischer Befund: Die stark nekrotische Geschwulst, die nirgends von einer Kapsel umschlossen ist, zeichnet sich durch einen außerordentlichen Zellreichtum aus, der ihr eine solide medulläre Beschaffenheit verleiht. Die *Zellen* bilden *ausgedehnte Sarkompartien,* die von einem grobbalkigen kollagenen Bindegewebe in zahlreiche weiträumige Felder aufgeteilt werden. Die Zellen sind dicht gelagert, vorwiegend rundzellig, zum kleineren Teil auch spindelig; die Kerne sind groß, kompakt und chromatinreich. Mitosen sind häufig. In zahlreichen Tumorab-

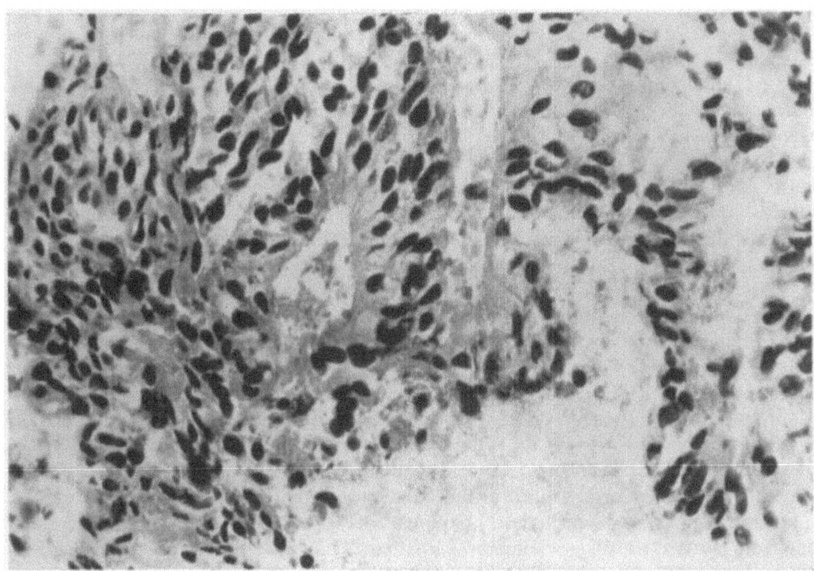

Abb. 16. Fall wie Abb. 15. Tubuläre Hohlräume mit pseudoepithelialer Begrenzung. HE. Vergr. 441fach

schnitten erfährt dieses Bild eine eigenartige Abwandlung durch herdförmig zentrale *Nekrosen,* die zur Hohlraumbildung führen, von einem Saum dicht gelagerter Zellen umschlossen sind und so an das Comedo-Carcinom der Mamma erinnern. Neben diesen nekrosebedingten Hohlräumen, die zwar sehr auffällig sind, aber keinem morphologischen Bauprinzip der Geschwulst entsprechen, erkennt man deutliche Formierung der Sarkomzellen zu *girlandenartigen Strukturen,* zwischen denen sich enge *lange Spalten* erstrecken, in denen spärlich eine synoviaähnliche Flüssigkeit vorkommt (Abb. 15). Bisweilen zeigen die Spalten Übergänge in tubuläre Hohlräume mit pseudoepithelialer Lagerung der Zellen, so daß der Eindruck eines Carcinoms vorgetäuscht wird (Abb. 16); jedoch ist bei der Versilberung das feine unvollständige argyrophile Netzwerk zu erkennen, das von den soliden Sarkompartien kontinuierlich in die strukturierten ohne Bildung einer Basalmembran übergeht. Riesenzellen, Eisenablagerungen und Lipoidablagerungen fehlen. Die Geschwulst ist arm an Gefäßen.

Histologische Diagnose: Malignes Synovialom mit soliden Partien, tubulären Hohlräumen und girlandenartigen Strukturen.

Fall 4 (J.-Nr. 9659/56)

Anamnese: 46jährige Verkäuferin, bei der sich allmählich innerhalb eines Jahres eine Geschwulst in der linken Kniekehle entwickelte, die anfangs keine Beschwerden machte, später schmerzte und die Patientin dann der Größe wegen zum Arzt führte. Sie gab an, daß 16 Jahre zuvor an der gleichen Stelle eine Nähnadel entfernt worden sei.

Klinischer Befund: Kindskopfgroßer, prall-derber Tumor in der linken Kniekehle mit Ausdehnung zur Außenseite des unteren Bereiches des Oberschenkels. Die Geschwulst ist mit der Unterlage und der Haut fest verwachsen, kaum verschieblich. Sarkomverdacht. Keine Metastasen. Allgemeinbefinden gut. Ausgangspunkt: vermutlich Schleimbeutel der Kniekehle.

Therapie: Totalexstirpation. Die Geschwulst läßt sich relativ leicht stumpf ausschälen.

Verlauf: 1 Jahr post operationem bei Auftreten eines lokalen Rezidivs und röntgenologisch nachweisbaren faustgroßen Lungenmetastasen Exitus letalis. Keine Autopsie.

Makroskopischer Befund: Von dem kindskopfgroßen Tumor wird nur ein daumengroßes Stück zur histologischen Untersuchung eingesandt. Dieses ist grobknotig, grauweiß, prall-derb; auf der Schnittfläche finden sich entsprechend den Knoten gut erbsgroße Felder, die meist feinstwabig, seltener glasig-homogen erscheinen.

Histologischer Befund: Die Geschwulst besteht aus einem zellreichen Bindegewebe, bei dem Zellen und kollagene Fasern wie in einem proliferierenden Fibrom miteinander verbunden, jedoch von kleinen Spalten siebartig durchbrochen sind. Die *Zellen* sind vorwiegend spindelförmig, seltener rund, die Kerne groß und blasig, Mitosen sind häufig. Solide Zellpartien sind selten, vielmehr ist der zellige Geschwulstanteil spongiochymatös aufgelockert bis zur Ausbildung der dichtstehenden ovalen und länglichen *Hohlräume*, die von vier bis sechs Zellen umschlossen werden. Diese „Randzellen" sind manchmal abgeplattet, fast endothelähnlich; bisweilen aber auch sind sie kubisch und formieren sich dann entlang den Spalten als meist unvollständige pseudoepitheliale Tapete. Bei anderen Spalten fehlt jedoch eine zellige Auskleidung, vielmehr sind diese „Lücken" im Netzwerk des kollagenen Bindegewebes. Ein Teil der Hohlräume ist von einer synoviaähnlichen Flüssigkeit erfüllt. Riesenzellen, Schaumzellen und siderophore Zellen fehlen. Der Feinbau der Geschwulst gleicht soweit etwa dem der Fälle 1 und 2, wird aber durch das Auftreten myxomatöser und *chondroider Strukturen* ergänzt. *Allmählich* gehen diese aus den spongiochymatösen Bezirken hervor, indem die Spalten zurücktreten und die Zellen zunehmend auseinandergedrängt werden durch eine homogene basophile, metachromatische Grundsubstanz. Der allmähliche Übergang der das Spongiochym bildenden Bindegewebszellen in sternförmige und knorpelähnliche Zellen ist dabei so deutlich, daß sich diese Zellformen als Abwandlungen der Spongiochymzellen demaskieren. Die myxomatösen und chondroiden Partien liegen demgemäß unscharf begrenzt in Form kleiner Bezirke vereinzelt inmitten der Geschwulst. Sie sind nur ein besonderes *Differenzierungsprodukt*, aber *keine bestimmende Struktur* dieser Geschwulst, deren morphologisches Bauprinzip vielmehr in der Spaltbildung gegeben ist (Abb. 17).

Histologische Diagnose: Malignes Synovialom mit spaltförmigen Hohlräumen sowie mucoiden und chondroiden Strukturen.

Fall 5 (J.-Nr. 10319/56)

Anamnese: 47jährige Hausfrau, bei der sich allmählich (die genaue Dauer ist nicht zu erfahren) ein gering ziehender Knoten auf dem rechten Fußrücken entwickelte, den die Patientin für ein „Überbein" hielt.

Klinischer Befund: „Ganglion" rechter Fußrücken; nähere Angaben unbekannt. Ausgangspunkt: vermutlich Sehnenscheide oder Fußwurzelgelenk.

Therapie: Totalexstirpation.

Verlauf: Bei einer Nachkontrolle $2^1/_2$ Jahre post operationem Patientin arbeitsfähig. Genauere Angaben nicht zu ermitteln.

Makroskopischer Befund: Drei insgesamt etwa haselnußgroße Gewebsbröckel unterschiedlicher Konsistenz. Überwiegend sind die Stücke weich und markig, andere kleine Bezirke derb und hart, auf der Schnittfläche faserig. Keine Kapselbildung.

Histologischer Befund: Die einzelnen Gewebsstücke sind erkennbar als Teile einer sehr unterschiedlich differenzierten Bindegewebsgeschwulst, die sich im wesent-

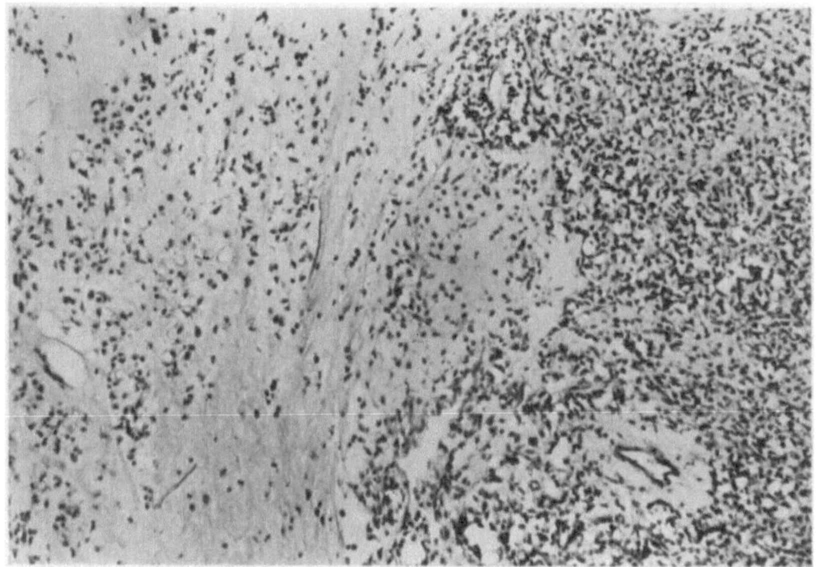

Abb. 17. I.-Nr. 9659/56. Malignes Synovialom. Allmählicher Übergang spongiochymaler Tumorabschnitte in myxochondroide. HE. Vergr. 88fach.

lichen aus zwei anscheinend völlig differenten Strukturtypen aufbaut, die eng miteinander verflochten sind.

1. Einmal finden sich *Tumorbezirke*, die durch Zahl, Form und Anordnung von Zellen und Fasern einem proliferierenden Fibrom ähnlich sind. Der Zellgehalt ist mäßig, Mitosen vereinzelt, das Fasergewebe ist stellenweise hyalinisiert. Eine herdförmige Anreicherung basophiler, metachromatischer Grundsubstanz, eine Verdrängung der Fasern in diesen Bereichen und eine sternförmige Umgestaltung der sonst spindeligen Zellen gibt kleinere *myxomatöse Geschwulstbezirke* zu erkennen. — Sehr ausgeprägt sind amorphe *Kalkniederschläge*. Sie liegen als grobgekörnte Häufchen vor allem in den hyalinen Fassersträngen, aber auch im proliferierenden Anteil. Nur bei genauer Betrachtung sind vereinzelte, aber eindeutige Spalten zu erkennen, deren Wand teils von Spindelzellen, teils von kollagenen Fasern gebildet wird.

2. Auffällig different von den dargestellten Strukturen, aber mit ihnen innig verbunden ist ein zweiter Geschwulstanteil. Aus kleinen, dichten, soliden Zellpartien formieren sich ein- und mehrreihige Zellformationen, die langgestreckte

Geiler, Synovialome

Hohlräume umschließen, vereinzelt auch nach Art von Zotten in diese hineinragen und so einen *epithelialen drüsig-zottigen Tumor vortäuschen* (Abb. 18). Die Zellen der soliden Partien und die der pseudoepithelialen entsprechen einander; sie sind groß und ähneln Reticulumzellen. Jedoch gestalten sich die Zellen zum Hohlraum hin zunehmend in längliche, fast cylindrische Zellen um, die dicht aneinander-liegend, den Eindruck eines epithelialen Zellverbandes vermehren. Im Plasma dieser Zellen finden sich manchmal feine PAS- und schwach mucicarmin-positive Granula. Bei Versilberungen ist in allen diesen Tumorbezirken ein loses Netz argyro-philer Fasern deutlich, dessen Einzelfasern manchmal in die äußerste Zellage der Pseudoepithelien hineinragen. Eine Basalmembran ist nirgends nachweisbar, manchmal wird sie durch dichte Lagerung von Fasern vorgetäuscht. Die synoviale

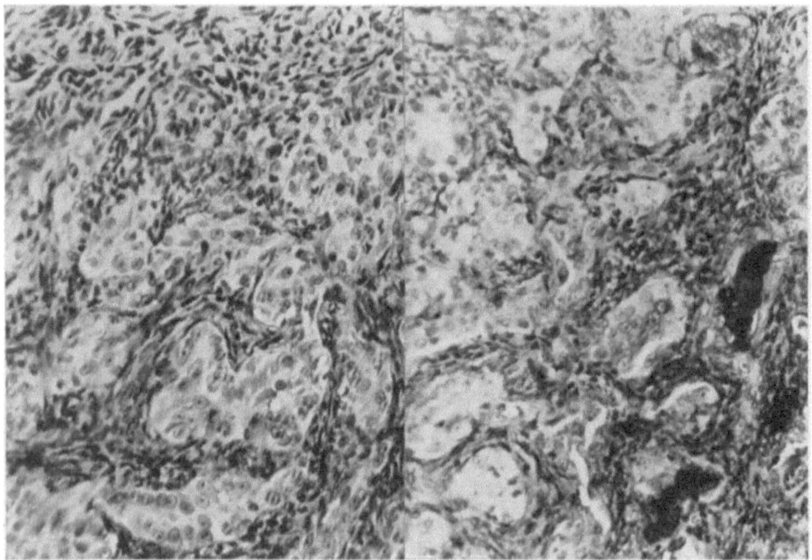

Abb. 18. J.-Nr. 10319/56. Malignes Synovialom. Hochdifferenzierte pseudoepitheliale Strukturen mit synovialähnlicher Flüssigkeit in den tubulären Hohlräumen. 47jährige Frau. Li. Bildhälfte HE., re. PAS. Vergr. 220fach

Differenzierung wird durch die Flüssigkeit in den Hohlräumen bestätigt, die PAS-positiv und metachromatisch (Toluidinblau) ist, eine positive Alcianblau- und Hale-Färbung zeigt, sich also wie die Synovia verhält. Die Geschwulst ist reich an Mastzellen.

Histologische Diagnose: Malignes Synovialom mit tubulären Hohlräumen, pseudoepithelialer Differenzierung, Zottenbildung, myxomatösen Strukturen und Kalkablagerung.

Fall 6 (J.-Nr. 11 590/56)

Anamnese: 52jährige Hausfrau, die seit 15 Jahren eine kleine, mehrfach rezi-divierende Geschwulst am rechten Unterarm distal hat. Genaue Lokalisation nicht zu ermitteln. Histologische Untersuchungen dieser Rezidivgeschwülste liegen nicht vor. Mit 51 Jahren erneutes Rezidiv, das histologisch an einem anderen Universitäts-institut für ein „malignes Schweißdrüsenfibroadenom" gehalten wurde. Trotz

Nachbestrahlung entwickelt sich innerhalb von 16 Monaten erneut ein Rezidiv, das den Radius infiltriert und zur pathologischen Unterarmfraktur führt.

Klinischer Befund: Über walnußgroßer, blumenkohlartiger Tumor im distalen Drittel des rechten Unterarmes mit pathologischer Radiusfraktur. Keine örtlichen Lymphknotenmetastasen, aber Pleura- und Lungenmetastasen. Ausgangspunkt: Sehnenscheide.

Therapie: Oberarmamputation.

Verlauf: Exitus bei Lungenmetastasen.

Makroskopischer Befund: Von der Geschwulst kommt nur ein kirschgroßes Stück zur Untersuchung. Dieses ist grau, derb, ohne Kapsel und hat die anhängende Haut breit infiltriert. Eine Strukturierung der Schnittfläche wird vermißt.

Histologische Untersuchung: Es liegt ein sehr *zellreiches Sarkom* vor, das von hyalinen Bindegewebssträngen durchzogen ist, sonst aber durch seine Armut an Fasergewebe auffällt. Die *Zellen* sind rundlich, groß, enthalten einen großen, oft vacuoligen Kern und viele Mitosen. Sie sind überwiegend in soliden Partien dicht aneinander gelagert, lassen aber in diesen oftmals durch die Formierung zu Bändern und Strängen eine *Strukturierung* erkennen, die an *entdifferenzierte Portio-Carcinome erinnert.* Eine scharfe Trennung zur soliden Matrix ist aber nicht vorhanden. Daneben breiten sich große Tumorpartien der gleichen Zellen aus, zwischen denen einesteils kleine siebartige, andererseits längliche schlauchähnliche *Hohlräume* eingebettet sind. Die kleinen Spalten sind von zwei bis drei der obenbeschriebenen, aber etwas abgeplatteten Zellen oder sehr selten von mehrkernigen Riesenzellen begrenzt. Bei den selteneren größeren Schläuchen dagegen formieren sich die den Hohlraum umschließenden Zellen zu einer *pseudoepithelialen Lagerung,* deren lumenwärtige Zellschicht kubisch gestaltet ist und den Hohlraum mehr oder weniger vollständig auskleidet. In den pseudoepithelialen Zellen sind vereinzelt Plasmagranulierungen deutlich, die eine positive PAS-Reaktion geben. — Nur einzelne Hohlräume enthalten hyaluronsäurehaltige, synoviaähnliche Flüssigkeit.

Der Vergleich dieser Geschwulst mit dem 1 Jahr vorher aufgetretenen Rezidiv zeigt diesem gegenüber eine deutliche Entdifferenzierung zugunsten der soliden Sarkompartien, während die adenoiden, die Anlaß zur Diagnose eines Schweißdrüsencarcinoms gaben, deutlich zurücktreten.

Histologische Diagnose: Malignes Synovialom mit soliden Partien, spaltförmigen und tubulären Hohlräumen sowie pseudoepithelialen Strukturen.

Fall 7 (J.-Nr. 4939/57, 4985/57 und S.-Nr. 718/57)

Anamnese: 56 Jahre alter Bergarbeiter, der über ziehende Schmerzen im rechten Oberschenkel klagt, die ihn etwa $^1/_2$ Jahr nach deren Auftreten zum Arzt führen. Keine weiteren Beschwerden. Kein Lokalbefund, auch röntgenologisch keine Klärung möglich. Nach 3 weiteren Monaten Anschwellung an der Außenseite des Oberschenkels.

Klinischer Befund: Mittelderber Tumor an der Außenseite des rechten Oberschenkels im oberen Drittel, fast bis zum Hüftgelenk reichend, mit der Unterlage und der Haut fest verwachsen. Vergrößerung der inguinalen Lymphknoten. Die Probeexcision bestätigt den klinischen Sarkomverdacht und ergibt ein malignes Synovialom. Ausgangspunkt: Hüftgelenk? Schleimbeutel?

Therapie: Exartikulation des rechten Beines im Hüftgelenk und Ausräumung der inguinalen Lymphknoten. — Die Geschwulst ist laut Operationsbericht im Weichteilgewebe des oberen Drittels des rechten Oberschenkels ausgedehnt, hat die Kapsel des Hüftgelenks infiltriert und die Femoralgefäße ummauert.

Verlauf: Gute örtliche Wundheilung, jedoch zunehmende Anämie und Kachexie. Auftreten multipler Metastasen (s. Sektionsbefund). Exitus letalis 8 Wochen post operationem.

3*

Sektionsdiagnose 718/57: Zustand nach frischerer *Exartikulation des rechten Oberschenkels* (klin. wegen histologisch gesicherten *synovialen Sarkoms*). Thrombose der Arteria ilica externa und interna sowie der Arteria ilica communis dextra bis zur Teilungsstelle der Aorta abdominalis. *Geschwulst*bedingte diffuse *Infiltration des Beckenbindegewebes* rechts sowie entlang der Arteria ilica communis dextra. *Metastasen* in den bis haselnußgroßen paraaortalen *Lymphknoten*. Kleinknotige *Sarkomatose* des parietalen *Peritoneums* besonders des DOUGLASschen Raumes; etwa erbsgroße Metastasen auf der Serosa vorwiegend des Colon sigmoides sowie einzelne gleichartige an der Magenvorderwand. Haselnußgroße Metastase in der *Milz*. Kleinknotige Infiltration bifurkaler Lymphknoten. Multiple kleinerbsgroße Sarkommetastasen auf der Pleura visceralis beiderseits mit flächenhafter Ausbreitung über dem linken Lungenunterlappen sowie mehrere gleichgroße Metastasen intrapulmonal. *Pleuritis sarcomatosa* (etwa $1\frac{1}{2}$ l stark hämorrhagischer Erguß mit

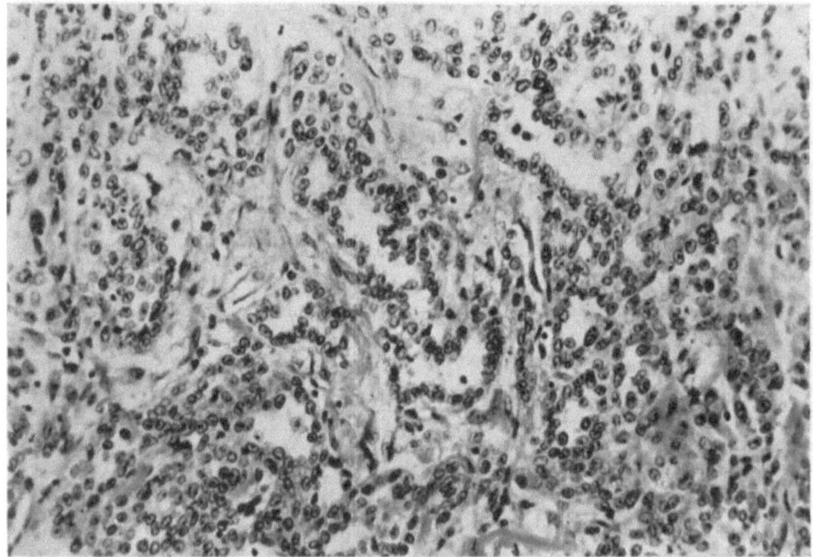

Abb. 19. J.-Nr. 4939/57. Malignes Synovialom. Hochdifferenzierte Geschwulst mit adenoiden Strukturen. 56jähriger Mann. v. G. Vergr. 220fach

Fibrinauflagerungen auf dem linken Oberlappen); *Kompressionsatelektase* besonders des linken Lungenunterlappens. — Allgemeine *Anämie und Kachexie.* — *Allgemeine Arteriosklerose:* Nodös-ulceröse und verkalkende Arteriosklerose der Aorta und ihrer großen Äste. Herdförmig stenosierende Coronarsklerose mit frischer Ulcusbildung dicht hinter dem Abgang der rechten Kranzarterie. Infarktnarben der Vorderwand des linken Ventrikels. — Geringe rekurrierende feinverruköse *terminale Endocarditis mitralis.* — *Katarrhalisch-eitrige Bronchitis.* Lockerung der Milz. — *Zeichen des Herz-Kreislaufversagens:* Schlaffe Dilatation des Herzens. Chronische Blutstauung der Leber. Ödem der parenchymatösen Organe. — Eitrige Retentionspfröpfe in den Tonsillen. — Fibrinöse Pharyngitis. — Abgelaufene Ureteropyelitis. — Nebennierenrindenkeim im Bereich der Nierenrinde rechts.

Makroskopischer Befund: Zur histologischen Untersuchung wurden außer dem kirschgroßen Probeexcisionsstück Gewebsstücke von der Außenseite des Oberschenkels und der Hüftgelenkskapsel übersandt. Das exartikulierte Bein mit dem Gesamttumor wurde aus dem auswärtigen Krankenhaus nicht zur Untersuchung geschickt (s. Operationsbefund). — Die kleinen Gewebsstücke sind einheitlich mittelderb, grauweiß, ohne besondere auffällige Struktur auf der Schnittfläche.

Histologische Untersuchung: Außerordentlich zellreiche Geschwulst, bei der zwei unterschiedliche, aber überall miteinander innig verbundene Geschwulstqualitäten auffallen. — Die erste entspricht einem *rundzelligen Sarkom*, dessen Einzelzellen dicht aneinandergelagert sind zu großen soliden Geschwulstbezirken. Bei aller Monotonie der Einzelzellen sind diese doch polymorph. Der Mitosenreichtum ist

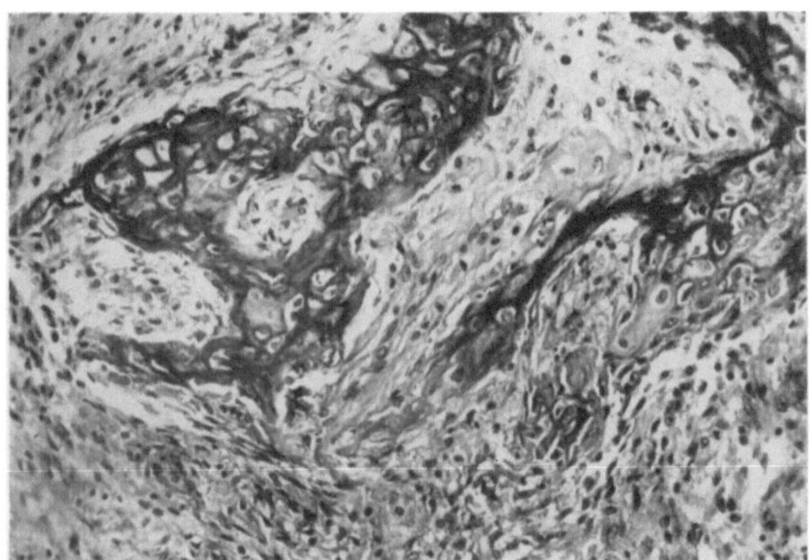

Abb. 20. Fall wie Abb. 19. Chondroide und osteoide Differenzierungen im Tumorgewebe. HE. Vergr. 220fach

auffallend, ebenso die unterschiedliche Kerngröße mit teils blasigen, teils chromatindichten Kernen. — Aus diesen soliden Bezirken formieren sich allmählich solche, bei denen sich die Zellen in *pseudoepithelialen Verbänden* um dichtstehende schlauchförmige Hohlräume gruppieren, so daß in diesen Geschwulstbezirken der Eindruck eines adenoiden Carcinoms erweckt wird (Abb. 19). Die direkt an die Tubuli angrenzende Zellschicht bildet dabei meist eine zusammenhängende Schicht kubischer Zellen, deren Plasma bisweilen Granula enthält, die eine positive PAS-Reaktion ergeben und der Hyaluronsäure entsprechen, wie weitere histochemische Untersuchungen (HALE, metachromatische Färbungen) bestätigen. Diese sind aber keine Epithelzellen, vielmehr läßt sich ihre prinzipielle Gleichartigkeit mit den übrigen Geschwulstzellen an Übergangsformen erkennen. Die Sarkompartien sind von einem feinen Netzwerk argyrophiler Fasern durchzogen, was in den pseudoepithelialen Anteilen des Tumors fehlt. Diese sind aber nicht durch eine Basalmembran abgetrennt. Der Eindruck einer solchen wird bisweilen dadurch erweckt, daß stellenweise das Silberfasernetz sehr dicht ist und die Fasern parallel zur Längsachse der Tubuli „gerichtet" werden. Mitosen sind auch in diesen adenoiden Geschwulstanteilen sehr häufig. — In den Hohlräumen liegt teilweise ein synoviaähnlicher Inhalt. — Riesenzellen und siderophore Zellen fehlen, dagegen finden sich disseminiert über die Geschwulst verteilt *Gruppen von Schaumzellen*, in denen der Lipoidnachweis leicht gelingt. Ihr Zentrum ist oft nekrotisch und mit Cholesterinkristallen angefüllt. — Die Buntheit der Geschwulst wird verstärkt durch kleine *chondroide und osteoide Herde*, die, in das übrige Tumorgewebe eingefügt, einen Teil desselben bilden (Abb. 20). Wie beim Fall 4 kann man durch Auseinanderweichen der Rundzellen und Zunahme der stark metachromatischen Grundsubstanz ihre Entwicklung als besonderes Differenzierungsprodukt der Geschwulstmatrix ablesen. — Die Geschwulst ist arm an kollagenem Bindegewebe. Sie enthält reichlich Mastzellen. In den Randpartien infiltriert sie die Skeletmuskulatur

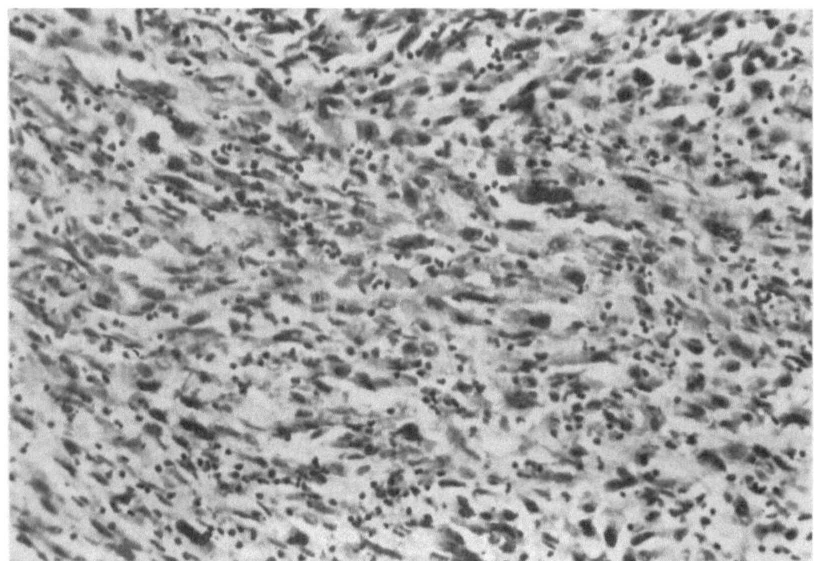

Abb. 21. S.-Nr. 718/57. Fall wie Abb. 19. Lungenmetastase mit starker Entdifferenzierung im Sinne eines polymorphen Sarkoms. HE. Vergr. 220fach

und destruiert diese. Häufig komprimiert die Geschwulst am Rande das Bindegewebe der benachbarten Strukturen zu einer *Pseudokapsel*. Außerhalb der Geschwulst liegende Venen sind angefüllt mit Geschwulstthromben, die in die Gefäßwand infiltrieren und sie zerstören. — Die bei der Sektion gefundenen *Metastasen*, von denen mehrere (Lymphknoten, Lunge, Pleura) untersucht wurden, zeigen zwar prinzipiell ein gleichartiges Bild, fallen aber durch ein *Zurücktreten der verschiedenen Differenzierungen zugunsten der entdifferenzierten Sarkomanteile deutlich auf*. Sie entsprechen vorwiegend einem polymorphen Sarkom, die *adenoiden synovialen Strukturen sind seltener* (Abb. 21).

Histologische Diagnose: Malignes Synovialom mit soliden Partien, tubulären Hohlräumen, pseudoepithelialen, chondroiden, osteoiden und xanthomatösen Strukturen.

Fall 8 (J.-Nr. 9844/58)

Anamnese: 20jährige Arbeiterin, die zufällig einen von ihr bis dahin unbemerkten kirschgroßen Knoten im Oberbauch links neben der Mittellinie entdeckt, der keinerlei Beschwerden verursacht. Da sie eine langsame Vergrößerung bemerkt, sucht sie

$^1/_2$ Jahr später den Arzt auf, der sie wegen Verdachtes auf eine epigastrische Hernie dem Chirurgen überweist.

Klinischer Befund: Etwa taubeneigroßer praller Tumor im Oberbauch unmittelbar oberhalb des Nabels links von der Linea alba. Gute Beweglichkeit auf der Unterlage, Haut verschieblich. Keine Vergrößerung beim Pressen. Keine Metastasen. Allgemeinbefinden gut. Klinische Diagnose: Keine Hernie, gutartiger Tumor. Ausgangspunkt: Rectusscheide.

Therapie: Totalexstirpation einer mit dem hinteren Blatt der Rectusscheide verwachsenen, gut abgekapselten Geschwulst.

Verlauf: Bei einer Nachbeobachtungszeit von einem Jahr kein Rezidiv, keine Metastasen. Völlige Beschwerdefreiheit. Narbenkeloid.

Makroskopischer Befund: Taubeneiergroßer prall-derber, von einer zarten Kapsel umschlossener Knoten, der auf der homogenen Schnittfläche eine feine körnige Struktur zeigt.

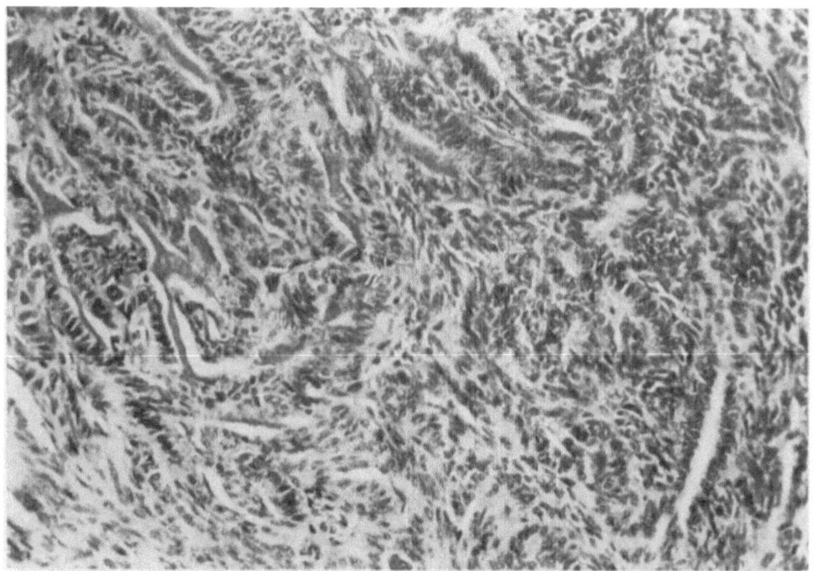

Abb. 22. J.-Nr. 9844/58. Malignes Synovialom. Hochdifferenzierte tubuläre Hohlräume mit synoviaähnlicher Flüssigkeit in den Lumina. Geringe Ausbildung sarkomatöser Strukturen. 20jährige Frau. PAS. Vergr. 220fach

Histologischer Befund: Bei dieser Geschwulst beherrscht der *pseudoepitheliale Aufbau* eindrucksvoll das histologische Bild (Abb. 22). Dichtstehende, schlauchförmige, längliche oder auch gewundene *Hohlräume* sind gleichmäßig durch den ganzen Tumor verteilt. Begrenzt werden sie von einer zusammenhängenden Zellage cylindrischer Zellen (Abb. 23), in deren Plasma hier und da PAS-positive Granula eingeschlossen sind. Die Einzelzelle enthält meist einen blasigen Kern mit Nucleolus in Zellmitte, oft finden sich Mitosen. Die Zellen grenzen sich unterschiedlich scharf gegen ein spindelzelliges Bindegewebe ab, das zarte kollagene Fasern enthält und sich in schmalen Strängen zwischen je zwei der Pseudoepithellagen ausdehnt, so daß der Eindruck eines Stromas erweckt wird. An einigen Stellen sieht man jedoch, daß die spindeligen *Stromazellen kontinuierlich in die Pseudoepithelien* übergehen, indem die Zellform mit zunehmender Annäherung an den

Hohlraum sich „epithelial" verändert. Die Versilberungsfärbungen bestätigen dies; das im „Stroma" vorhandene Silberfasernetz reicht an diesen „*Übergangs-zonen*" bis in die pseudoepitheliale Schicht hinein. An jenen Stellen mit scharfer Abgrenzung der Schichten dagegen ist jedoch stellenweise eine echte Basalmembran vorhanden; an anderen wird sie durch dichtstehende und gerichtete Faserzüge vor-getäuscht. Im spindelzelligen Bindegewebe sind Mitosen seltener. — Mehrere Tubuli sind mit PAS-positivem, metachromatischen Inhalt gefüllt (s. Abb. 22). Eine zarte Kapsel aus kollagenem Bindegewebe umgibt die gesamte Geschwulst.

Histologische Diagnose: Malignes Synovialom mit tubulären Hohlräumen und extremer pseudoepithelialer Differenzierung.

Fall 9 (J.-Nr. 5501/59)

Anamnese: 38jährige Frau, die seit einem Jahr einen kirschgroßen Knoten unter der Haut des linken Oberschenkels spürt. Genaue Lokalisation nicht bekannt.

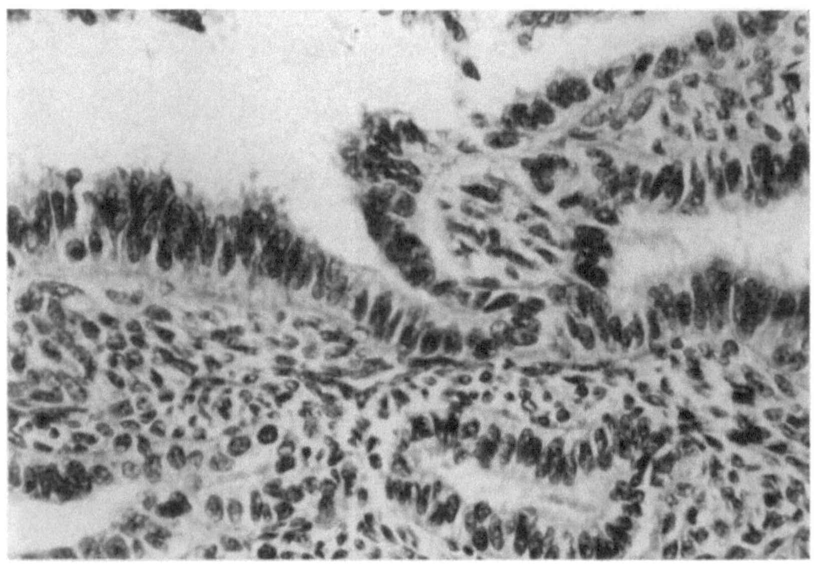

Abb. 23. Fall wie Abb. 22. Extrem epithelähnliche Differenzierung. HE. Vergr. 441fach

Klinischer Befund: Kirschgroßer, derber Knoten subcutan am linken Ober-schenkel. Verdacht auf Fibrom. Haut gut verschieblich. Allgemeinbefinden gut. Ausgangspunkt: unbestimmt.

Therapie: Totalexstirpation.

Verlauf: Glatte Wundheilung. Seit Operation erst einige Wochen vergangen, in dieser Zeit kein Rezidiv aufgetreten.

Makroskopischer Befund: Gut kirschgroßer, derber, von einer zarten Kapsel umschlossener Tumor mit teils homogener, teils feingekörnter Schnittfläche.

Histologischer Befund: Die Geschwulst ist sehr vielgestaltig und zeigt neben *sarkomatösen* und *myxomatösen* auch *pseudoepitheliale Strukturen.* Züge kollagenen Bindegewebes umschließen Stränge und Nester von Spindelzellen, die oft kleinste schmale Spalträume zwischen sich freilassen. Die *Zellen* sind durch eine gewisse Polymorphie und durch einzelne Mitosen ausgezeichnet. Sie entsprechen einem Spindelzell- oder einem Fibrosarkom. — Andererseits finden sich fließende Über-

gänge in myxomatöse Strukturen. Die Zellen treten auseinander, werden sternförmig und sind in eine breitflächige metachromatische Grundsubstanz eingebettet.
Häufig finden sich inmitten der sarkomatösen Bezirke *schlauchförmige Hohlräume*,
die von flachen oder kubischen Pseudoepithelien umschlossen werden und mehr
oder weniger vollständig die Hohlräume auskleiden, so daß eindrucksvolle adenoide
Strukturen entstehen. Das Zellbild ist dabei polymorph, die Kern-Plasmarelation
oft zugunsten der Kerne verschoben, Mitosen nicht selten. Spärlich ist ein synoviaähnlicher Inhalt in den Hohlräumen. — Alle beschriebenen Geschwulstanteile sind
organisch verbunden und gehen fließend, selten abrupt, ineinander über. — Die
Geschwulst ist nicht überall von einer Kapsel aus kollagenem Bindegewebe umschlossen, mehrfach ist die Kapsel spindelzellig sarkomatös infiltriert und durchbrochen.

Histologische Diagnose: Malignes Synovialom mit sarkomatösen Partien, spaltförmigen und tubulären Hohlräumen sowie myxomatösen Strukturen.

Fall 10 (J.-Nr. 6850/59)

Anamnese: 59jährige Frau, die angibt, daß sich im Anschluß an eine vor 3 Jahren
erlittene Prellung in der linken Leistenbeuge sehr allmählich ein Knoten entwickelt
hat, der vor einem Jahr im Gegensatz zum bisherigen Wachstum eine rapide Vergrößerung erfuhr. Keine Schmerzen

Klinischer Befund: Gut walnußgroße Cyste unterhalb des linken Leistenbandes
am Oberschenkel. Haut über der Cyste verschieblich. Kein Anhalt für Metastasen.
Allgemeinbefinden gut. Ausgangspunkt: Bursa?

Therapie: Totalexstirpation.

Verlauf: Glatte Wundheilung. Bei einer Nachbeobachtungszeit von 5 Monaten
kein Rezidiv, keine Metastasen. Wohlbefinden.

Makroskopischer Befund: Gut walnußgroßer, prall-cystischer, von einer derben
Wand umschlossener, grauweißer Tumor mit grobkörniger und von feinen länglichen Spalten durchsetzter Schnittfläche.

Histologischer Befund: Die Geschwulst besteht aus einem *kollagenfaserreichen*,
von *Spindelzellen* nach Art der Fibrocyten durchsetzten Bindegewebe, in welchem
an einigen Stellen kleine Lymphocytenhäufchen eingelagert sind. In sehr auffälliger
Weise ist dieses Grundgewebe durchzogen von kleinen und größeren *Hohlräumen*,
die ein weit verzweigtes Schlauchsystem bilden. Die großen Hohlräume sind umgeben
von einem dichten und breiten Zellmantel vorwiegend runder Zellen, die insgesamt
eine relativ regelmäßige Gestalt aufweisen und arm an Mitosen sind (Abb. 24).
Herdförmig ist das Cytoplasma bei scharf erhaltenen Zellgrenzen vacuolig aufge-
hellt, so daß zuweilen das Bild an Pflanzenzellen erinnert. Innerhalb dieses
breiten Zellmantels finden sich kleinere Hohlräume, die an verzweigte Drüsen-
schläuche gemahnen. Die Zellen um diese Tubuli sind meist zu einer Schicht
kubischer Pseudoepithelien aneinander gereiht, deren Zusammenhang mit den
übrigen Stromazellen an einigen Stellen durch Übergangsformen verdeutlicht wird.
Schließlich ist eine weitere Hohlraumart vorhanden, die aus kleinen spaltförmigen
Lücken besteht, die nur selten eine ausgedehnte pseudoepitheliale Begrenzung aufweisen. Vielmehr sind diese kleinen Lücken von nur lose untereinander verbundenen
Stromazellen umschlossen. Sie sind mit einer synoviaähnlichen Flüssigkeit erfüllt.
Die einzelnen Strukturen sind organoid miteinander verbunden und von einer
derben kollagenen Kapsel umschlossen.

Histologische Diagnose: Malignes Synovialom mit spaltförmigen, tubulären und
cystischen Hohlräumen.

II. Maligne Riesenzellensynovialome
Fall 11 (J.-Nr. 9065/55)

Anamnese: 8jährige Schülerin, Anamnese unbekannt, Patientin trotz intensiver
Nachforschung nicht mehr erreichbar.

Klinischer Befund: Kirschgroßer, warzenförmiger Tumor am linken Ellenbogen. Keine weiteren Angaben bekannt. Ausgangspunkt: Bursa.

Therapie: Totalexstirpation unter Mitnahme eines ovalären Hautstückes.

Verlauf: unbekannt.

Makroskopischer Befund: Gut markstückgroßes, ovaläres Hautstück, mit dessen Subcutis ein etwa kirschgroßer, prall-derber Tumor fest verwachsen ist. Keine Kapsel. Schnittfläche fein grießartig, ohne deutliche Hohlräume.

Histologischer Befund: Die sehr zellreiche Geschwulst ist von zahlreichen sieb-artigen und vereinzelt schlauchförmigen Hohlräumen schwammartig aufgelockert. — Das *Zellbild* wird eindrucksvoll beherrscht von *Riesenzellen,* wogegen die sonst im „Stroma" der malignen Synovialome vorherrschenden Zellen, die hier denen eines polymorphen Sarkoms entsprechen, zurücktreten. Immerhin lassen die sehr zahlreichen Zellformen zwischen diesen beiden extremen Zelltypen darauf schließen,

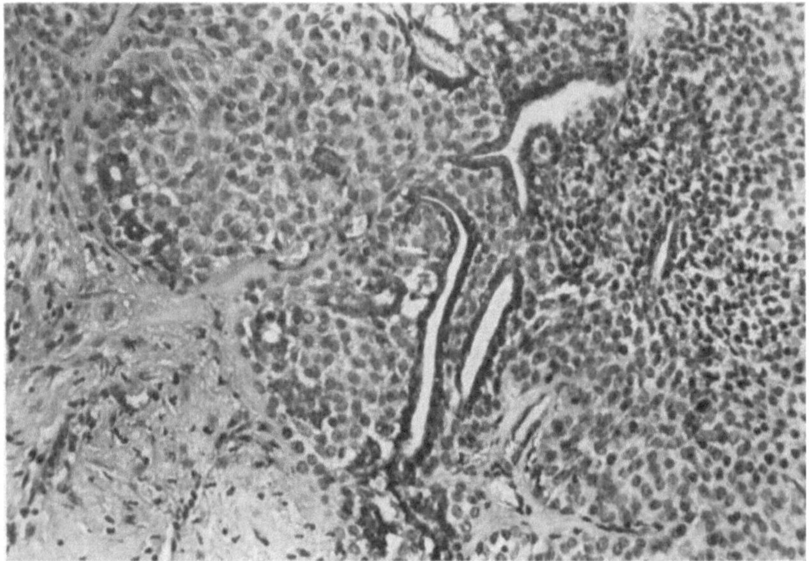

Abb. 24. J.-Nr. 6850/59. Malignes Synovialom. Organoide Verbindung nur gering polymorpher sarkomatöser und adenoider Strukturen. 59jährige Frau. HE. Vergr. 220fach

daß die Riesenzellen aus der Matrix dieser Stromazellen hervorgegangen sind (Abb. 25). — Die *Riesenzellen* sind meist mehrkernig. Durchschnittlich enthalten sie etwa fünf Kerne. Die Kerne liegen zentral inmitten eines oft vacuolig aufgelockerten Protoplasmas. Häufig sind die Vacuolen so dicht, daß sie nur durch kleinste Plasma-brücken voneinander getrennt sind. Wo auch diese noch fehlen, findet sich inmitten des Plasmas ein ovaler *Hohlraum,* der gut $^1/_4$ bis $^1/_3$ der Zelleiber einnimmt, meist polar orientiert ist und zum Gegenpol die Kerne verdrängt. Stoßen mehrere dieser Zellen aneinander, so sind ihre Hohlräume manchmal zu größeren zusammenge-flossen. Die enge Beziehung der Riesenzellen zu den Hohlräumen ist in der ganzen Geschwulst auffällig (s. Abb. 32); fast regelmäßig sind die kleinen siebartigen Spalten von dem Plasmaleib der Riesenzellen begrenzt und sei es nur, daß eine Seite einer Spalte von einer Riesenzelle gebildet wird, während die andere durch zwei bis drei „Stromazellen" oder durch eine zarte Faser begrenzt wird. Neben diesen sehr ausgedehnten siebartigen Geschwulstpartien finden sich auch kleinere solide Bezirke, deren Zellen auffallen durch Polymorphie, Riesenkerne und Mitosenreichtum. — An einigen Stellen sind auch schlauchartige Hohlräume vorhanden. Wenn diesen auch eine zusammenhängende pseudoepitheliale Auskleidung fehlt, lassen sie doch eine Formierung der Stromazellen und Riesenzellen entlang den Ufern erkennen, die als Beginn einer solchen deutlich ist. Die Unvollkommenheit dieser Differenzierung belegt andererseits eindrucksvoll diese Hohlräume als mesenchymale Spaltbildungen. — Eisen- und Lipoidablagerungen fehlen. Das *faserige Bindegewebe* ist spärlich. Es durchzieht die Geschwulst als zartes kollagenes und argyrophiles Netz,

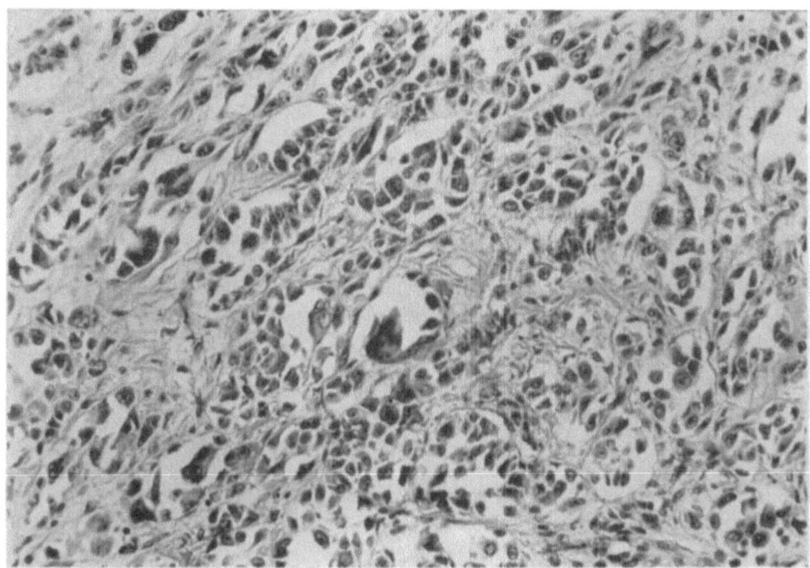

Abb. 25. J.-Nr. 9065/55. Malignes Riesenzellsynovialom. Sehr polymorphe Geschwulst mit Lücken, Spalten, unvollständigen Tubuli und reichlich Riesenzellen mit Hohlraumbeziehungen. 8jähriges Mädchen. HE. Vergr. 220fach

das mit der Subcutis in losem Zusammenhang steht. Die Geschwulst ist ohne Kapse und infiltriert breit in die Subcutis.

Histologische Diagnose: Malignes Riesenzellensynovialom mit spaltförmigen und tubulären Hohlräumen.

Fall 12 (J.-Nr. 5788/56, 10397/56, 10775/56)

Anamnese: 63jähriger Pumpenwärter, der wegen einer innerhalb von 6 Monaten auf dem linken Fußrücken sich entwickelnden Geschwulst, die geringe ziehende Schmerzen verursachte, den Arzt aufsuchte.

Klinischer Befund: Hühnereigroßer, mittelderber Tumor unter der Haut des linken Fußrückens. Haut über dem Tumor verschiebbar, Geschwulst auf der Unterlage leicht fixiert. Röntgenologisch keine Veränderungen an den Fußknochen. Keine Metastasen. Allgemeinbefinden gut. Ausgangspunkt: Sehnenscheide oder Gelenk.

Therapie: Totalexstirpation.

Verlauf: Die Geschwulst wird histologisch als proliferierendes Endotheliom gedeutet. 9 Wochen nach der Exstirpation findet sich bereits ein apfelgroßes Rezidiv mit Infiltration in das Weichteilgewebe des Fußes, besonders in die Sehnen auf dem Dorsum pedis. Eine erneute histologische Kontrolle läßt am Sarkomcharakter der Geschwulst nun keinen Zweifel mehr. Metastasen inzwischen nicht aufgetreten. Es erfolgt die *Amputation* des linken Beines in Unterschenkelmitte. Glatte Wundheilung. Nach $3^{1}/_{2}$ Jahren röntgenologisch Lungenmetastasen festgestellt. Stumpf unauffällig.

Makroskopischer Befund: In der Mitte amputierter Unterschenkel mit mittelderben grauen Tumorknoten über dem linken Fußrücken, die fest mit dem Weichteilgewebe verwachsen sind. Keine Knocheninfiltration. An einigen Stellen sind die Weichteile durch expansives Wachstum zu einer Pseudokapsel zusammengeschoben. Das Geschwulstgewebe ist auf der Schnittfläche feinstgekörnt und durch einzelne breite, derbe Faserzüge in große Felder unterteilt.

Histologischer Befund: Alle drei Einsendungen, die exstirpierte Geschwulst, die Probeexcision der Rezidivgeschwulst und das Amputationspräparat zeigen ein prinzipiell gleichartiges Bild, wenngleich hervorgehoben werden muß, daß die *Erstgeschwulst gegenüber der Rezidivgeschwulst einen wesentlich ausgereifteren Eindruck* erweckt. Sie ist monomorpher, arm an Riesenzellen, an Mitosen und von einer echten Kapsel umschlossen. *Die Rezidivgeschwulst dagegen ist stark entdifferenziert.* Sie entspricht weitgehend dem eben dargestellten Fall 11. Auf Beschreibung der Details soll darum verzichtet werden. Die zellreiche Geschwulst ist sehr polymorph, und zwischen einfachen, fibrosarkomatösen Zellen und den auffallend häufigen mehrkernigen Riesenzellen finden sich alle Übergänge. Seltener sind die Zellen zu soliden Partien zusammengeschlossen; ganz überwiegend sind sie von kleinen spaltenartigen Hohlräumen siebartig durchbrochen, an deren Begrenzung sich alle Zellarten beteiligen, bevorzugt aber die Riesenzellen, in der bei Fall 11 dargelegten Art. Da die Spalten klein sind, fehlt eine pseudoepitheliale synoviale Lagerung der Zellen. Nur in den wenigen größeren Hohlräumen kommt es zu deren unvollständiger Ausbildung. Die Zellen sind sehr reich an Mitosen. Herdförmige Nekrosen sind häufig. Eisen- und Lipoidspeicherung fehlen. Die Geschwulst ist reicher an kollagenem Bindegewebe, das außer in dem feinen, zarten Faserwerk auch in breiten, oft hyalinisierten Zügen die Geschwulst durchzieht und sie in verschieden große Felder aufteilt.

Histologische Diagnose: Malignes Riesenzellensynovialom mit spaltförmigen und nur spärlich tubulären Hohlräumen.

Fall 13 (J.-Nr. 673/58, 1131/58)

Anamnese: 62jährige Rentnerin, bei der nach einer Prellung das linke Knie angeblich innerhalb von 14 Tagen zu Kindskopfgröße anschwoll. Schmerzen nur gering.

Klinischer Befund: Über kindskopfgroße, prall-elastische Anschwellung des linken Knies, besonders im Bereich der Bursa praepatellaris. Diagnose: Posttraumatisches Hämatom der Bursa praepatellaris und des Gelenkes, durch Probepunktion bestätigt. — Ausgangspunkt: Bursa praepatellaris oder Kniegelenk.

Therapie: Operative Ausräumung des Hämatoms.

Verlauf: Die cytologische Untersuchung der Hämatomflüssigkeit ließ den dringenden Verdacht auf ein Sarkom aufkommen. 10 Tage nach der Hämatomausräumung Auftreten eines Rezidivs. Die Kniegelenkshöhle wird eröffnet und Tumormassen von Faustgröße werden entfernt. Metastasen sind nicht nachweisbar. Allgemeinbefinden der adipösen Frau schlecht. Da die histologische Untersuchung den Sarkomverdacht bestätigt, erfolgt sofort eine Röntgenbestrahlung und $^{1}/_{2}$ Jahr später nach Besserung des Allgemeinbefindens eine hohe Oberschenkelamputation. Wundheilung durch lokales Rezidiv am Amputationsstumpf verzögert. Nach elektrischer Exstirpation des Stumpfrezidivs Abheilung. Anschließend cytostatische

Behandlung mit TEM „Höchst". Bei einer Nachbeobachtungszeit von $1^1/_2$ Jahren post amputationem kein Rezidiv und keine Metastasen.

Makroskopischer Befund: (Tumorgewebe aus der Gelenkhöhle von der Erstoperation.) Das faustgroße Gewebsstück ist graurot, außerordentlich weich, schwammig und bröcklig. Die Schnittfläche ist homogen, eine feinere Struktur nicht deutlich. Herdförmig Blutungen und Nekrosen.

Histologischer Befund: Die Geschwulst besteht aus einem Stroma von Riesenzellen, das von zahlreichen Hohlräumen durchbrochen ist. Der Formenreichtum der in *spongiochymatöser Anordnung* miteinander verbundenen *Riesenzellen* ist grotesk (Abb. 26). Einkernige, sehr polymorphe und mitosenreiche, mit großen, chromatindichten, runden, ovalen oder vielgestaltigen Kernen sind bunt gemischt mit mehr-

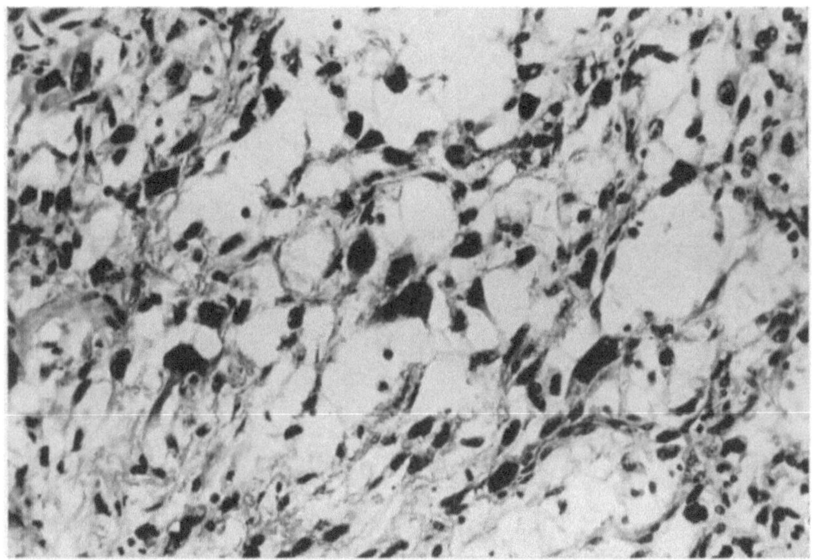

Abb. 26. J.-Nr. 673/58. Malignes Riesenzellensynovialom. Ausgeprägte spongiochymale Lockerung des polymorphen Geschwulstgewebes. Massenhaft unregelmäßige Lücken und Spalten sowie vorwiegend einkernige Riesenzellen. 62jährige Frau. HE. Vergr. 220fach.

kernigen, noch wesentlich größeren Zellen, deren Kerne (durchschnittlich etwa 10 bis 15) oft zentral gelegen sind, aber dann eine polare Lagerung aufweisen, wenn die Riesenzellen hohlraumbegrenzend sind oder in ihrem Plasma Vacuolen oder größere Hohlräume einschließen. Die *Hohlräume* sind meist kleine siebartige Spalten, die vom Plasma von zwei bis drei Riesenzellen begrenzt werden oder aber auch vom Plasmaleib einer Riesenzelle umschlossen sind. An einigen Stellen des Tumors sind große cystische Hohlräume zu beobachten, die sehr eindrucksvoll eine *Bursa imitieren.* Die „Intima" besteht aus meist flachen, polymorphen Zellen, die unvollständig die Circumferenz umschließen und deren Gleichartigkeit mit den sarkomatösen Stromazellen überzeugend ist. Auch Riesenzellen beteiligen sich an der Begrenzung der Wand, die *zottenartige Ausstülpungen* in das Lumen der Hohlräume aufweist (Abb. 27). Zahlreich sind Nekrosen und Blutungen, an Blutgefäßen jedoch sind nur spärliche dünnwandige Venen vorhanden. Eine Geschwulstkapsel fehlt, ebenso Eisen- und Lipoidablagerungen.

Histologische Diagnose: Malignes Riesenzellensynovialom mit spaltförmigen und cystischen Hohlräumen und einzelnen zottenartigen Strukturen.

Die aus der Beschreibung der eigenen Geschwülste und der von uns zusammengestellten Literaturfälle erkennbare morphologische Mannigfaltigkeit der m. Sy. erfordert zur Erfassung der charakteristischen morphologischen Bilder dieser Geschwulstgruppe eine ordnende, übersichtliche und zusammenfassende Besprechung der Teilbefunde.

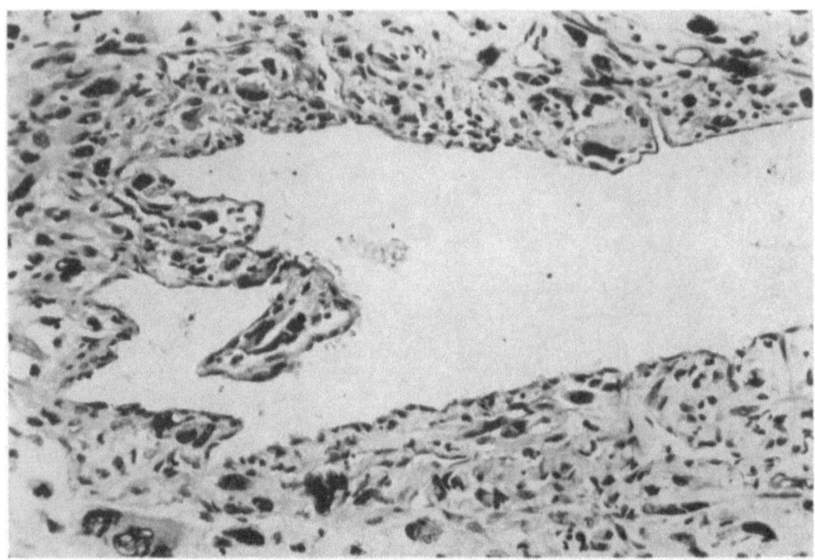

Abb. 27. Fall wie Abb. 26. Cystischer, schleimbeutelähnlicher Hohlraum mit zottigen Excrescenzen im gleichen Tumor. v. G. Vergr. 220fach

3. Das makroskopische Verhalten der malignen Synovialome

Die m. Sy. sind anfangs meist gut umschriebene Tumoren, deren *Größe* etwa einem Durchmesser von 4 bis 8 cm entspricht. Eine echte *Kapselbildung* kann vorkommen und spricht nicht gegen die Malignität der Geschwulst (BIRKNER 1950, BRIGGS 1942, HAGE 1952, PACK und ARIEL 1950, FEROLDI 1954, eigene Fälle 1, 8, 9 und 10). Bisweilen jedoch täuschen *Scheinkapseln*, die sich aus den angrenzenden Weichteilgeweben unter dem Einfluß des Tumordruckes formieren, eine echte Kapsel und damit Gutartigkeit vor (BENNETT 1947, DE GRAILLY und LEGER 1952, TILLOTSON u. Mitarb. 1951, PACK und ARIEL 1950, eigener Fall 12). In späteren Stadien ist eine Infiltration in das benachbarte Weichteilgewebe, besonders die Skeletmuskulatur, deutlich. Die Beteiligung der angrenzenden Knochen dagegen gilt als selten (DE GRAILLY und LEGER 1952). Immerhin sahen wir sie in zwei fortgeschrittenen Fällen unseres eigenen

Materials. Eine Neigung zum Einwachsen in den vorgebildeten synovialen Hohlraum (Gelenk, Schleimbeutel, Sehnenscheide) haben die m. Sy. nicht, vielmehr entwickeln sie sich von ihm weg. Die *Form* der Geschwülste ist vorwiegend rundlich, häufig grobknotig. Bei der *Konsistenz* herrscht entsprechend dem Feinbau eine mittelderbe prall-elastische vor; zahlreiche Abwandlungen (fluktuierend, weich, knorpelig, hart) erfährt die Konsistenz in Abhängigkeit vom Bau der Geschwulst durch größere Hohlräume, medulläre Abschnitte, Knorpel, myxomatöse Strukturen und Verkalkungen. Entsprechend unterschiedlich verhält sich auch die *Schnittfläche*. Meist ist sie durch Bindegewebszüge grob und unregelmäßig gefeldert, im übrigen aber wechseln homogene, feinstkörnige, von kleinen Spalten durchsetzte und manchmal cystische Strukturen von Geschwulst zu Geschwulst oder gar innerhalb der gleichen Geschwulst. Bei den hohlraumreichen Geschwülsten entleert sich oft beim Einschneiden aus diesen in geringer Menge eine viscöse, zartgelbe, der Synovia vergleichbare Flüssigkeit (MORETZ 1944). Die *Farbe* der Geschwülste ist überwiegend grauweiß, gelbe Bezirke als Ausdruck xanthomatöser Herde und rostbraune bei Eisenablagerungen kommen vor.

4. Das mikroskopische Verhalten der malignen Synovialome

Der Feinbau der m. Sy. ist überraschend vielgestaltig und weist zwischen extrem sarkomatösen und carcinomähnlichen Strukturen zahlreiche Übergänge und Mischformen auf. Die Fehldeutung echter m. Sy. als „einfache" gut- oder bösartige mesenchymale oder gar epitheliale Tumoren einerseits sowie die allzu bereitwillige Zuordnung solch „einfacher" in Gelenk-, Schleimbeutel- oder Sehnenscheidennähe lokalisierter Tumoren zu den m. Sy. andererseits erklärt sich aus dieser Tatsache. — Es scheint uns darum wichtig, mit Nachdruck darauf hinzuweisen, daß das m. Sy. eine eigene, wohlumschriebene morphologische Geschwulstform darstellt, deren morphologisches Prinzip, die synoviale Struktur, in jedem echten Synovialom erkennbar ist und allein bestimmend sein darf für die Benennung der Geschwulst. Dieses morphologische Prinzip findet seinen Ausdruck in *zwei charakteristischen, die synovialen Gewebe imitierenden Formelementen*, den *Hohlräumen* und der *pseudoepithelialen Differenzierung mesenchymalen Gewebes*. Diese beiden, meist zu einer gestaltlichen Einheit verbundenen Merkmale sollen zunächst getrennt dargestellt werden.

a) Die synovialen Hohlräume als charakteristisches Formelement der malignen Synovialome

Die bei den m. Sy. beobachteten Hohlräume erlauben eine Einteilung in *3 Hohlraumtypen:*

1. Spaltförmige Hohlräume
2. Tubuläre Hohlräume
3. Cystische Hohlräume.

Diese drei Typen lassen sich vergleichbaren Strukturen normaler synovialer Hohlräume zuordnen. In der genannten Reihenfolge sind sie zugleich Ausdruck sich steigernder Differenzierung.

1. Spaltförmige Hohlräume

Diese Hohlraumform wird von zahlreichen Autoren beschrieben (BENNETT 1947, EISENBERG und HORN 1950, FEROLDI 1954, DE GRAILLY und LEGER 1950, HAAGENSEN und STOUT 1950, KNOX 1936, MORETZ 1944, STOUT 1953) und als endothelial (DE SANTO u. Mitarb. 1941, WRIGHT 1952, TILLOTSON u. Mitarb. 1951, SCHAUTZ 1949) oder endothelähnlich (KING 1952) bezeichnet. — In der Tat sind die spaltförmigen Hohlräume außerordentlich häufig und kommen bei den meisten Geschwülsten (in 9 von 13 eigenen) vor. Sie finden sich als „Lücken" oder „endotheliomähnliche Spalten" (s. Abb. 14, 17, 25 und 26).

Die „*Lücken*" entsprechen kleinsten Hohlräumen innerhalb eines spongiochymalen Zellverbandes und entstehen durch Auflockerung des netzartigen Zellgefüges, ohne daß es zur Formierung einer deutlichen synchymalen Grenzschicht kommt. Sie sind nach BOLCK (1952) die primitivste Art der inneren Hohlraumbildung. Bei den malignen Riesenzellensynovialomen sind sie vorherrschend. Ihre enge Beziehung zu den Riesenzellen ist auffallend, sei es, daß sie an der Begrenzung der Lücken, Spalten und höher differenzierten synovialen Hohlräume beteiligt sind, in deren Lumen liegen oder aber die Lücken und Spalten überhaupt aus den Riesenzellen entstehen. Diese Befunde lassen uns in Übereinstimmung mit BOLCK (1952), der sie entsprechend bei Endotheliomen beschrieb, in den *Riesenzellen der m. Sy. Homologe der inneren Hohlraumbildung sehen*, worauf bei der Besprechung der Riesenzellen im einzelnen eingegangen wird.

Die *endotheliomähnlichen Spalten* sind als nächst höhere Differenzierungsreihe Fortentwicklungen der Lücken, indem das die Spalten begrenzende Spongiochym eine synchymale Formierung erfahren hat und die kleinen, vorwiegend länglichen Hohlräume von 3 bis 5 meist platten Zellen ausgekleidet werden. Diese einfache Zellage umschließt die Circumferenz bei weitem nicht immer vollständig, vielmehr beteiligen sich auch oft zarte, kollagene Fasern an der Begrenzung der kleinen Hohlräume. Bisweilen sind die Zellen in Form dichter Zellmäntel um den Hohlraum angeordnet, so daß peritheliomähnliche Strukturen resultieren.

Dieser Hohlraumtyp überwiegt an Zahl weit die einfachen Lücken. Seine Wand ist, wenn auch in kleinstem Ausmaß, eine *Imitation* der *Intima einer normalen Bursa*.

Die spaltförmigen Hohlräume enthalten hier und da Tropfen einer der Synovia vergleichbaren Flüssigkeit.

Die spaltförmigen Hohlräume finden sich überwiegend in einem fibrom- bzw. fibrosarkomähnlichen oder spindelzelligen Stroma; häufig liegen sie so dicht beieinander, daß ein siebartiges Bild entsteht.

2. Tubuläre Hohlräume

Als nächst höhere Differenzierungsstufe der synovialen Hohlraumbildung müssen die tubulären Hohlräume gelten. Sie verleihen der Geschwulst einen drüsenähnlichen Bau (BENNETT 1947, EISENBERG und HORN 1950, DE GRAILLY und LEGER 1950, HAAGENSEN und STOUT 1950, KING 1952, LAUCHE 1947/48, DE SANTO u. Mitarb. 1941, MORETZ 1944, SCHAUTZ 1949, TILLOTSON u. Mitarb. 1951, WRIGHT 1952 u. a.) und sind mit kubischen oder cylindrischen Zellen ausgekleidet (BERGER 1938, LAUCHE 1947/48, TILLOTSON u. Mitarb. 1951).

Die tubulären Hohlräume werden bei den m. Sy. selten vermißt. Nur drei der eigenen Geschwülste zeigen keine, während sie bei den übrigen zehn in wechselndem Ausmaß vorkommen. Immer sind sie ein sehr auffälliger und für das m. Sy. charakteristischer Befund.

Typischerweise bilden sie langgestreckte, leicht gewundene, ziemlich dicht stehende Schläuche, die von flachen, kubischen oder gar cylindrischen Zellen ausgekleidet werden. Die Zellen, die sich von Epithelzellen oft nicht unterscheiden, umschließen die Circumferenz mehr oder weniger vollständig in einer einfachen Zellage (Abb. 28).

In sehr hochdifferenzierten Geschwülsten (Fall 8) kann das meist spindelzellsarkomähnliche oder fibrosarkomähnliche „Stroma" zwischen den Tubuli auf schmale Stränge beschränkt und relativ scharf gegen die den Hohlraum auskleidende Zellschicht abgegrenzt sein, so daß der epitheliale, adenoide Charakter verstärkt wird (s. Abb. 18, 19, 22 und 23). Besteht eine Geschwulst oder das Probeexcisionsmaterial nur aus solchen Strukturen, kann die Differentialdiagnose zu einem adenoiden Carcinom erhebliche Schwierigkeiten bereiten. Das fast regelmäßige Fehlen einer echten Basalmembran, die Anordnung des Silberfasernetzes, der Nachweis von Hyaluronsäure in den Zellen und Lumina sowie der Nachweis unvollständig ausgebildeter Tubuli vermag dann die Entscheidung zu fällen. Während die drei erstgenannten Kriterien im Kapitel der synovialen Zellen besprochen werden, müssen die *unvollständig ausgebildeten Tubuli* hier erörtert werden.

Diese sind häufig und in fast allen Geschwülsten anzutreffen. Sie sind dadurch gekennzeichnet, daß die oft schmaleren und kürzeren Hohlräume nur stellenweise von einer zusammenhängenden Zellage ausgekleidet werden oder aber ihre Auskleidung jener der spaltförmigen Hohlräume entspricht. Sie bilden somit die *Übergangsformen* von den spaltförmigen zu den tubulären Hohlräumen. An ihnen ist der morphologische Zusammenhang mit den Spalten ablesbar und auch die Morphogenese der Tubuli als hochdifferenzierte spongiosynchymale Hohlräume deutlich. Erkennt man doch an ihnen oft gut den kontinuierlichen Übergang der mesenchymalen Stromazellen lumenwärts an dem Formwandel der Zellen bis hin zur Zellschicht der kubischen oder zylindrischen Zellen, die sich damit als *pseudoepitheliale Zellen* demaskieren.

Auch die tubulären Hohlräume können eine hyaluronsäurehaltige, mucicarminpositive (HAAGENSEN und STOUT 1944, LUSE 1960, PACK

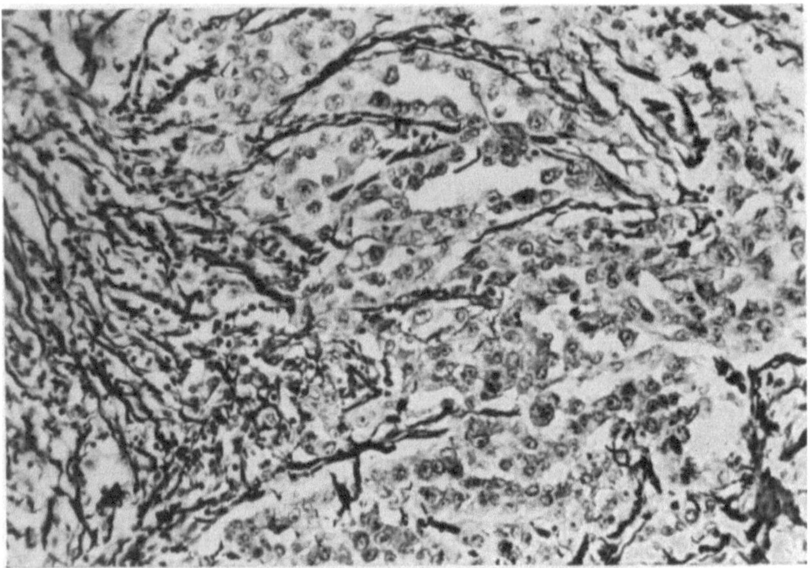

Abb. 28. J.-Nr. 4939/57. Malignes Synovialom. Tubuläre Hohlräume mit pseudoepithelialer Zellauskleidung. Fehlen einer echten Basalmembran. 56jähriger Mann. Pap-Goldner. Vergr. 220fach

und ARIEL 1950, STOUT 1953), der Synovia vergleichbare Flüssigkeit enthalten (s. Abb. 18 und 22).

Die tubulären Hohlräume mit ihrer pseudoepithelialen Auskleidung sind nicht Fehldifferenzierungen endothelialer Zellen, wie SCHAUTZ (1949) behauptet, sondern vielmehr charakteristische synoviale Differenzierungen des Geschwulstgewebes. Sie finden ihre Wertung als solche aus dem Vergleich mit entsprechenden Strukturen der Synovialmembran an Gelenken oder auch an chronischen Synovitiden.

3. Cystische Hohlräume

Die cystischen Hohlräume sind die höchste Differenzierungsstufe der synovialen Hohlraumbildung. Sie sind im Grunde genommen die quantitativ gesteigerte Fortentwicklung der tubulären Hohlräume, und ihre Wand läßt sich weitgehend dem Aufbau der normalen Gelenksynovialis mit ihren Falten und Zotten vergleichen. Sie sind nach BOLCK (1952) innere Hohlräume vom Typ der Gelenkspalten. Ein aus mehreren Schichten bestehendes polymorphes synoviales Pseudoepithel, das einem unreifen spindelzelligen und fasrigen Stroma aufsitzt, kleidet größere cystische Hohlräume aus, die allerdings nicht immer als freie Höhlen-

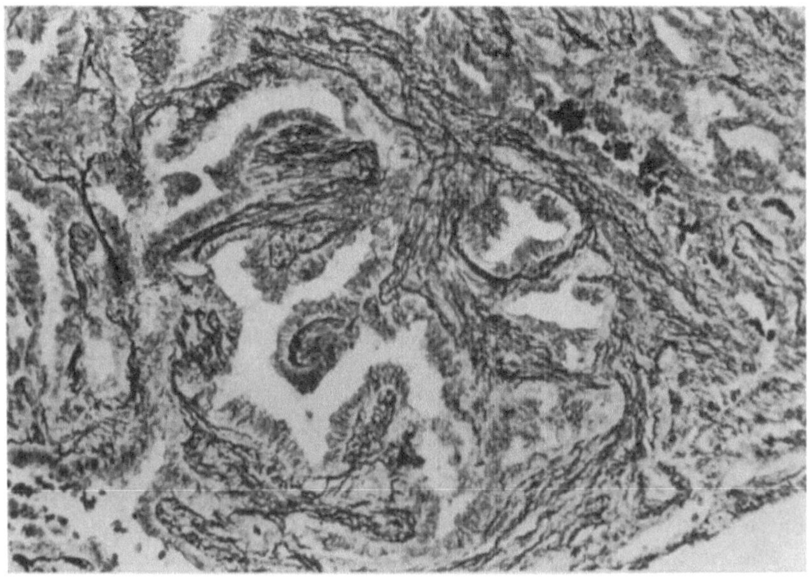

Abb. 29. J.-Nr. 9844/58. Malignes Synovialom. Cystischer Hohlraum mit intracystischen Papillen. Hochdifferenziertes synoviales Pseudoepithel. Teilweise Ausbildung einer vollständigen Basalmembran. 20jährige Frau. PAP-GOLDNER. Vergr. 220fach

bildung in Erscheinung treten, sondern oft von so zahlreichen dichtstehenden *Papillen* und *Zotten* erfüllt sind, daß zwischen diesen nur schmale spalt- und schlauchförmige Hohlräume bleiben (Abb. 29). Die „chronische villo-nodöse Synovitis" zeichnet sich als hyperplastische Entzündung durch ähnliche Strukturen aus. — Auch in den Lumina der cystischen Hohlräume kann sich eine synoviaähnliche Flüssigkeit finden.

Die cystischen Hohlräume sind seltener als die übrigen Hohlraumformen. Sie werden von FEROLDI (1954), LAUCHE (1947/48) und SCHAUTZ (1949) erwähnt. Im eigenen Untersuchungsgut sind sie zweimal (Fall 10 und 13) gemeinsam mit den anderen Hohlraumtypen ausgebildet. Isoliert dürften sie bei den m. Sy. nicht vorkommen.

Die drei beschriebenen Hohlraumtypen der m. Sy. kommen meist gemeinsam nebeneinander vor. Das Ausmaß der Hohlraumbildung sowie die quantitative Verteilung der drei Typen wechselt von Geschwulst zu Geschwulst und ist auch innerhalb der gleichen Geschwulst örtlich sehr verschieden. Die spaltförmigen, die tubulären Hohlräume und ihre Übergangsformen bestimmen jedoch gewöhnlich das Bild. In großen Geschwulstpartien kann aber auch jegliche Hohlraumbildung fehlen.

Die Genese der Hohlraumbildung bei den m. Sy. ist — wie bei den Endotheliomen (BOLCK 1952) — die Folge einer vorbestehenden gestaltlichen Potenz des Geschwulstgewebes. Mechanischen Faktoren messen wir keine Bedeutung bei.

b) Die pseudoepithelial-synoviale Differenzierung mesenchymaler Zellen und Zellverbände als charakteristisches Formelelement der malignen Synovialome

Am Aufbau der malignen Synovialome sind *zwei* dem Erscheinungsbild nach gegensätzliche *Zelltypen* und *Strukturen* beteiligt: *pseudoepithelial-synoviale* und *mesenchymal-sarkomatöse* (BENNETT 1947, BERGER 1938, BONNE und COLLET 1935, EISENBERG und HORN 1950, FISHER 1942, HAGE 1952, HEILMANN 1949, HEINE 1952/53, LUCARELLI 1936, TALLARIGO 1955, WEGELIN 1928, WRIGHT 1952, ZWAHLEN 1935 u. a.). Diese sind in den *Gewebekulturen* der Synovialome ebenso unterscheidbar (DE GRAILLY und LEGER 1952, FEROLDI 1954, STOUT 1953, PACK und ARIEL 1950) wie an denen der normalen Synovialmembran (VAUBEL 1933). Von ihrer Deutung und Einordnung her muß die Histogenese der Synovialome bestimmt werden.

Die *synovialen Zellen und Zellverbände* sind durch Gestalt und Leistung eines der charakteristischen Formelemente der m. Sy. Sie sind eine pathognomonische Differenzierung dieser Geschwülste. Die *Zellen* sind flach, kubisch oder zylindrisch. Sie enthalten einen großen blasigen Kern mit Nucleolus und scharfer Kernmembran und ähneln somit weitgehend Epithelzellen (Desmales Epithel, Mesothel). Das Protoplasma ist meist acidophil, bisweilen enthält es feinste Tröpfchen einer Substanz, die wir in Übereinstimmung mit HAAGENSEN und STOUT (1950) und STOUT (1953) auf Grund ihrer färberischen Eigenschaften (Mucicarmin (+), Metachromasie +, PAS +, Alcianblau +, Hale +) und ihrem Verhalten gegenüber Hyaluronidase für Hyaluronsäure halten (Abb. 30). Die meisten Autoren (BENNETT 1947, EISENBERG und HORN 1950, FEROLDI 1954, KING 1952, PACK und ARIEL 1950, DE SANTO u. Mitarb. 1941) bezeichnen die intraplasmatischen Einschlüsse ebenso wie die kleinen Flüssigkeitsansammlungen in den Lumina der Hohlräume als Mucin, LAUCHE (1947/48) und SCHAUTZ (1949) letztere als Synovia. In der Tat ist diese Flüssigkeit der Synovia vergleichbar. Sie ist wie diese nach unseren Untersuchungen reich an Hyaluronsäure, sollte aber besser als

„synoviaähnlich" bezeichnet werden, da sie nicht das Produkt der normalen Synovialis, sondern einer Geschwulst ist (s. Abb. 18 und 22). Die Bildung dieser hyaluronsäurereichen, synoviaähnlichen Flüssigkeit ist Ausdruck einer *spezifischen Leistung der pseudoepithelialen-synovialen Tumorzellen*. Der Nachweis der Hyaluronsäure in den Geschwulstzellen dürfte dies beweisen. Daß dabei die synoviaähnliche Flüssigkeit nicht wie der Schleim epithelialer Zellen ein einfaches Sekretionsprodukt der Tumorzellen darstellt (BERGER 1938), soll unter Hinweis auf die prinzipiell gleichartige Bildung der normalen Synovia erwähnt werden. Mitosen sind in den epitheloiden Zellen mäßig zahlreich (BENNETT 1947,

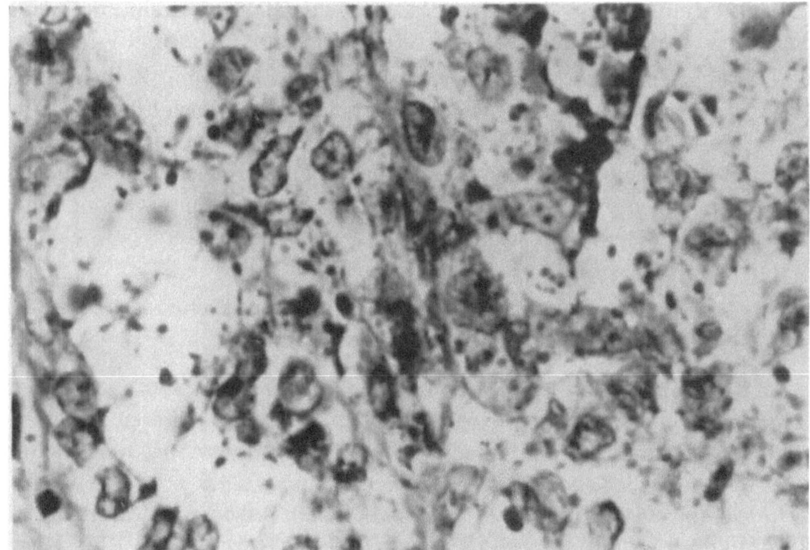

Abb. 30. J.-Nr. 4939/57. Malignes Synovialom. Reichlich Hyaluronsäuregranula in den synovialen Tumorzellen. 56jähriger Mann. PAS. Vergr. 882fach

FISHER 1942, HODGSON und BISHOP 1935, KNOX 1936, SMITH 1927, WRIGHT 1952), können aber nach unserer Erfahrung auch sehr spärlich zu finden sein. Der Eindruck von Epithelzellen wird durch die Lagerung der Zellen zu *epithelähnlichen Verbänden* betont. Im Vordergrund steht dabei die Lagerung der Zellen um spaltförmige, tubuläre und cystische Hohlräume, so daß *adenoide Strukturen* entstehen, die besonders an den cystischen Tumoren durch Papillen und Zotten (BENNETT 1947, LAUCHE 1947/48, PRYM 1930, ZWAHLEN 1935 u. a.) bereichert werden, wie im einzelnen schon dargestellt wurde. Darüber hinaus finden sich aber auch andere Differenzierungen epithelialer Art ohne Hohlraumbildung: *Girlanden* (s. Abb. 15), Formationen wie beim *Comedo-Carcinom* oder

beim *Plattenepithel-Carcinom* (TILLOTSON u. Mitarb. 1951). Diese mannigfaltigen Abwandlungen können in einer Geschwulst kombiniert sein,
aber auch von Tumor zu Tumor wechseln. — Kollagene Fasern fehlen in
diesen Geschwulstbezirken, argyrophile nach STOUT (1953), HAAGENSEN
und STOUT (1950) und BERGER (1938) ebenfalls, konnten aber von uns,
wenn auch spärlich entwickelt, in einzelnen Abschnitten gefunden werden. Meist fehlt die Abgrenzung dieser epithelähnlichen Formationen
gegen die sarkomatösen durch eine *echte Basalmembran,* was LUSE (1960)
auf Grund elektronenoptischer Befunde bestätigt. Oft wird ihr Vorhandensein unserer Meinung nach vorgetäuscht durch eine Ausrich-
tung und Zusammenlagerung dichtstehender argyrophiler Fasern.
Jedoch stimmen wir mit VON ALBERTINI (1955) überein, daß eine
Basalmembran in Einzelfällen auftreten kann (s. Abb. 29).

Das epitheliale Verhalten dieser synovialen Zellen und Zellverbände
ist so ausgeprägt, daß eine isolierte Betrachtung der hochdifferenzierten
Strukturen sie als mesenchymale Abkömmlinge kaum erkennen läßt.
Als solche demaskieren sie sich erst durch den Vergleich mit ähnlichen
Bildungen der normalen oder entzündeten Synovialmembran und die
Übergangsformen zu den sarkomatösen Tumorabschnitten.

c) Das sarkomatöse Stroma als bedingt charakteristisches Formelement der malignen Synovialome

Mit den synovialen Strukturen bilden die sarkomatösen im m. Sy. *eine
organoide Einheit.* Sie überwiegen mengenmäßig die ersteren meist erheblich. Am häufigsten entsprechen sie einem *Fibrosarkom,* nicht selten
aber auch einem *Spindelzellsarkom,* einem *rundzelligen* oder einem *retothelialen Sarkom* (BENNETT 1947, BIAGGINI 1959, BONNE und COLLET 1935,
EISENBERG und HORN 1950, FISHER 1942, HAGE 1952, HARKNESS
1952/53, HEILMANN 1949, KNOX 1936, LAUCHE 1947/48, LUCARELLI 1936,
MORETZ 1944, SCHAUTZ 1949, STOUT 1953, WRIGHT 1932, ZWAHLEN 1935
u. a.). Entsprechend variieren die *Zellen,* wenngleich spindelige hyper-
chromatische Zellen mit häufigen Mitosen vorherrschen. In innigem
Kontakt mit diesen Zellen steht ein dichtes argyrophiles Faserwerk, das
sich nur vereinzelt und spärlich in die synovialen Anteile fortsetzt. —
Diese *sarkomatösen Geschwulstanteile sind an sich uncharakteristisch,* nur
*die Art der organoiden Verbindung zu den synovialen Strukturen macht
sie zu einem typischen Geschwulstanteil.* Sie bilden gewissermaßen das
Stroma der Geschwulst und, wie noch zu zeigen sein wird, auch deren
Matrix. Dieses Stroma umschließt die pseudoepithelialen Geschwulstanteile oft in Form kernreicher Zellmäntel um die Hohlräume (LAUCHE
1947/48), durchdringt in Zügen und Strängen die adenoiden Bezirke
zwischen den Tubuli, begleitet Papillen und Zotten und zeigt cellulär und

strukturell *Übergangsformen* zu dem synovialen Pseudoepithel (s. Abb. 22). Am häufigsten ist eine spongiochymatöse Auflockerung, die sogar das Bild ganzer Geschwülste beherrschen kann. Abrundung der Zellen, lockere reticuläre Anordnung und Ausbildung primitiver innerer Hohlräume sind dann nachzuweisen. Aber auch die zunehmende „Epithelialisierung" der Zellen in Form (polygonal, kubisch, zylindrisch) und Lagerung (Bänder, Stränge, Girlanden, adenoide Strukturen) ist immer wieder zu beobachten. *Der morphogenetische Zusammenhang der synovialen Strukturen mit den sarkomatösen wird daran deutlich.*

Als sehr auffälliger und wesentlicher cellulärer Bestandteil der m. Sy. müssen im Rahmen der Übergangsformen die *Riesenzellen* besprochen werden, die sich aus den Stromazellen der Geschwülste entwickeln. Sie werden in Beschreibung und Bild von vielen Autoren erwähnt (BERGER 1938, FEROLDI 1954, FISHER 1942, HEILMANN 1949, KNOLLE 1955, LAUCHE 1948, MORETZ 1944, NISBET 1951, SCHAUTZ 1949, TALLARIGO 1955, WRIGHT 1952 und ZWAHLEN 1935). Die Riesenzellen sind Bestandteil zahlreicher Geschwülste (in 5 der 13 eigenen Fälle). In den typischen m. Sy. sind sie nur vereinzelt zu finden, in anderen dagegen so vorherrschend, daß wir diese als maligne Riesenzellensynovialome bezeichnet haben. Daß diese wesentlich seltener sind als die einfachen, wurde oben schon erwähnt.

Die Riesenzellen, die denen des sog. xanthomatösen Riesenzellgranuloms der Sehnenscheiden vergleichbar sind, sind große, mehrkernige Zellen, die im Durchschnitt 10 bis 15 Kerne aufweisen. Ihr Plasma ist oft leicht wabig-vacuolig. Durch Zusammenfließen der Vacuolen kann es zur Ausbildung von Lücken oder spaltförmigen Hohlräumen innerhalb der Riesenzellen mit polarer Verschiebung der Kerne kommen (Abb. 31). Auch die Neigung der Riesenzellen zur Begrenzung der spaltförmigen Hohlräume, die SCHAUTZ (1949) veranlaßt, von endothelialen Riesenzellen zu sprechen, wurde schon erwähnt (s. Abb. 25). Schließlich läßt sich auch häufig eine Lagerung der Riesenzellen *in* den Lumina der Hohlräume beobachten, wobei die Riesenzellen durch feine Plasmaausläufer mit der Wand des Hohlraums verankert sind (Abb. 32). Eine ausführliche Besprechung der Verhaltensweisen der Riesenzellen findet sich bei den gutartigen Riesenzellensynovialomen. — Diese Eigenschaften haben uns veranlaßt, sie in Übereinstimmung mit BOLCK (1952) als *hohlraumhomologe* Bildungen aufzufassen. Speicherung von Eisen und Fett ist nie in den Riesenzellen nachzuweisen. — Neben diesen relativ ausgereiften Formen finden sich in entdifferenzierten Geschwülsten sehr unreife, polymorphe mit einem oder mehreren Riesenkernen.

Daß der Reichtum einer Geschwulst an Riesenzellen einer Minderung der Malignität parallel läuft (MORETZ 1944), entspricht in dieser verallgemeinernden Form keineswegs unseren Erfahrungen.

Als besondere, für die Gesamtwertung der m. Sy. bedeutungsvolle *Leistung* der nicht synovial differenzierten Geschwulstzellen muß ihre *Speicherfähigkeit* für Hämosiderin und Lipoide sowie ihre Fähigkeit zur *Bildung von Mastzellen* erwähnt werden, Eigenschaften (mit Ausnahme der Mastzellenbildung), die beim gutartigen Riesenzellensynovialom (dem sog. xanthomatösen Riesenzelltumor der Sehnenscheiden) in hohem Maß ausgeprägt sind, beim m. Sy. jedoch zurücktreten.

Eine *Ablagerung von Hämosiderin* wurde von BERGER (1938), FACCINI (1923), HARRIS (1948), KNOLLE (1955), HEINE (1952), LAUCHE (1947/48) und PACK und ARIEL (1950) beobachtet. Bei uns ist sie in peripheren

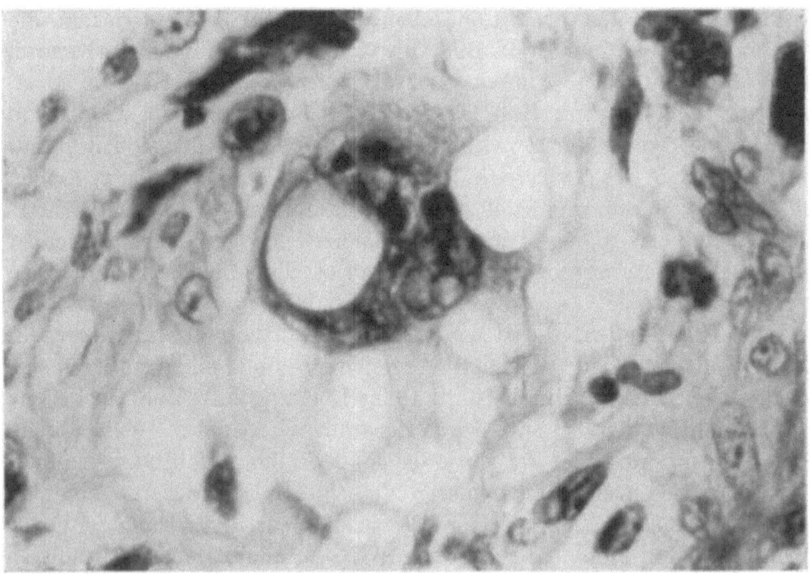

Abb. 31. J.-Nr. 673/58. Malignes Riesenzellensynovialom. Im gelockerten spongiochymalen Verband gelegene Riesenzelle mit großer intraplasmatischer Vacuole. Fortschreitende Hohlraumbildung um die Riesenzelle. 62jährige Frau. HE. Vergr. 882fach

Bezirken einer Geschwulst (Fall 1) schon makroskopisch erkennbar. Histologisch ist entsprechend die Berliner-Blaureaktion positiv und zeigt herdförmige Eisenablagerung im Protoplasma von Geschwulstzellen. Im Gegensatz dazu und zu den aufgeführten Autoren hält WRIGHT (1952) die hämosiderophoren Zellen innerhalb der m. Sy. für Makrophagen.

Häufiger als die Eisenspeicherung ist die *Lipoidablagerung*, die mit Ausnahme von WRIGHT (1952), der wiederum für eine Ablagerung in Makrophagen plädiert, nach der Auffassung aller Untersucher in Geschwulstzellen stattfinden kann (BERGER 1938, FACCINI 1923, FEROLDI

1954, Fisher 1942, Knolle 1955, de Santo u. Mitarb. 1941, Wright 1952 u. a.). Sie führt zu xanthösen Zellen, die inmitten des Geschwulststromas als Bestandteil desselben in kleinen Herden beieinander liegen.

Das gehäufte Auftreten von *Mastzellen*, das durch von Albertini (1955), Fisher (1942), Wright (1952) und Zwahlen (1935) beobachtet wurde, war am eigenen Material in zwei Geschwülsten festzustellen (Fall 6 und 7).

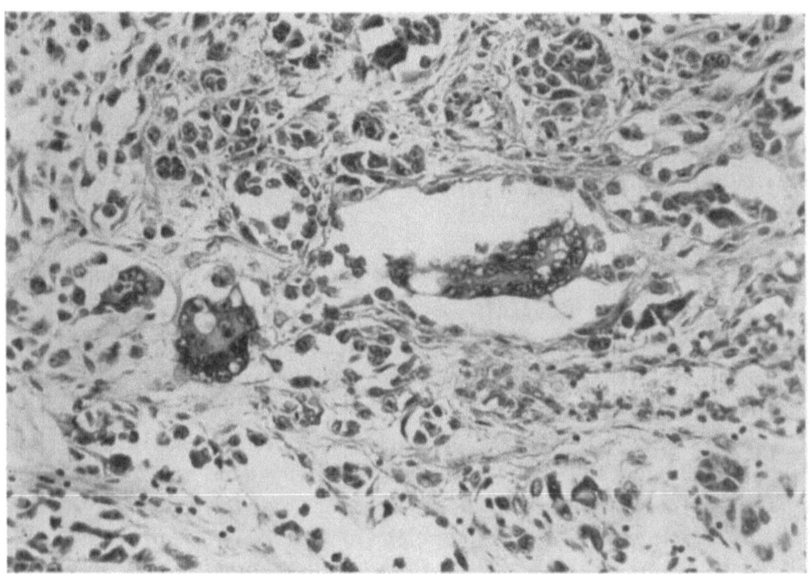

Abb. 32. J.-Nr. 9065/55. Malignes Riesenzellsynovialom. Im Hohlraumlumen gelegene Riesenzellen mit intraplasmatischen Vacuolen, Verankerung in der Wand durch zarte Plasmaausläufer. Weiterentwicklung des in Abb. 31 gezeigten Zustandes. v. G. Vergr. 220fach

Das morphologische Bild der m. Sy. kann durch *weitere Befunde* verwirrend bereichert werden. Diesen Befunden kommt *keinerlei spezifischer Charakter zu;* sie sind Ausdruck einer plurivalenten Potenz der Geschwulstzellen und finden sich als *myxomatöse, chondroide* und *osteoide Herde* (de Grailly und Leger 1950, Heine 1952, King 1952, Knox 1936, Lucarelli 1936, Pack und Ariel 1950, de Santo u. Mitarb. 1941, Schautz 1949). Diese Differenzierungen sind nicht selten; allein unter den eigenen 13 Geschwülsten kommen sie viermal vor (s. Abb. 17 und 20).

Die osteoiden Strukturen treten gegenüber den myxomatösen und chondroiden zurück. Allen gemeinsam ist, daß die Veränderungen meist auf kleine Herde, deren sich innerhalb derselben Geschwulst jedoch zahlreiche und verschiedene finden können, beschränkt bleiben. Sie sind fast ausschließlich in den sarkomatösen Stromabezirken der Geschwülste oder in den spongiochymal aufgelockerten anzutreffen. Sie grenzen sich

unscharf gegen das umgebende Geschwulstgewebe ab. Ihr allmählicher
Übergang aus diesem ist recht deutlich: Unter Verlust der Lücken und
Spalten erkennt man eine erhebliche Zunahme metachromatischer, PAS-
positiver Grundsubstanz (Fall 4, 5, 7 und 9), die ein Auseinanderweichen
und einen Gestaltwandel der Zellen (sternförmig, knorpelzellenähnlich) im
Gefolge hat. — In Verbindung damit oder auch isoliert können innerhalb
beider Geschwulstanteile *Kalkablagerungen* in Form grober Schollen auftreten (BENNETT 1947, DE GRAILLY und LEGER 1950, PACK und ARIEL
1950, DE SANTO u. Mitarb. 1941, STOUT 1953, WRIGHT 1952, Fall 5).
JÖNSSON (1938) sah sie vor allem bei den an Fibrosarkomgewebe reichen
Geschwülsten.

Diese Kalkablagerungen kommen nach LEWIS (1940) und KNUTSSON
(1948) bei 25% der m. Sy. vor, sind oft röntgenologisch faßbar und bilden
für die klinische Diagnose einen wichtigen Hinweis (s. Kapitel klinische
Diagnose).

d) Das morphologische Gesamtbild der malignen Synovialome

Der analytischen Betrachtung der zahlreichen, am Aufbau der m. Sy.
beteiligten Einzelstrukturen muß in einer synthetischen das für die
histologische Diagnose entscheidende *morphologische Gesamtbild* gegenübergestellt werden.

Das m. Sy. ist eine maligne mesenchymale Geschwulst. Im typischen
Fall baut sie sich aus einem *sarkomatösen* und einem *pseudoepithelialen*
(synovialen) *Geschwulstanteil* auf, die zu einer *organoiden Struktur* vereint
sind. *Das sarkomatöse Gewebe* überwiegt meist das synoviale, es ist nach
Art eines Fibrosarkoms, eines Spindelzellsarkoms, eines Rundzell-
sarkoms oder eines retothelialen Sarkoms differenziert. Fibrosarkom-
strukturen sind am häufigsten, Mitosen oft reichlich vorhanden. Ein gut
ausgebildetes Netz argyrophiler Fasern durchzieht diesen Geschwulstanteil, der gewissermaßen das Stroma der Geschwulst bildet und auch ihre
pluripotente Matrix darstellt. Es ist der undifferenzierte und unspezifische
Teil der Geschwulst, der aber in der Art seiner Verquickung mit den
pseudoepithelialen Strukturen gewisse bedingt charakteristische Form-
eigenheiten zeigen kann. Als solche sind vor allem kernreiche Zellmäntel
zu nennen, die sich zirkulär um Hohlräume formieren, so daß peritheliom-
artige Strukturen auftreten.

Die pseudoepithelial-synovialen Geschwulstanteile dagegen sind das
morphologische Charakteristikum der m. Sy.; sie sind der pathognomo-
nische Bestandteil, der allein die Diagnose rechtfertigt. Es sind jene
Strukturen, denen als *gemeinsames Prinzip* die *Imitation der synovialen
Gewebe* eigen ist. Dies äußert sich *morphologisch* im Vorhandensein von
Hohlräumen und *epithelähnlichen Differenzierungen des mesenchymalen
Stromas*. Diese beiden Erscheinungsformen sind meist eng miteinander

verbunden, so daß adenoide Geschwulstbezirke auftreten. Die Hohlräume können als Lücken, Spalten oder Tubuli, sehr selten als Cysten vorkommen. Entsprechend finden sich endotheliomähnliche oder adenoide Strukturen. Sie enthalten oft eine der Synovia vergleichbare, hyaluronsäurereiche Flüssigkeit. Begrenzt werden sie mehr oder weniger vollständig von flachen, kubischen oder zylindrischen Pseudoepithelien. Auch mehrkernige Riesenzellen, in denen wir Äquivalente der Hohlraumbildung sehen, kommen vor, in einzelnen Geschwülsten so zahlreich, daß wir diese morphologisch als maligne Riesenzellensynovialome abgrenzen. Papillen, Zotten, Girlanden und andere carcinomähnliche Formationen der Pseudoepithelien bereichern das Bild. — Auch in den pseudoepithelial-synovialen Strukturen gibt es Mitosen, wenngleich seltener. Argyrophile Fasern fehlen im allgemeinen.

Das sarkomatöse Stroma umschließt und durchzieht die synovialen Bezirke. Obwohl beide Teile häufig abrupt gegeneinander abgegrenzt sind, kommt es nur vereinzelt zur Bildung echter Basalmembranen. Die *beiden Geschwulstanteile* können *innerhalb einer Geschwulst und von Geschwulst zu Geschwulst verschieden ausgebildet* und verschieden häufig sein. Daraus erklärt sich, daß es zwischen fast rein sarkomatös anmutenden Tumoren bis zu fast rein epithelähnlichen (Fall 8) alle *Übergänge* geben kann. Darüberhinaus wird das Bild aber bisweilen noch ergänzt durch herdförmige Hämosiderin- und Lipoidablagerung in Geschwulstzellen des Stromas, kleine myxomatöse, chondroide und osteoide Herde sowie Verkalkungen. Diese zusätzlichen Strukturen beherrschen aber nie das Bild. — Wenn auch die meisten m. Sy. von keiner echten Kapsel umschlossen sind, kommen solche doch vor. Eine Aufteilung der Geschwulst in unterschiedlich große Felder durch Züge eines oft hyalinisierten Bindegewebes ist häufig.

Die *Vielgestaltigkeit* der m. Sy., die aus dem Nebeneinander der aufgezählten Teilbefunde und deren quantitativer Abstufung resultiert, macht, wie in der Einleitung des morphologischen Teiles schon erwähnt wurde, den *Wunsch* zahlreicher Autoren verständlich, *morphologische und zugehörige biologische Gruppierungen vorzunehmen.* Da wir bei der Durchsicht unseres gesamten Materials derartige Beziehungen für die Vielzahl der vorgeschlagenen Gruppen (s. Einleitung zum Kapitel Morphologie) in überzeugender Weise nicht gefunden haben und die *verschiedenen Strukturen* sich nur als *Differenzierungen einer pluripotenten Matrix auf dem Hintergrund des charakteristischen Bauprinzips* erweisen, *nehmen wir von einer detaillierten Gruppierung Abstand.* Allein aus *morphologischen Erwägungen* haben wir lediglich die *Aufteilung* in die *riesenzellfreien m. Sy.* und die *malignen Riesenzellensynovialome* vorgenommen; einmal, weil wir *diese* Riesenzellen für synoviale hohlraumhomologe Bildungen halten, und zum anderen, weil wir in diesen Geschwülsten die maligne Form der sog. Riesenzelltumoren der Sehnenscheiden (benigne Riesenzellensynovialome) sehen.

Von großer Bedeutung ist die *Neigung zur Entdifferenzierung* der m. Sy. *im Rezidiv* und den *Metastasen.* Die charakteristischen synovialen Strukturen treten zurück zugunsten der uncharakteristischen sarkomatösen (s. Fall 6, 7, 12). Entsprechende Beobachtungen stammen von FEHR (1937), FISHER (1952), GLEICHMANN (1952) und WRIGHT (1952).

e) Das Verhältnis von Morphologie und biologischem Verhalten der malignen Synovialome

Im Durchschnitt ist das Synovialom eindeutig als maligne Geschwulst erkennbar. Die gewisse Polymorphie der Zellen beider Geschwulstanteile, auch der Riesenzellen, das gehäufte Auftreten von Mitosen, das Fehlen einer Kapsel und die Infiltration in das angrenzende Weichteilgewebe sowie seine Destruktion gelten als Kriterien der Malignität. Tumoren mit reichlich sarkomatösen Anteilen sind sehr maligne. Mit zunehmender pseudoepithelial-synovialer Differenzierung tritt eine Minderung des Malignitätsgrades ein (DE GRAILLY und LEGER 1952, DE SANTO u. Mitarb. 1941). Bestimmt wird dieser aber nach KING (1952) für den Einzeltumor von dem undifferenziertesten Teil der Geschwulst, auch wenn dieser sehr umschrieben ist.

Leider lassen die aufgezählten morphologischen Kriterien der Malignität beim m. Sy. manchmal völlig im Stich. So können die Mitosen fehlen (BENNETT 1947), eine Kapsel kann vorhanden sein, die Gesamtstruktur einen ausgereiften Eindruck erwecken und sich die Geschwulst trotzdem maligne verhalten. Der Fall 12 unseres eigenen Untersuchungsgutes, der bei der Erstuntersuchung einen relativ reifen, vollständig eingekapselten Tumor aufwies, ist uns ein eindrucksvolles Beispiel für diese Tatsache: 9 Wochen nach der Totalexstirpation der Geschwulst findet sich ein apfelgroßer, nunmehr histologisch eindeutig maligner Rezidivtumor mit Infiltration in die Weichteile.

Dieses Verhalten zwingt bei Fällen, deren biologische Wertigkeit morphologisch uneindeutig ist, zu wiederholten Probeexcisionen und einer strengen klinischen Überwachung.

f) Die histologische Diagnose und Differentialdiagnose der malignen Synovialome

Der Reichtum an verschiedenen Strukturen innerhalb eines m. Sy. und ihre unterschiedliche Ausdehnung kann die histologische Diagnose sehr erschweren oder gar verhindern, wenn sehr kleine Gewebsteile beurteilt werden müssen. Fehldiagnosen, wie einfaches Sarkom, Adenom, Carcinom, Myxochondrom u. a., sind dann kaum zu vermeiden. Die im klinischen Teil (s. Kapitel klin. Diagnose des m. Sy.) erhobene Forderung nach ausgedehnten, aus mehreren Tumorteilen stammenden Probeexcisionen muß darum nachdrücklichst erneuert werden. Dies gilt in gleicher Weise für die völlig unzureichende Probebiopsie. Wegen der Neigung des m. Sy. zur Entdifferenzierung der Metastasen und damit zur Verschleierung des wirklichen Bildes sind Metastasen (Lymphknoten) zur Probeexcision ungeeignet. Die *histologische Diagnose des m. Sy.* ist keine Zell-, sondern *eine Strukturdiagnose.* Sie darf nur gestellt werden, wenn ein Tumor morphologisch den Forderungen entspricht, die in dem Kapitel über das morphologische Gesamtbild des m. Sy. erhoben worden sind. Eine Wiederholung dieser Befunde erübrigt sich.

Die *histologische Differentialdiagnose* muß folgende Tumoren und Veränderungen berücksichtigen.

1. *Gutartige Synovialome:* Im Gegensatz zu den malignen regelmäßig von einer Kapsel umschlossen. Der Aufbau des Stromas und der synovialen Formelemente ausgereift. Das Stroma fibromartig, nicht sarkomatös. Keine Mitosen. Übergangsformen zu den m. Sy. kommen vor. Entscheidung manchmal schwierig, darum auch bei den gutartigen klinische Nachkontrolle.

2. *Gutartiges Riesenzellensynovialom* (sog. Riesenzellentumor der Sehnenscheiden): Regelmäßig Kapsel vorhanden. Ausgereiftes Stroma, viele mehrkernige Riesenzellen. Keine Mitosen. Vorherrschen endotheliomartiger Spalten, spärlicher höhere synoviale Differenzierungen. Reichlich Hämosiderin- und Lipoidablagerungen. Übergangsformen zu den malignen Formen sehr selten.

3. *Hyperplastische Entzündungen der Synovialgewebe* (chronisch pigmentierte villo-noduläre Synovitis): Kein echtes Tumorwachstum, Stroma und synoviale Strukturen (Vorherrschen von Zotten) reif. Keine Mitosen. Von Entzündungszellen infiltriert (vorwiegend Rundzellen). Fibrinoidablagerungen; Hyperämie. Differentialdiagnose gegen gutartiges Riesenzellensynovialom schwierig.

4. *Peritheliome:* Nachweis synoviaähnlicher Flüssigkeit in den Lumina sowie der von Hyaluronsäure in Zellen mißlingt (PAS-Färbung, metachromatische Färbung und Mucicarminfärbung negativ). Keine typischen synovialen Strukturen.

5. *Hämangioendotheliome, Chorionepitheliome und einfache Endotheliome:* Keine typischen synovialen Differenzierungen. Spezialfärbungen (s. 4) negativ.

6. *Einfache Sarkome:* Gleichförmige, einseitige Strukturierung, fehlende synoviale Differenzierung.

7. *Carcinome* (bes. Adenocarcinome): Kein sarkomatöses Stroma, bei Versilberung immer echte Basalmembran, einseitige epitheliale Differenzierung.

8. *Pleomorphes Speicheldrüsenadenom* (sog. Speicheldrüsenmischtumor): Charakteristisch die kontinuierlichen Übergänge zwischen dem mesenchymalen Stroma und dem Epithel. In tubulären Anteilen meist echte Basalmembran. Vorherrschen chondroider und myxomatöser Strukturen, im epithelialen Anteil neben drüsigen auch Plattenepithelbezirke. Keine typischen synovialen Strukturen; oft zylindromähnlich. Kein typisches sarkomatöses Stroma.

In den Fällen, in denen die histologische Differentialdiagnose keine eindeutige Entscheidung erlaubt, vermag oft die Beachtung der klinischen Gegebenheiten diese zu erzielen.

II. Die Genese der malignen Synovialome

Über die Genese der m. Sy. existieren *zwei entgegengesetzte Anschauungen.*

In der *ersten*, der nahezu alle Untersucher angehören, wird die Ansicht vertreten, daß die *m. Sy. sich genetisch von den synovialen Geweben* (Schleimbeutel, Gelenkkapseln, Sehnenscheiden) *ableiten* und somit die typische maligne Geschwulst der synovialen Gewebe darstellen.

In der *zweilen* dagegen betonen KING (1952) sowie EISENBERG und HORN (1950), daß die *m. Sy. überall vom Bindegewebe ihren Ausgang nehmen* können und demnach *keine histogenetische Einheit*, sondern nur *einen Strukturtypus* bilden.

KING (1952) führt zum Beweis das Auftreten gelenkunabhängiger Synovialome an sowie die Entstehung ortsungewöhnlicher Bursen und postfraktureller Nearthrosen, die sich überall bilden können, wenn entsprechende funktionelle Bedingungen erfüllt sind.

Gegen KINGS (1952) Vorstellung und *für die erstgenannte* histogenetische Ableitung der m. Sy. aus den synovialen Geweben, der wir uns anschließen, sprechen *folgende Befunde:*

1. Die enge topographische Beziehung
zwischen Tumor und synovialen Geweben

Unter Hinweis auf die Kapitel Lokalisation und Ausgangspunkt der m. Sy. muß betont werden, daß bei 96,25% von 400 Fällen mit bekannter Lokalisation eine enge topographische Beziehung zu einem Gelenk, einer Bursa oder einer Sehnenscheide besteht. Es bleiben somit nur 3,75%, bei denen eine solche Beziehung unklar bleibt. Wir möchten jedoch annehmen, daß auch in diesen Fällen topographische Beziehungen zu synovialen Bildungen wahrscheinlich sind und lediglich durch die ungenauen Lokalisationsangaben verschleiert werden. Die ortsungewöhnlichen m. Sy. sind am Brustkorb (dreimal), am Unterbauch (zweimal), am Hypopharynx (einmal) und in der Sublingualregion (einmal) angegeben, lassen aber leider genaue topographische Angaben vermissen. Für die am Unterbauch lokalisierten käme z. B. möglicherweise — ähnlich wie bei unserem Fall 8 — eine Beziehung zur Rectusscheide in Frage, bei dem des Hypopharynx eine zu einem Wirbelgelenk.

2. Die Ähnlichkeit von Gestalt und Leistung der Zellen und Zellverbände der malignen Synovialome und der normalen und entzündlich veränderten synovialen Gewebe

Auf die Imitation der Synovialis bzw. der synovialen Bildungen überhaupt durch die Geschwülste ist bei der Besprechung der Teilbefunde schon mehrfach hingewiesen worden.

So drängt die Geschwulst in ihrer organoiden Verbindung des sarkomatösen Stromas mit den synovial-adenoiden Anteilen den Vergleich mit dem Aufbau der normalen Synovialis und deren Zweiteilung in eine bindegewebig-faserige Adventitia und die pseudoepitheliale Intima auf.

Aber auch die synovialen Bildungen (Schleimbeutel, Sehnenscheiden, Gelenkkapsel) finden durch die Art der Hohlräume und ihre Begrenzung eindrucksvolle Nachahmungen im Tumor. Von Bildern, die denen zarter, reizloser Schleimbeutel mit endothelartiger Auskleidung entsprechen bis zu solchen, die eine Gelenkkapsel mit hoher synovial differenzierter Zellschicht vortäuschen, finden sich fließende Übergänge.

Schließlich werden auch die bei chronischen hyperplastischen Entzündungen der Synovialis gehäuft nachweisbaren Zotten und Papillen (z. B. bei der chronischen pigmentierten villo-nodösen Synovitis) in den m. Sy. so täuschend nachgeahmt, daß die Differentialdiagnose zu dieser schwierig werden kann.

Dies gilt in entsprechender Weise für die Einzelzelle und findet hierbei eine eindrucksvolle Bestätigung in der prinzipiellen Gleichartigkeit der normalen synovialen Zellen und der aus Geschwülsten stammenden in den *Gewebekulturen*, wie VAUBEL (1933), MURRAY, STOUT und POGOGEFF (1944) nachweisen konnten. Dabei wird deutlich, daß die synovialen Zellen sich von anderen Zellen mesenchymaler Herkunft nach dem Wachstumstyp und der Zellfunktion deutlich unterscheiden. Sie besitzen die Fähigkeit zu starker Polymorphie von Zelle und Zellverband sowie zur offenen und geschlossenen epithelähnlichen Lagerung. Zugleich zeigen die Zellen in der Kultur eine starke, mit Toluidinblau und Neutralrot färbbare Plasmagranulierung, die der entspricht, die wir bei unseren eigenen Untersuchungen als Hyaluronsäure und als wesentlichen Bestandteil der Synovia und der synoviaähnlichen Flüssigkeit beschrieben haben. Ihrer Besonderheit wegen hat VAUBEL (1933) *diese* Zellen der normalen Synovialis als Synovioblasten bezeichnet, denen man die aus den Geschwülsten stammenden als Tumorsynovioblasten oder atypische

Synovioblasten (HAAGENSEN und STOUT 1944) gegenüberstellen muß.
Aber auch die Stromazellen der m. Sy. und der normalen oder entzündlich veränderten Synovialis rechtfertigen in der beiden gemeinsamen
Eigenschaft zur Speicherung von Hämosiderin und Lipoiden einen Vergleich.

3. *Das Vorkommen ortsungewöhnlicher Schleimbeutel und Nearthrosen*

KINGS (1952) Argumentation, nach der das Auftreten ortsungewöhnlicher Schleimbeutel und die Ausbildung von Nearthrosen als Beweis für
die Vorstellung aufgeführt wird, daß *jede* Mesenchymzelle auch zum Ausgangspunkt eines Synovialoms werden kann, können wir *nicht billigen*.
Wir stimmen mit KING (1952), HARKNESS (1952/53) u. a. insoweit überein, daß dem undifferenzierten Mesenchym die Potenz zur synovialen
Differenzierung zeitlebens innewohnt. Dafür ist das Auftreten der ortsungewöhnlichen Bursen und Nearthrosen durchaus beweisend. Für die
Entfaltung dieser Potenz im postfetalen Leben, die FEROLDI (1954) als
,,synoviale Metaplasie des Bindegewebes" bezeichnet, sind aber — und
dies geht eben aus dem Auftreten der Bursen und Nearthrosen überzeugend hervor — *bestimmte funktionelle Bedingungen erforderlich.*

Das aus dem undifferenzierten Mesenchym hervorgegangene Blastem der im
Verlauf der fetalen Normalentwicklung entstehenden Gelenke, Schleimbeutel und
Sehnenscheiden besitzt dagegen eine von der Funktion unabhängige, zielgerich-
tete Potenz zur Bildung synovialer Strukturen.

Diese Tatsache, daß die synoviale Metaplasie des Mesenchyms zwar
grundsätzlich postfetal überall im Bindegewebe möglich ist, aber *niemals
ohne* einen entsprechenden zielgerichteten funktionellen Anreiz ablaufen
kann, spricht unserer Erkenntnis nach eindeutig *gegen* KINGS Auffassung,
daß jede Bindegewebszelle ohne weiteres zum Ausgangspunkt eines
Synovialoms werden kann. Wir möchten im Gegenteil annehmen, daß nur
den Zellen des Bindegewebes, das die Differenzierungshöhe der Synovialis
erreicht hat, jene Potenzen innewohnen, die in der hochdifferenzierten
pseudoepithelial-synovialen Struktur der Geschwülste ihren Ausdruck
finden. Die oben aufgeführten Ergebnisse der Gewebekultur sprechen im
gleichen Sinn. Es sei jedoch betont, daß wir diese Fähigkeit nicht nur den
sog. Synovioblasten (VAUBEL 1933), also den durch den pseudoepithelialen Wachstumstyp und die Hyaluronsäurebildung ausgezeichneten Zellen
des synovialen Gewebes zusprechen, sondern vor allem auch jenen bindegewebigen Stromazellen, die mit den pseudoepithelial differenzierten eine
organoide Einheit bilden. *In diesen Stromazellen sehen wir* bei der normalen Synovialis ebenso wie bei den m. Sy. — hierbei in Übereinstimmung
mit FEROLDI (1954), HARKNESS (1952/53) und FISHER (1942) — *die
Matrix der pseudoepithelial-synovial differenzierten Zellen.* Die zahlreichen
Übergangsformen, die bei der Besprechung der Morphologie der Teil-

strukturen detailliert dargestellt worden sind, bilden den Beweis für diese Annahme. Dieser Matrix kommt aber daneben auch noch die Fähigkeit zur Bildung anderer mesenchymaler Strukturen, wie den myxomatösen, chondroiden und osteoiden, zu. Ihre Zellen sind somit pluripotente Mesenchymzellen, wobei die Potenz zur Bildung synovialer Differenzierungen sie gegenüber anderen pluripotenten Bindegewebszellen auszeichnet.

Die dargestellten Befunde sprechen somit dafür, daß die Synovialome sich vom Synovialgewebe ableiten lassen. *Sie sind* demnach *nicht nur ein Strukturtyp, sondern auch eine histogenetische Einheit.*

a) Die malignen Synovialome als histogenetische Tumoren der synovialen Gewebe

Wie eben erörtert, leiten die meisten Untersucher die m. Sy. von den synovialen Geweben ab. Dabei erfährt jedoch die Einordnung der Geschwülste in Abhängigkeit von der jeweiligen Deutung über die Natur der synovialen Gewebe eine recht verschiedene Bewertung. Wenn wir die überholte und unrichtige Auffassung der epithelialen Natur der Geschwülste vernachlässigen, lassen sich *zwei Haupttheorien* herausstellen. Nach der ersten gelten die m. Sy. als reticulo-endotheliale histiocytäre, nach der zweiten als spezifische mesothelial-synoviale Sarkome.

1. Die malignen Synovialome als reticulo-endotheliale histiocytäre Sarkome

Gestalt und Leistung der Zellen und Zellverbände in den m. Sy. haben zahlreiche Untersucher veranlaßt, eine Einordnung der m. Sy. in die Gruppe der reticulo-endothelialen histiocytären Sarkome vorzunehmen. Die einen betonen dabei mehr den *endothelialen* (LEJARS und RUBENS-DUVAL 1910, WAGNER 1925, WEGELIN 1928, BOLCK 1952, FEROLDI 1954), die anderen den *histiocytären Charakter* der Geschwülste (BERGER 1938, DE SANTO u. Mitarb. 1941, VIVO 1949). BERGER, BOLCK und FEROLDI tun das im Hinblick auf den endothelialen Charakter mit der Einschränkung, daß sie dem Endothel der Synovialis und ihren Tumoren eine besondere Differenzierungshöhe zuerkennen (synoviotheliale Differenzierung nach BERGER 1938), die bei der Hohlraumbildung zum „Typ der Gelenkspalten" (BOLCK 1952) bzw. zum „articulären Typ" (FEROLDI 1954) führt. Trotzdem betonen BOLCK und FEROLDI die prinzipielle Zugehörigkeit der m. Sy. zu den Endotheliomen, während BERGER (1938) und DE SANTO u. Mitarb. (1941) diese Ansicht erweitern und von „reticulo-endothelialen histiocytären Sarkomen" sprechen, deren Vielgestaltigkeit durch das verschiedene Ausmaß der Reticulinbildung und der endothelialen Komponente mitbestimmt wird. Beide Autoren räumen den m. Sy. innerhalb der histiocytären Sarkome dabei eine eigene Stellung ein, die nach BERGER (1938) durch das Auftreten echten Mucins und die Häufigkeit des endothelialen Aspektes gerechtfertigt ist. Da für die reticulo-endothelial-histiocytäre Theorie der m. Sy. die gleichen Gesichtspunkte geltend gemacht werden wie für die der normalen Synovialis, soll auf eine erneute Darstellung verzichtet und auf das einschlägige Kapitel der normalen Anatomie verwiesen werden.

2. Die malignen Synovialome als spezifisch mesothelial-synoviale Sarkome

Diese Anschauung wird von der Mehrheit der Autoren vertreten (BRIGGS 1942, BENNETT 1947, COLEY und PIERSON 1937, FISHER 1942, HAAGENSEN und STOUT 1944, HAGE 1952, HARKNESS 1952, HEILMANN 1949, HEINE 1952, KLAGES 1939, KNOX 1936, MORETZ 1944, PACK und ARIEL 1950, PRYM 1930, SMITH 1927, STOUT 1953, TILLOTSON u. Mitarb. 1951, ZWAHLEN 1935). Sie fußt auf der Vorstellung, daß *die Synovialis* keine endotheliale Membran darstellt, sondern *eine eigene, höher differenzierte Struktur des Mesenchyms, eine mesothelial-synoviale,* die auch in der Geschwulst erkennbar ist.

Unsere *eigene Anschauung* über die Natur des Synovialgewebes, die im wesentlichen der zweiten Theorie entspricht, aber auch die erste berücksichtigt, wurde im Kapitel über die normale Anatomie und Histologie entwickelt. Auf eine detaillierte Besprechung der Natur der m. Sy. kann darum zur Vermeidung von Wiederholungen unter Hinweis auf die einschlägigen Kapitel verzichtet werden, da wir die m. Sy. histogenetisch von den synovialen Geweben ableiten und ihnen somit die gleiche Natur wie diesen zukommt. Allein die wesentlichen Faktoren müssen hier nochmals zusammenfassend dargestellt werden, weil gerade aus der Morphologie der m. Sy. ihre eigentliche Natur deutlich wird.

Das Synovialgewebe unterscheidet sich von allen anderen Bindegewebsformen. Es ist *eine besondere Differenzierung eines pluripotenten Mesenchyms, das dem reticulo-histiocytären System nahesteht und in der Ausbildung pseudoepithelialer Grenzflächen und der Bildung der Synovia seinen spezifisch „synovialen" Charakter erhält.*

Diese für das Synovialgewebe gefundene Definition, die der Natur des synovialen Gewebes einen spezifischen, sich gegenüber allen anderen Bindegewebsarten auszeichnenden Charakter zuerkennt, zugleich aber den in mancherlei Weise dem RHS nahestehenden Charakter sowie die Pluripotenz der Matrixzellen betont, läßt uns auch in den m. Sy. besondere, eigendifferenzierte mesenchymale Bildungen erkennen, ohne ihre Verwandtschaft zu dem RHS und die Fähigkeit zur Pluripotenz zu vernachlässigen, die gerade die Morphologie der Synovialome so eindrucksvoll veranschaulicht. Wir glauben, daß diese Anschauung, die beide Theorien berücksichtigt, den Tatsachen am ehesten gerecht wird. In einer kurzen, zusammenfassenden Übersicht läßt sich unsere Vorstellung folgendermaßen belegen.

b) Die Pluripotenz der malignen Synovialome

Die Pluripotenz des Tumorgewebes wird deutlich an den mannigfaltigen, nicht charakteristischen cellulären und strukturellen mesenchymalen Differenzierungen, die sich beim m. Sy. finden und die Vielgestaltigkeit der Morphologie dieser Tumorgruppe mit bedingen. Sie äußert sich im Auftreten spindeliger, runder oder polymorpher Zellen, im Fehlen oder Vorhandensein reticulärer und kollagener Fasern, in der Ausbildung entsprechender Sarkompartien sowie besonders in der Fähigkeit zur Bildung myxomatöser, chondroider und osteoider Strukturen.

c) Die reticulo-histiocytären Eigenschaften der malignen Synovialome

Die reticulo-histiocytären Eigenschaften der m. Sy. finden sich in der Struktur und Funktion bestimmter Geschwulstbezirke. In der Fähigkeit der Geschwulstzellen zur *Phagocytose* von Hämosiderin und Lipoiden mit dem Auftreten hämosiderophorer und xanthöser Zellgruppen finden sie ihren stärksten Ausdruck. In höherem Maße ist sie den gutartigen Synovialomen, besonders den gutartigen Riesenzellensynovialomen eigen, aber auch bei den malignen Formen ist sie deutlich. — Das gehäufte Auftreten von Mastzellen, das wir selbst auch beobachtet haben, ist hier ebenfalls einzuordnen.

d) Die spezifisch synovialen Eigenschaften der malignen Synovialome

An den spezifisch synovialen Eigenschaften wird deutlich, daß die m. Sy. bzw. die Synovialome überhaupt mit der Klassifizierung als reticulo-histiocytäre oder endotheliale Geschwülste eine Wertung erfahren, die ihnen nur unzureichend gerecht wird. Welche Eigenschaften sie mit den reticulo-histiocytären Geschwülsten verbinden, wurde eben erörtert. Mit den Endotheliomen ist es die Neigung zur Hohlraumbildung und deren endothelähnliche Auskleidung. Allein diese ist bei den m. Sy., wie schon eingehend dargestellt, durch die Art der Hohlraumtypen und der cellulären Auskleidung von einem höheren, besonderen Differenzierungsgrad, der den Endotheliomen fehlt und den wir als morphologisches Prinzip der m. Sy. bezeichnet haben. Zusätzlich muß betont werden, daß die *Diskontinuität der synovialen Zellauskleidung*, die zur „*offenen Grenze*" zwischen synovialem Gewebe und Hohlraum führt, im absoluten Gegensatz zur endothelialen steht, die als zusammenhängende Membran eine *geschlossene Abgrenzung* von Gewebe und Hohlraum darstellt. In der Fähigkeit zur Bildung von Hyaluronsäure und synoviaähnlicher Flüssigkeit findet der spezifische Charakter der synovialen Zellen gegenüber den endothelialen seinen deutlichsten Ausdruck.

Zusammenfassend ist demnach über die *Pathogenese der m. Sy.* zu sagen: Die m. Sy. sind Geschwülste, die vom orthologischen oder ganz selten dem unter pathologischen Bedingungen entstandenen synovialen Gewebe abstammen. Sie sind somit nicht nur ein Strukturtyp, sondern auch eine histogenetische Einheit. Ihrer Natur nach sind sie bösartige Geschwülste eines *besonders*, nämlich *synovial differenzierten*, pluripotenten, dem reticulo-histiocytären System nahestehenden *Mesenchyms.*

e) Die Bedeutung von Trauma und chronischer Bursitis für die Entstehung der malignen Synovialome

Das *Trauma* hat in der Anamnese der m. Sy. insofern eine gewisse Bedeutung, als es etwa in 25 bis 28% aller Fälle vom Patienten als Ursache des Leidens genannt wird (LAZARUS und MARKS 1943, DE SANTO u. Mitarb. 1941, STOUT 1953, WRIGHT 1952). Im eigenen Untersuchungsgut wurde es zweimal aufgeführt. Diese Häufung zwischen Trauma und m. Sy. hat mehrere Untersucher veranlaßt, dem Trauma eine kausale Bedeutung für die Genese des m. Sy. zuzusprechen (BECKER 1925, BERTINI 1936, HODGSON und BISHOP 1935, LUCARELLI 1936).

Die Mehrzahl lehnt jedoch eine kausale Beziehung ab (BENNETT 1947, DIEZ 1931, GLEICHMANN 1952, HAAGENSEN und STOUT 1944, KING 1952, KNOLLE 1955, KNOX 1936, PACK und ARIEL 1950, WRIGHT 1952). Wir schließen uns dem an, möchten allerdings in Übereinstimmung mit BRIGGS (1942), COOPER (1931) und MORETZ (1944) betonen, daß im Einzelfall, vorwiegend im Blick auf versicherungsrechtliche Fragestellungen, der kausale Zusammenhang zwischen einem Trauma und einem m. Sy. gegeben sein kann, wenn die bei der traumatischen Genese anderer Tumoren geltenden strengen Forderungen erfüllt sind.

Die scheinbare Häufung des Zusammenhangs zwischen Trauma und Tumorbildung beim m. Sy. dürfte damit zu erklären sein, daß die Extremitäten, an denen 96,25% aller m. Sy. lokalisiert sind, an sich am häufigsten traumatischen Einwirkungen ausgesetzt sind, und dies in erhöhtem Maße, wenn ein bis dahin unbekannter Tumor an ihnen lokalisiert ist. Dem „post hoc, ergo propter hoc" muß darum auch beim m. Sy. entschieden entgegengetreten werden.

Daß eine chronische Bursitis bzw. Synovitis, die, wie wir zeigen konnten, zu hyperplastischen Wucherungen des Synovialgewebes neigt, gehäuft einem m. Sy. vorangeht (MORETZ 1944), müssen wir mit PACK und ARIEL (1950) nach der Durchsicht des gesamten Untersuchungsmaterials ablehnen. Daß im Einzelfall eine vorbestehende hyperplastische Entzündung zur Basis eines m. Sy. wird (DE SANTO u. Mitarb. 1941), ist dagegen als Möglichkeit gegeben.

f) Die Beziehungen zwischen dem sog. Adamantinom der Tibia und dem malignen Synovialom

Das sog. „Adamantinom der Tibia" ist eine seltene Knochengeschwulst der Tibia (sehr selten der Ulna), die erstmals 1913 von FISCHER-WASELS beschrieben wurde und als dysontogenetische Geschwulst (embryonale Verlagerung von Epidermis in den Knochen) gedeutet wurde (FISCHER-WASELS 1913, RICHTER 1930). Bis 1954 sind nach LEDERER und SINCLAIR (1954) insgesamt 33 Tumoren bekannt. Heute wird der Tumor als mesenchymale Geschwulst aufgefaßt (HICKS 1954, HALPERT und DOHN 1947, DOCKERTY und MEYERDING 1942, WILLIS 1948).

Klinische Befunde (langsames Wachstum, Knochendestruktion, Rezidivneigung, Bevorzugung der unteren Extremität) und morphologische (Fibrosarkom mit soliden squamösen, tubulären und epithelähnlichen Strukturen) erinnern sehr an das m. Sy., so daß nach HICKS (1954) und LEDERER und SINCLAIR (1954) möglicherweise alle sog. Tibiaadamantinome Synovialome sind.

Das eigene Eingangs- und Untersuchungsmaterial enthält derartige Knochengeschwülste nicht. Es ist uns darum leider nicht möglich, aus der Kenntnis eigener Fälle eine eindeutige Stellung zu der von HICKS (1954) und LEDERER und SINCLAIR (1954) vermuteten Identität der Geschwülste mit den m. Sy. zu beziehen. Auffällig bleibt für den Eigencharakter dieser Tumoren, daß diese Knochengeschwülste in den adamantinomartigen Strängen und den squamösen Bildungen Strukturen zeigen, die wir vom m. Sy., den gutartigen Synovialomen und auch von den normalen Synovialgeweben nicht oder kaum kennen. Immerhin muß man die Möglichkeit auch solcher Differenzierungen der pluripotenten Matrix der Synovialome erwägen. Eine dysontogenetische Versprengung eines synovialen Blastems in das bei der Entwicklung eng benachbarte Knochenbildungsgewebe würde die Ausbildung intraossärer Synovialome erklären; jedoch muß die Entscheidung über die Natur der Geschwülste zunächst offen bleiben.

D. Die benignen Synovialome

Entsprechend der von uns gewählten Einteilung unterscheiden wir auch bei den gutartigen Synovialomen zwei Gruppen.

1. *Benigne riesenzellfreie Synovialome*

2. *Benigne Riesenzellsynovialome* (sog. xanthomatöse Riesenzelltumoren der Sehnenscheiden).

Bei der ersten, sehr seltenen Geschwulstgruppe können Riesenzellen vereinzelt auftreten, bei der zweiten, vorwiegend auf die Sehnenscheiden beschränkten, beherrschen sie ausgeprägt das Bild.

Die benignen riesenzellfreien Synovialome

Die benignen riesenzellfreien Synovialome (Kurzform: benigne Synovialome, b. Sy.) sind die gutartige Form der eben eingehend dargestellten m. Sy. Ihre Existenz ist umstritten. Während VON ALBERTINI (1955) sie ablehnt, trennt STOUT (1953) sie von den malignen Synovialomen als „benigne Synoviome" (Synonyme: Fibroendotheliom des Gelenks, gutartiges Synovialom, Synovioendotheliom) ab, betont jedoch einschränkend, daß es fraglich sei, ob die wenigen beobachteten Fälle echten Geschwülsten oder lokalisierten Hyperplasien entsprechen. Morphologisch beschreibt er sie als von einer Kapsel umschlossene, kleine, reife Geschwülste, die sich aus einem fibromatösen Stroma und synovialen Spalten aufbauen.

Weitere *literarische Angaben* über b. Sy. sind sehr spärlich.

BLACK (1936) beschreibt ein b. Sy. an der Hand eines 36jährigen Mannes, das sich innerhalb einer 3jährigen Entwicklungszeit ausbildete, von einer Sehnenscheide seinen Ausgangspunkt genommen hat und nach der Exstirpation nicht rezidivierte. Histologisch besteht es aus einem spindelzelligen Stroma, in dem neben typischen synovialen, von Pseudoepithelien ausgekleideten Spalten auch myxomatöse Bezirke vorkommen. Die Geschwulstzellen enthalten keine Mitosen, das Gewebe ist überall ausgereift, die Geschwulst von einer Kapsel umschlossen.

HEINE (1952/53) führt neben vier m. Sy. als b. Sy. eine Geschwulst aus der Kniekehle (Ausgangspunkt wahrscheinlich Schleimbeutel) einer 19jährigen Frau an, die in ähnlicher Weise in einem spindelzelligen Stroma (oat-cell-ähnlich) „endothel-" ausgekleidete Spalten aufweist, sich aber zusätzlich durch Riesenzellen, Schaumzellen und Eisenablagerung auszeichnet. HEINE betont die Ähnlichkeit mit einem xanthomatösen Riesenzelltumor, trennt die Geschwulst dann aber als b. Sy. scharf ab.

HOPEWELL (1953) veröffentlicht einen distal des rechten äußeren Malleolus gelegenen Tumor bei einem 37jährigen Mann als b. Sy. Die umkapselte Geschwulst, die anfangs für ein Ganglion gehalten wurde und in der röntgenologisch Kalkeinlagerungen sichtbar waren, besteht aus einem reifen, spindelzelligen Stroma, in dem sich neben synovialen Spalten auch Knorpelinseln, vereinzelt Riesenzellen und Kalkablagerungen finden.

Außer den aufgezählten Fällen finden sich bei kritischer Durchsicht der Literatur keine zu unserer Gruppe der gutartigen riesenzellfreien Synovialome gehörenden Geschwülste. Versucht man, aus dem spärlichen Material die *wesentlichen Gemeinsamkeiten* für eine Charakterisierung *der* als *b. Sy.* bezeichneten Geschwülste abzuleiten, so ergibt sich, daß diese *morphologisch* prinzipiell mit den m. Sy. übereinstimmen. Wie diese bestehen sie aus einem uncharakteristischen bindegewebig-zelligen Anteil und einem charakteristischen, der durch die Spalten und synovialpseudoepithelialen Ausdifferenzierungen das morphologische Prinzip der synovialen Struktur aufweist. Daß daneben auch myxomatöse, chondroide und xanthomatöse Strukturen, Eisenablagerung und Riesenzellen vorkommen, bestätigt ihre prinzipielle morphologische Übereinstimmung mit den m. Sy.

Als morphologische Kriterien der Gutartigkeit werden die Kapsel, die ausgereifte Beschaffenheit der Einzelzellen und die der Gesamtstruktur aufgeführt. Die Zellen des „Stroma" sind isomorph, Mitosen fehlen, die Kern-Plasmarelation ist normal. Entsprechendes gilt von den Pseudoepithelien und von dem Gesamtbild, das überall eine geordnete organoide Struktur aufweist. Immer fehlen infiltratives und destruktives Wachstum.

Bevor wir die Frage nach der umstrittenen Existenz der b. Sy. als eigene Tumorform erörtern, wollen wir vier eigene Geschwülste anführen, die nach den eben dargestellten Eigenschaften hier einzuordnen sind.

Fall 1 (J.-Nr. 2481/53)

Anamnese: 24jähriger Maler mit ziehendem Schmerz im rechten Knie. 14 Tage nach Auftreten des Schmerzes leichte Schwellung des Knies; geringe, aber zunehmende Bewegungseinschränkung, so daß nach weiteren 14 Tagen der Arzt aufgesucht wird.

Klinischer Befund: Knapp pflaumengroßer, praller Tumor an der Außenseite des rechten Knies, in Höhe des Gelenkspaltes sitzend. Gute Verschieblichkeit der Haut über dem Tumor. — Einige indolente Lymphknoten rechts inguinal tastbar. Allgemeinbefinden gut. — Ausgangspunkt: Gelenkkapsel.

Therapie: Exstirpation.

Verlauf: Bei einer Nachbeobachtungszeit von $6^1/_2$ Jahren kein Rezidiv, keine Metastasen. Patient gesund und arbeitsfähig.

Makroskopischer Befund: Etwa kirschgroßer, von einer Kapsel umschlossener, mitteldarber, grauer Tumor, der auf der Schnittfläche neben homogenen Abschnitten auch feinporöse aufweist, die von kaum stecknadelkopfgroßen Hohlräumen durchsetzt sind.

Mikroskopischer Befund: Die von einer kollagenbindegewebigen Kapsel umschlossene Geschwulst besteht aus zwei zu einer organoiden Einheit verbundenen Tumoranteilen. Der eine, überwiegende entspricht einem ausgereiften zellarmen Fibrom. Die meist langspindeligen Zellen enthalten einen chromatindichten länglichen Kern, Mitosen fehlen. Im Zusammenhang mit den Zellen finden sich feine, nur selten gröbere Fasern kollagenen Bindegewebes, die zu Strängen geordnet sich durchflechten. Innerhalb dieser Bindegewebsbezirke liegen Hohlräume, die von regelmäßigen, kubischen, pseudoepithelial-synovialen oder endothelähnlichen Zellen ausgekleidet sind; meist grenzen sich diese relativ scharf gegen das fibromartige Stroma ab. Einzelne der Hohlräume sind cystisch gestaltet, und ihre Wände imitieren in hohem Maße eine normale Synovialmembran. Die meisten der Hohlräume sind frei, nur in wenigen liegt ein synoviaähnlicher Inhalt. — In peripheren Tumorabschnitten finden sich auffälligerweise wandstarke Arterien mit Verbreiterung der Intima und deutlicher Proliferation der Intimazellen. Das den Arterien anliegende Tumorgewebe ist mucoid verändert. Riesenzellen, Eisen- und Lipoidablagerungen fehlen.

Histologische Diagnose: Reifes Synovialom mit bursaähnlichen cystischen Hohlräumen.

Fall 2 (J.-Nr. 11 593/54)

Anamnese: 51jähriger Buchdrucker, bei dem sich am linken Zeigefinger innerhalb eines halben Jahres eine kleine Geschwulst entwickelte, die einen ziehenden Schmerz verursachte und den Gebrauch des Fingers störte.

Klinischer Befund: Gut pflaumengroßer Tumor am Mittelgelenk des linken Zeigefingers im Bereich der Beugesehnenscheide. Gut abgegrenzt. Keine Metastasen. Allgemeinbefinden gut. — Ausgangspunkt: wahrscheinlich Sehnenscheide, eventuell Gelenkkapsel.

Therapie: Totalexstirpation.

Verlauf: Glatte Wundheilung. Patient bei einer Nachbeobachtungszeit von $5^1/_2$ Jahren ohne Rezidiv.

Makroskopischer Befund: Der bei der Totalexstirpation in Stücken entfernte Tumor liegt in vier unterschiedlich großen Gewebsstücken von insgesamt Pflaumengröße vor; er ist mittelderb, grauweiß, auf der Schnittfläche feinstgekörnt, Teile einer Kapsel erkennbar.

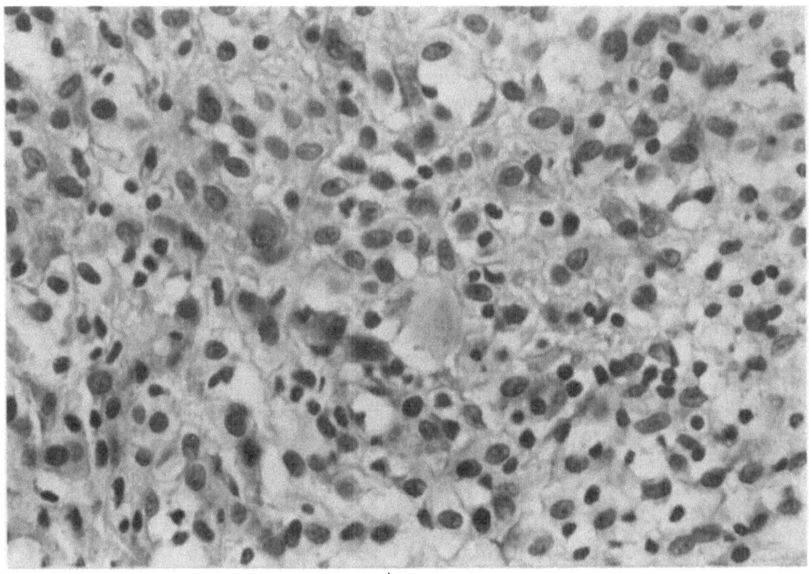

Abb. 33. J.-Nr. 11 593/54. Gutartiges riesenzellfreies Synovialom. Spongiochymale Auflockerung und zahlreiche Lücken inmitten reticulärer und histiocytärer Geschwulstbezirke. 51jähriger Mann. HE. Vergr. 441fach

Mikroskopischer Befund: Die Geschwulst, die von einer Kapsel aus kollagenem, teilweise hyalinisiertem Bindegewebe umschlossen wird, ist durch breite hyalinisierte Bindegewebszüge in große Felder aufgeteilt. Sie steht in unmittelbarem Zusammenhang mit einer normalen Synovialis. Das Geschwulstgewebe besteht aus isomorphen, rundlich bis reticulär gestalteten Zellen mit großem, blasigen Kern, der einen Nucleolus enthält und sich durch eine gut sichtbare Kernmembran auszeichnet, Mitosen finden sich nicht. Die Zellen liegen in soliden Strängen und Haufen, aber auch in spongiochymaler Anordnung und belassen zwischen sich kleine spaltförmige Hohlräume. Diese entsprechen entweder Lücken oder Spalten (Abb. 33). Daneben sind aber auch tubuläre und cystische Hohlräume ausgebildet, die von regelmäßigen, flachen oder kubischen Zellen ausgekleidet sind, an denen Mitosen ebenfalls fehlen. Diese Strukturen sind mit den rein mesenchymalen zu einer organoiden Einheit verbunden (Abb. 34). Durch einzelne mehrkernige Riesenzellen, die sich manchmal an der Begrenzung der Spalten beteiligen, und eine geringe feinkörnige Ablagerung von Eisen in den mesenchymalen Tumorzellen wird das morphologische Bild bereichert, das insgesamt einen völlig ausgereiften Eindruck erweckt. Keine Infiltrationen in das extrakapsuläre Gewebe, keine Schaumzellen. Inmitten des Geschwulstgewebes liegen mehrfach hyaline Kugeln.

Histologische Diagnose: Reifes Synovialom mit Spalten, tubulären und cystischen Hohlräumen, einzelnen Riesenzellen und geringer Hämosiderose.

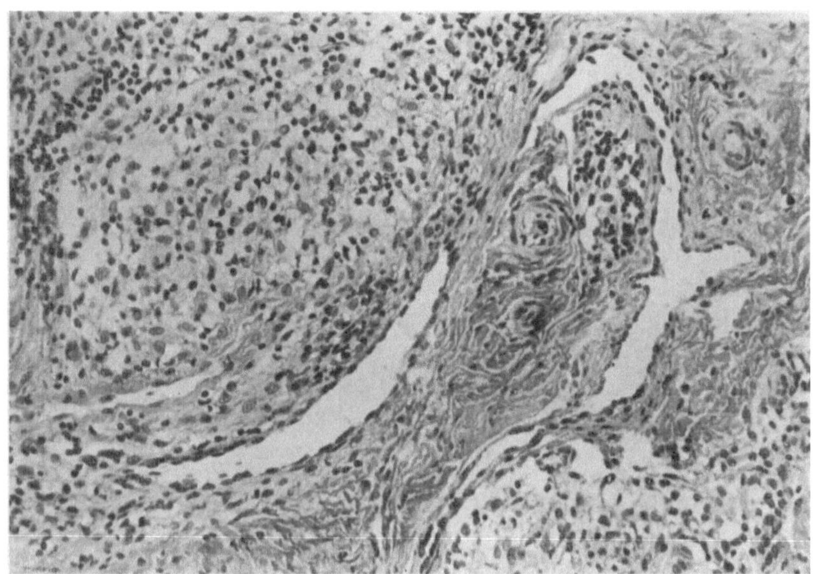

Abb. 34. Ausbildung höher differenzierter Hohlräume im gleichen Tumor wie Abb. 33. v. G. Vergr. 220fach

Fall 3 (J.-Nr. 11 646/54)

Anamnese: 63jährige Hausfrau, die seit Jahren eine kleine Geschwulst am Zeigefinger hat, die plötzliche Vergrößerung erfährt (genaue Angaben nicht bekannt).

Klinischer Befund: Haselnußkerngroße, derbe Geschwulst im Zusammenhang mit dem Zeigefingerendgelenk. Allgemeinbefinden gut. — Ausgangspunkt: Gelenkkapsel.

Therapie: Exstirpation.

Verlauf: unbekannt.

Makroskopischer Befund: Kirschkerngroßer, derber, grauer Knoten, dessen Schnittfläche im Wechsel homogene und siebartig poröse, von kleinen Hohlräumen durchsetzte Abschnitte aufweist.

Mikroskopischer Befund: Die von einer Kapsel aus kollagenem Bindegewebe umschlossene Geschwulst wird durch breite Züge eines hyalinisierten Bindegewebes in unterschiedlich große Felder aufgeteilt. Diese sind erfüllt vom eigentlichen Tumorgewebe, das neben rein mesenchymalen Anteilen auch epithelähnliche aufweist. Die mesenchymalen bestehen aus großen, runden bis sternförmigen Zellen, in denen fast regelmäßig ein großer, blasiger Zellkern mit Nucleolus und Kernmembran deutlich ist. Mitosen fehlen vollständig. Die Zellen sind in soliden Haufen und Strängen dicht aneinandergelagert. Bisweilen ist das mesenchymale Zellgefüge von kleinen Spalten durchbrochen, die von zwei, drei oder auch vier der eben beschriebenen Zellen umschlossen sind, ohne daß eine Umgestaltung der Zellen erkennbar wäre. Dabei sind große Teile der Geschwulst hyalinisiert. Daneben finden sich aber zahlreiche kleincystische Hohlräume, die sich nach dem mesenchymalen Stroma durch mehrschichtige Lagen gleichartiger Zellen abgrenzen. Diese Zellen zeigen an zahlreichen Stellen einen kontinuierlichen Übergang aus dem Stroma bis hin zur inneren Zell-

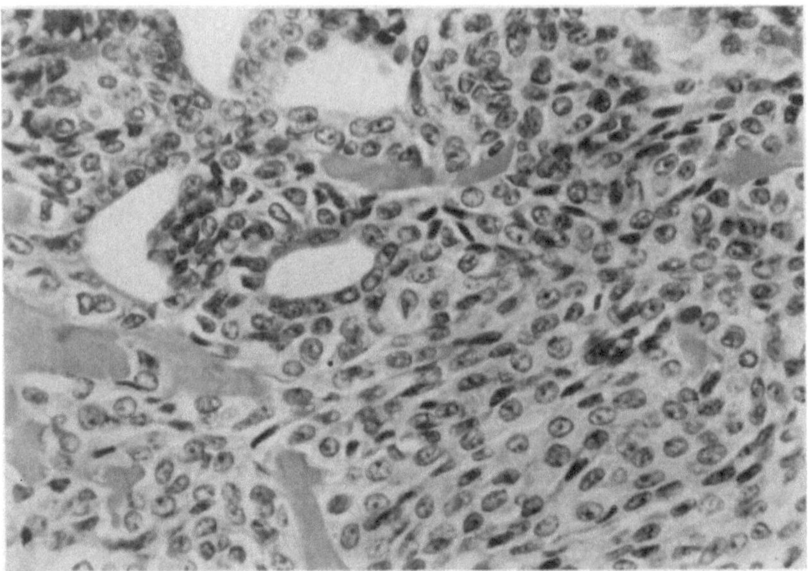

Abb. 35. J.-Nr. 4135/58. Reifes riesenzellfreies Synovialom. Isomorphe histiocytäre Geschwulstbezirke mit Einschluß tubulärer Hohlräume. 23jährige Frau. v. G. Vergr. 441fach

schicht. In die kleincystischen Hohlräume ragen vereinzelt Zotten und Papillen gewissermaßen als Ausstülpungen der Hohlraumwand hinein. In den Hohlräumen liegt außer einzelnen desquamierten Zellen spärlich synoviaähnliche Flüssigkeit. — Inmitten der mesenchymalen Geschwulstabschnitte sieht man myxomatöse Herde; dort sind die Zellen auseinandergewichen, sternförmig und eingebettet in eine an Mucopolysacchariden reiche Grundsubstanz. Riesenzellen, Schaumzellen und hämosiderophore Zellen fehlen.

Histologische Diagnose: Reifes Synovialom mit cystischen Hohlräumen, einzelnen Zotten und Papillen sowie myxomatösen Herden.

Fall 4 (J.-Nr. 4135/58)

Anamnese: 23jährige Hausfrau, bei der sich innerhalb von 2 Jahren eine kleine, nicht schmerzhafte Anschwellung am linken Handgelenk entwickelte.

Klinischer Befund: Knapp kirschgroßer, prall-elastischer Tumor im Subcutangewebe des linken Handgelenkes, außerhalb des Gelenkes sitzend. Keine Metastasen. Allgemeinbefinden gut. — Ausgangspunkt: Gelenkkapsel.

Therapie: Totalexstirpation.

Verlauf: Glatte Wundheilung. Nachbeobachtung nicht möglich, da Patientin unbekannt verzogen.

Makroskopischer Befund: Gut erbsgroßer, prall-elastischer, grauer, von einer zarten Kapsel umschlossener Tumor. Auf der Schnittfläche feinstporöse und solide Partien im Wechsel.

Mikroskopischer Befund: Die Geschwulst entspricht in ihrem Feinbau weitgehend dem Fall 3. Von der kollagenen Kapsel aus durchziehen die Geschwulst zarte Bindegewebsstränge und gliedern den Tumor in Felder auf. In diesen Feldern breitet sich das eigentliche Geschwulstgewebe aus. Zu einer organoiden Einheit sind mesenchymale und pseudoepithelial-synoviale Anteile verbunden. Die mesenchymalen bestehen aus runden bis sternförmigen isomorphen Zellen, die einen bläschenförmigen Kern mit Nucleolus und deutlicher Kernmembran enthalten. Mitosen finden sich nicht. Die Zellen liegen in soliden Verbänden oder in spongiochymaler Anordnung. In diesen Bezirken sind vereinzelt Lücken und Spalten, die auch Übergänge zu

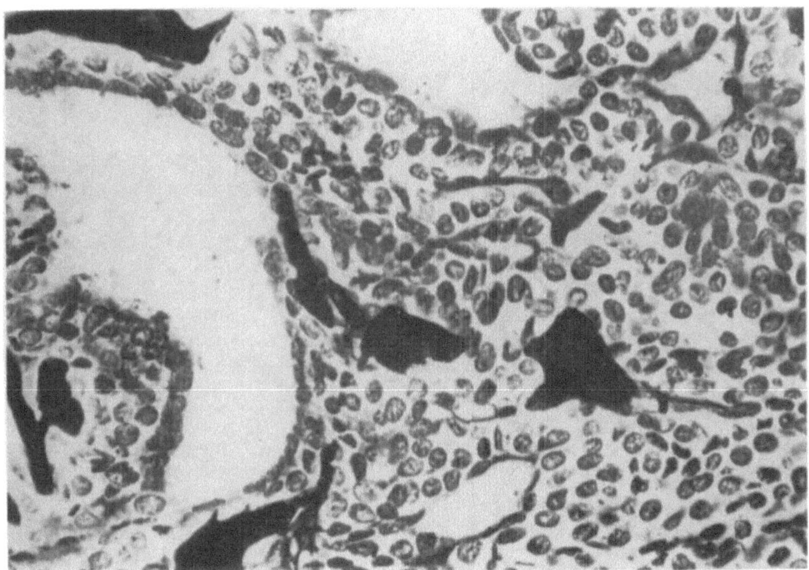

Abb. 36. Fall wie Abb. 35. Allmählicher Übergang der histiocytären Zellen in die Pseudoepithelien der Hohlräume. Fehlende Ausbildung einer Basalmembran. Gomori. Vergr. 441fach

adenoiden Partien aufweisen, in denen tubuläre Hohlräume von regelmäßigen, einreihig liegenden, kubisch-zylindrischen Pseudoepithelien ausgekleidet sind (Abb. 35). Mitosen werden auch hier vermißt. Manchmal bilden die Pseudoepithelien papilläre Excrescencen. Die mesenchymalen Geschwulstbezirke zeigen nur vereinzelt argyrophile Fasern, in den pseudoepithelialen fehlen sie vollständig. Basalmembranen liegen nicht vor (Abb. 36). Riesenzellen, Schaumzellen und Eisenablagerung fehlen. Kein infiltratives Wachstum. Die Geschwulst macht insgesamt einen reifen Eindruck. Große Teile der Geschwulst sind stark hyalinisiert (Abb. 37).

Histologische Diagnose: Reifes Synovialom mit spaltförmigen und tubulären Hohlräumen.

Die vier eigenen und die von BLACK (1936), HEINE (1952/53) und HOPEWELL (1953) beschriebenen Fälle verdeutlichen, daß es in der Tat

unter den Synovialomen vereinzelt solche gibt, denen nach morphologischen Gesichtspunkten das Attribut der Gutartigkeit infolge ihres
Reifegrades zugesprochen werden müßte. Daß es sich dabei um echte
Neoplasmen und nicht um Hyperplasien handelt, wie STOUT (1953)
erwägt, ist aus Beschreibung und Bild deutlich. Trotzdem bleibt es
schwierig zu entscheiden, *ob das b. Sy. als eigene Tumorform* tatsächlich
existiert.

Diese Schwierigkeit erklärt sich daraus, daß bei den Synovialomen
eine erhebliche *Diskrepanz zwischen dem morphologischen Reifegrad und*

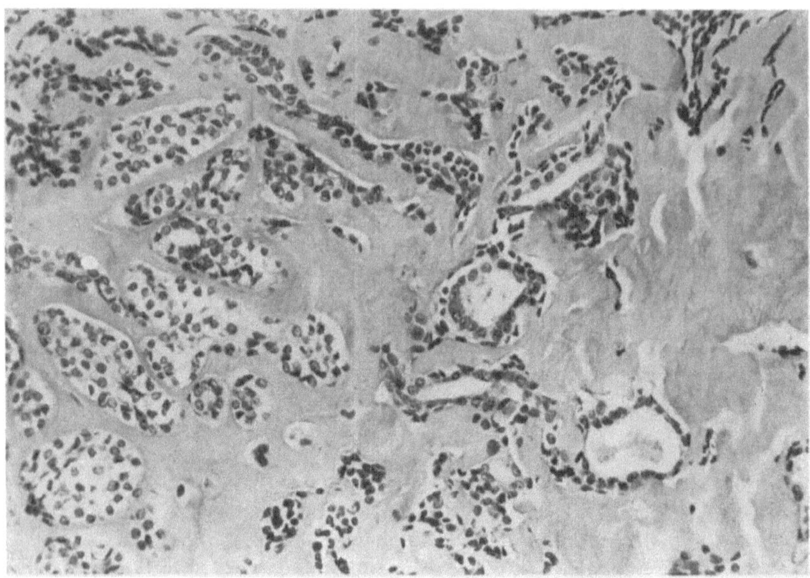

Abb. 37. Fall wie Abb. 35. Erhebliche Sklerosierung adenoider Tumorbezirke. HE. Vergr. 220fach

dem biologischen Verhalten auftreten kann. Wir haben bei der Besprechung der m. Sy. diese Tatsache betont und eindrucksvoll erlebt (Fall 6
der m. Sy.) daß ein zunächst relativ reifer, von einer Kapsel umschlossener Tumor kurz nach der Exstirpation rezidivierte und morphologisch
entdifferenzierte. Immerhin müssen wir einschränkend zugestehen, daß
bei der sehr kritischen Nachkontrolle aller Schnitte dieser Geschwulst
auch die ersten nicht jenen Reifegrad aufweisen, wie die vier eigenen,
eben dargestellten Tumoren, von denen zwei (Fall 1 und 2) obendrein bei
einer Nachbeobachtungszeit von $6^1/_2$ und $5^1/_2$ Jahren ihre Gutartigkeit
erwiesen haben.

Wir sind darum der Ansicht, daß *das b. Sy.*, wenn auch sehr selten,
als eigene Geschwulstform existiert. Wir betonen jedoch gleichzeitig, daß

morphologisch die Entscheidung über die Gutartigkeit eines Synovialoms *nicht* so sicher getroffen werden kann, *daß von der Struktur her die Diagnose b. Sy. gestellt werden dürfte.* Wir empfehlen darum für jene *Synovialome,* die *morphologisch* die *Kriterien der Gutartigkeit aufweisen, die Bezeichnung ,,reifes Synovialom".* Über die *Gutartigkeit als biologische Qualität* vermag mit Sicherheit *nur der Verlauf* zu entscheiden, so daß die Diagnose ,,benignes Synovialom" letztlich mit Sicherheit nur retrograd gestellt werden kann und jenen morphologisch reifen Synovialomen vorbehalten bleibt, die sich im Verlauf über mindestens 5 Jahre als gutartig erweisen.

Danach sind die Fälle von BLACK (1936), HEINE (1952/53) und HOPEWELL (1953) und die eigenen Fälle 3 und 4 ,,reife Synovialome". Ob es sich auch um gutartige handelt, ist bei den fehlenden Angaben über die Nachbeobachtungszeit oder deren noch zu kurze Dauer nicht zu entscheiden.

Aus dieser Auffassung, die sich uns aus der vergleichenden Betrachtung aller Synovialome, besonders auch der malignen, überzeugend aufdrängt, erwachsen für die *praktische Beurteilung* der sog. reifen Synovialome Konsequenzen. Da das biologische Verhalten der reifen Synovialome morphologisch nicht eindeutig festlegbar ist, muß die Therapie radikal sein, ohne jedoch den hohen Reifegrad der Tumoren außer acht zu lassen. Als *Therapie der Wahl* muß darum die Totalexstirpation mit anschließender Röntgenbestrahlung gelten. Eine primäre Amputation ist nicht indiziert.

Zusammenfassend lassen sich die b. Sy. wie folgt charakterisieren: Die b. Sy. existieren als eigene Geschwulstform. Sie sind sehr selten und bilden die gutartige Form der malignen riesenzellfreien Synovialome. Mit diesen haben sie den Ausgangspunkt von den synovialen Geweben (Schleimbeutel, Gelenkkapsel, Sehnenscheide), die Histogenese und die prinzipiell gleichartige Struktur gemein. Sie bauen sich ebenso wie die m. Sy. aus einem mesenchymalen, bindegewebigen Stroma und aus synovialpseudoepithelialen Strukturen auf, die zu einer organoiden Einheit miteinander verbunden sind. Auch die morphologische Vielgestaltigkeit, die aus der unterschiedlichen Verteilung der einzelnen Strukturen und dem Auftreten zusätzlicher Differenzierungen resultiert (z. B. Eisenablagerung, Schaumzellen, myxomatöse und chondroide Herde), ist ihnen eigen. Im Gegensatz zu den m. Sy. sind aber alle Strukturen ausgereift und geordnet. Mitosen, Infiltration und Destruktion benachbarter Gewebe fehlen, eine Kapsel ist regelmäßig vorhanden. Da aber auch bei diesen geweblich ausgereiften Geschwülsten erfahrungsgemäß die biologische Natur nicht immer eindeutig als gutartig festlegbar ist, halten wir im Hinblick auf die praktischen Konsequenzen die morphologische Diagnose ,,benignes Synovialom" für unzulässig und schlagen stattdessen als morphologische Bezeichnung solcher Geschwülste den Begriff ,,reifes

Synovialom" vor. Deren Gutartigkeit vermag sicher allein der Verlauf zu bestätigen, wenngleich die hochdifferenzierten reifen Strukturen morphologisch diese mit einer gewissen Wahrscheinlichkeit erwarten lassen können, was im Hinblick auf die Prognose nicht unterbewertet werden darf. Als Therapie der Wahl ergibt sich aus diesen Erwägungen eine radikale, nämlich die Totalexstirpation mit nachfolgender Röntgenbestrahlung. Die Tumoren sind zu selten, als daß differenzierte Angaben über Alter, Geschlecht, Lokalisation und Entwicklungsdauer möglich wären.

Die benignen Riesenzellsynovialome

Das *benigne Riesenzellsynovialom* (b. Rz. Sy.) ist die *häufigste gutartige Geschwulst der synovialen Gewebe*. Es findet sich in der Literatur unter den verschiedensten *Synonymen*.

Riesenzellsarkom der Sehnenscheide
Riesenzellfibrohämangiom
Gutartige Riesenzellgeschwulst der Sehnenscheide
Xanthom der Sehnenscheide
Xanthomatöser Riesenzelltumor
Tumeurs myeloides (HEURTEAUX 1891)
Myelom der Sehnenscheide (HEURTEAUX 1891)
Myeloxanthom der Sehnenscheide (DOR 1898)
Myeloplaxom der Sehnenscheide (SACERDOTE 1904)
Sarcoma gigantocellulare (FRITSCH 1908)
Riesenzellgranulom der Sehnenscheide (FLEISSIG 1913)
Hämosiderinführendes Sarcoma gigantocellulare xanthomatodes (SPIESS 1913)
Xanthomatöses, angiomatöses Riesenzellsarkom (KIRCH 1922)
Fibroma xanthomatosum (JUMPERTZ 1923)
Tenosynoviom (KING 1931)
Synoviom der Sehnenscheiden (ZWAHLEN 1935)
Pigmented villonodular Synovitis (JAFFÉ, LICHTENSTEIN und SUTRO 1941)
Riesenzellhistiocytom (MORAIS 1943, 1949)
Sklerosierendes Hämangiom (FOSTER 1947)
Benign giant cell Synoviom (STEWART 1948, WRIGHT 1949)
Histiocytärer Sehnenscheidentumor (RUBENS-DUVAL 1955).

Die Vielzahl und die Art der Synonyme verdeutlicht, daß es sich bei den b. Rz. Sy. um eine sehr umstrittene Geschwulst handelt, deren Blastomnatur durchaus nicht einhellig anerkannt wird. Je nach Einstellung des Autors zur Genese betonen die Synonyme darum den metabolischen, granulomatösen oder neoplastischen Charakter des b. Rz. Sy., wobei zur weiteren Klassifizierung auffallende morphologische Befunde (Riesenzellen, Xanthomzellen, Eisenablagerung, Histiocyten, Gefäß- bildungen) in unterschiedlicher Wertung herangezogen werden. Wir müssen schon hier zur Festlegung der Nomenklatur betonen, daß wir die b. Rz. Sy. für echte Tumoren halten und darum alle jene Synonyme ablehnen, die den metabolischen oder granulomatösen Charakter zum Ausdruck bringen.

Dies gilt insbesondere auch von der „pigmented villonodular Syn- ovitis", einer Bezeichnung, die JAFFÉ, LICHTENSTEIN und SUTRO (1941) zur Betonung der entzündlichen Genese der b. Rz. Sy. propagiert haben und die im neuesten Schrifttum für die hier zur Diskussion stehenden Geschwülste unter Ablehnung ihres Geschwulstcharakters oft ver- wendet wird. Wir wenden uns mit Entschiedenheit gegen diese Auf- fassung, die auf einer unberechtigten Gleichsetzung und Vereinheit- lichung zweier völlig wesensfremder Prozesse beruht, um so mehr, als in der Tat im Rahmen einer hyperplastischen Synovitis eine „pigmentierte villonoduläre Synovitis" auftreten kann. Diese ist aber echte Entzündung und als solche auch morphologisch erkennbar. Leider resultiert daraus eine erhebliche Inhomogenität der in der Literatur veröffentlichten Fälle. Unter Vernachlässigung bzw. in Unkenntnis der Tatsache, daß es Ge- schwülste und hyperplastische Entzündungen an der Synovialis gibt, sind diese oft gemeinsam, weil für gleichgeartete Prozesse gehalten, ent- weder als Geschwülste oder als villonoduläre Synovitis beschrieben. Es ist darum unmöglich und zwecklos, eine den m. Sy. entsprechende Zusammenstellung der Literaturfälle durchzuführen.

Auch die von FOSTER (1947) gewählte Bezeichnung (sklerosierendes Hämangiom) lehnen wir ab, da sie offensichtlich auf einer Fehldeutung der in der Geschwulst beobachteten Hohlräume beruht. Vielmehr sehen wir in Übereinstimmung mit KING (1931), ZWAHLEN (1935), STEWART (1948), WRIGHT (1949 und TALLARIGO (1955) im Auftreten synovialis- ähnlicher Strukturen das führende morphologische Prinzip der Ge- schwulst. Wir erachten es darum für notwendig, daß dieser Befund zur Grundlage der Benennung dient, halten allerdings die bereits von dieser Konzeption ausgehenden Bezeichnungen (Tenosynoviom, benign giant-cell Synoviom) aus dem gleichen Grund, den wir beim malignen Synovialom erörtert haben, insofern für korrekturbedürftig, als der Begriff „Syn- oviom" durch „Synovialom" ersetzt werden sollte. Die Bezeichnung *Teno*- synoviom stellt eine Einschränkung dar, die sich verbietet, weil die Tumo- ren auch an Gelenken und Schleimbeuteln zu beobachten sind. Dagegen ist bei der Benennung der Geschwulst die Erwähnung der Riesenzellen erforderlich, weil diese das morphologische Bild meist bestimmen und nach unserer Auffassung ein Äquivalent der synovialen Hohlräume dar- stellen.

*Darum schlagen wir die Bezeichnung ,,benignes Riesenzellsynovialom''
vor.* In diesem Begriff finden der neoplastische Charakter, morphologisches Bild, Ausgangspunkt, biologische Natur und die Stellung der
Geschwülste in der Gruppe der Synovialome eine gebührende Wertung.

a) Geschichtliches

Die Erstbeschreibung eines b. Rz. Sy. stammt von Chassaignac
(1852). Ihr folgen die Fälle von Spencer Wells (1857), Billroth (1868)
und Czerny (1869). Die Beobachtungen beruhen auf klinischen und
makroskopischen Angaben, und die Tumoren werden für *Sarkome der
Sehnenscheiden* gehalten. Histologische Befunde veröffentlichen Markoe (1884) und Reverdin (1885). Der Riesenzellreichtum und die
Polymorphie veranlassen die Einordnung der Geschwülste als Riesenzellsarkome. Heurteaux (1891) hält die Riesenzellen für Myeloplaxen und nennt darum die Geschwülste ,,Myelome der Sehnenscheiden''. Dor (1892) vermerkt als erster neben den Riesenzellen die Xanthomzellen als auffälliges morphologisches Merkmal, was ihn zur Bezeichnung ,,Myeloxanthom'' veranlaßt. Während Fritsch (1908) und
Rosenthal (1909) aber noch die Sarkomnatur betonen, melden Dor
(1892) und Sacerdote (1904) bereits Zweifel an der Malignität an.
Bellamy (1901) ordnet die Tumoren den Endotheliomen ein; Pinkus
und Pick (1901) endlich sehen darin *gutartige xanthomatöse Fibrome.*

Fleissig (1913) lehnt erstmalig den blastomatösen Charakter der
b. Rz. Sy. ab und betont ihre *entzündliche Genese,* die seitdem bis in das
neueste Schrifttum hinein mit der blastomatösen konkurriert (Arzt 1919,
Frangenheim 1929, Sprenger 1932, Bartels 1938, Jaffé, Lichtenstein und Sutro 1941, Rubens-Duval 1955 und viele andere).

Unter den Autoren, die die Tumorgenese betonen, muß noch von
Albertini (1928, 1929, 1955) genannt werden, der die Riesenzellge-
schwülste der Sehnenscheiden als wesensgleich mit denen des Knochens,
Zahnfleisches und der Haut bezeichnet.

Einen außerordentlich wesentlichen, wenn auch im deutschsprachigen
Schrifttum kaum beachteten Schritt geht King (1931), der die Ge-
schwülste ihrem Wesen nach als synoviale Bildungen erfaßt, was in der
Bezeichnung ,,Tenosynoviom'' deutlich wird.

Neben der blastomatösen und granulomatösen Theorie existiert als
weitere die *metabolische,* nach der das b. Rz. Sy. als gewebliche Manifestation einer *Lipoidstoffwechselstörung* angesehen wird (Weil 1925,
Wustmann 1925, Galloway u. Mitarb. 1940). Diese Auffassung darf als
überholt gelten. Daß mehrere zu ihrem Beweis dienende Fälle nicht den
hier zur Diskussion gestellten Geschwülsten, sondern dem Xanthoma
tuberosum multiplex entsprechen, wird durch von Albertini (1928) und
Fuchs (1955) betont.

Zur Vermeidung von Wiederholungen sei der geschichtliche Überblick auf diese Angaben beschränkt.

In den einschlägigen Kapiteln über die Pathogenese des b. Rz. Sy. werden ausführlich die einzelnen Theorien und ihre Verfechter genannt.

Neuere zusammenfassende Arbeiten über die b. Rz. Sy. stammen von FOSTER (1947), FUCHS (1954, 1955), JAFFÉ, LICHTENSTEIN und SUTRO (1941), KEUSENHOFF und HAENSELT (1949), KING (1931), MARTENS (1955), RUBENS-DUVAL (1955), SPENCER und WHIMSTER (1950), STEWART (1948) und WRIGHT (1950).

b) Häufigkeit

Exakte Angaben über die Häufigkeit der b. Rz. Sy. aus einem umfassenden zusammengestellten Literaturmaterial unter Einbeziehung der eigenen Fälle sind nicht möglich. Wir haben bereits darauf hingewiesen, daß sich diese Tatsache daraus erklärt, daß in der Literatur echte Geschwülste, entzündliche Hyperplasien und vereinzelt auch stoffwechselbedingte Xanthome in dieser Geschwulstgruppe zusammengefaßt sind, die eine nachträgliche Aufgliederung oft nicht mehr erlauben. Wir müssen uns darum auf allgemeine Angaben und besonders auf das *eigene Untersuchungsmaterial* von 45 Fällen stützen, das aus dem Eingangsmaterial unseres Institutes der Jahre 1952 bis 1958 stammt. — Immerhin darf festgestellt werden, daß das b. Rz. Sy. eine *recht häufige Geschwulst* ist, die die malignen Synovialome bei weitem mehrfach übertrifft.

Während ROSENTHAL bis 1909 schon 70 Fälle zusammengestellt hat, geben GALLOWAY u. Mitarb. 1940 bereits 223 Fälle an. Vernachlässigt man die Kasuistiken, so folgen an Veröffentlichungen mit größerem eigenem Untersuchungsmaterial JAFFÉ u. Mitarb. (1941; 20 Fälle), FOSTER (1947; 42 Fälle), STEWART (1948; 40 Fälle), SPENCER und WHIMSTER (1950; 37 Fälle), WRIGHT (1951; 85 Fälle), FUCHS (1955; 35 Fälle), MARTENS (1955; 104 Fälle) und TALLARIGO (1955; 14 Fälle). Unter Einbeziehung der eigenen 45 Geschwülste umfaßt allein diese grobe Übersicht 645 Fälle. Da es sich dabei um ein unsortiertes Material handelt und die vielen Kasuistiken völlig vernachlässigt sind, kann die Zahl nur verdeutlichen, daß das b. Rz. Sy. nicht selten ist. Berücksichtigt man dazu die große Zahl der unveröffentlichten Fälle, die sich daraus erklärt, daß das b. Rz. Sy. nicht mehr als veröffentlichungswert befunden wird, so wird die Auffassung, daß das b. Rz. Sy. eine häufige Geschwulst ist, deutlich.

c) Altersverteilung

Das b. Rz. Sy. ist nach Angaben von ROSENTHAL (1909), FLEISSIG (1913) und SPIESS (1913) ein Tumor des zweiten bis vierten Dezenniums, nach RUBENS-DUVAL (1955), STEWART (1948) und TALLARIGO (1955) des dritten bis fünften Dezenniums. Als Durchschnittsalter geben WRIGHT

(1951) 38,5 Jahre, GALLOWAY u. Mitarb. (1940) 44 Jahre und MINEAR (1951) 44,4 Jahre an.

Das von 44 *eigenen* Fällen errechnete Durchschnittsalter beträgt *44,7 Jahre*, stimmt also mit den Angaben der Literatur überein. Die aus Abb. 38 ersichtliche Altersaufteilung des eigenen Materials zeigt einen etwa gleich häufigen Befall des dritten bis sechsten Dezenniums. Entsprechend den m. Sy. ist auch beim b. Rz. Sy. auffallend, daß *vor der Pubertät* die Geschwülste *zu den Ausnahmen* gehören.

FISHER (1942) und WRIGHT (1951) erwähnen je einen Tumor bei einem 8jährigen Kind. Unser jüngster Fall stammt von einem 12jährigen Mädchen. — Unser ältester Fall, zugleich der älteste bekannte, fand sich bei einer 85jährigen Frau.

Zusammenfassend läßt sich demnach *im Vergleich zu den m. Sy.* sagen, daß die *b. Rz. Sy.* ebenso wie diese *vor der Pubertät sehr selten* sind, in ihrem *Durchschnittsalter aber um 10 Jahre höher liegen* (44,7 Jahre) und das *dritte bis fünfte Dezennium bevorzugen.*

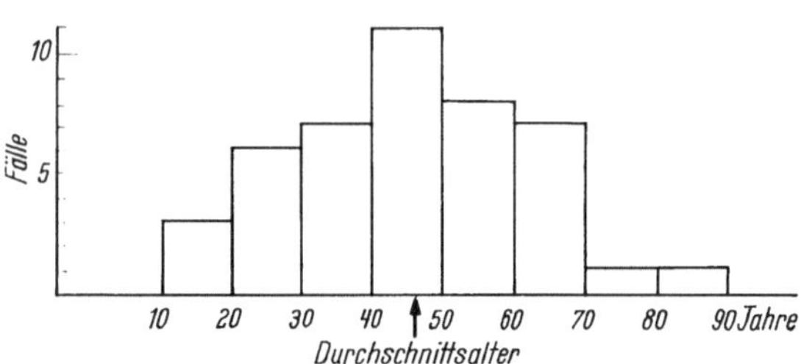

Abb. 38. Altersverteilung von 44 benignen Riesenzellsynovialomen

d) Geschlechtsverteilung

Über die Geschlechtsverteilung der b. Rz. Sy. differieren die Angaben sehr.

Einen *gleich häufigen Befall* berichten HARBITZ (1927), RUBENS-DUVAL (1955) und TALLARIGO (1955).

Ein *Überwiegen des männlichen Geschlechtes* geben JAFFÉ u. Mitarb. (1941), MINEAR (1951; 59% ♂) und STEWART (1948) an.

Das *Überwiegen des weiblichen Geschlechtes* dagegen wird von FOSTER (1947), HETZAR (1934), FUCHS (1955; 30 ♀ Fälle, 5 ♂ Fälle), GALLOWAY u. Mitarb. (1940; 55% ♀), WRIGHT (1951; 67% ♀) und ZUMTOBEL (1936) betont. Auch das eigene Untersuchungsmaterial läßt mit 28 weiblichen von 45 Fällen ein Überwiegen des weiblichen Geschlechtes erkennen.

Da sich zur genauen Klärung der *Geschlechtsverteilung* aber nur ein größeres Untersuchungsgut eignet, haben wir unter Einbeziehung der eigenen Fälle *209 sichere b. Rz. Sy. zusammengestellt* und überprüft. Danach entfallen auf das *weibliche Geschlecht 65%* (= 133 Fälle) und auf das männliche 35% (= 76 Fälle), was etwa einem Verhältnis von *2:1 zugunsten des weiblichen Geschlechtes entspricht.* Während das *m. Sy.* eine *geringe Bevorzugung des männlichen Geschlechtes* erkennen läßt, ist beim *b. Rz. Sy.* demnach eine *deutliche des weiblichen Geschlechtes* vorhanden.

e) **Lokalisation**

Gemäß ihrer Entwicklung aus dem synovialen Gewebe der Sehnenscheiden, Gelenke und Schleimbeutel sind auch die b. Rz. Sy. ebenso wie die m. Sy. *Geschwülste der Extremitäten.*

Übereinstimmend werden die *Finger* als *häufigster Sitz* des b. Rz. Sy. angegeben (FLEISSIG 1913, FOSTER 1947, FRITSCH 1908, MARTENS 1955, ROSENTHAL 1909, STEWART 1948, TALLARIGO 1955, WRIGHT 1951 u. a.), nach FUCHS (1955), HARBITZ (1927), KING (1931), SPIESS (1913) u. a. dabei besonders die Beugeseite. Insgesamt ist die *obere Extremität* gegenüber der unteren deutlich bevorzugt. Die Angaben schwanken zwischen 88% (FUCHS 1955), 86% (WRIGHT 1951), 85% (MARTENS 1955), 76%

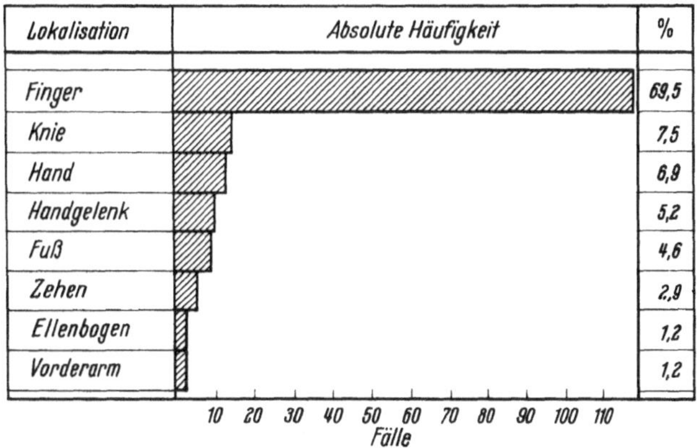

Abb. 39. Lokalisation von 175 benignen Riesenzellsynovialomen

(ROSENTHAL 1909), 75% (STEWART 1948) und 64,2% (TALLARIGO 1955). Entsprechend variieren die Häufigkeitsangaben für die untere Extremität, die im Durchschnitt 15% betragen.

Zur Erzielung genauerer Ergebnisse haben wir unter Verwendung sicherer Literaturfälle und der eigenen *175 Fälle* mit bekannter Lokalisation zusammengestellt. Daran bestätigen sich die Ergebnisse im allgemeinen. Die *Finger sind mit 69,5%* der *häufigste Sitz der b. Rz. Sy.* Dies läßt sich unschwer daraus erklären, daß die b. Rz. Sy. die Sehnenscheiden als Ausgangspunkt bevorzugen. Die Beugeseite der Finger überwiegt dabei nur leicht die Streckseite.

Auf die Finger folgen Knie (7,5%) und Hände (6,9%). Die Abb. 39 gibt über weitere Einzelheiten der Lokalisation Auskunft.

Somit sitzen 84% aller b. Rz. Sy. an den oberen Extremitäten und nur 16% an den unteren. Das b. Rz. Sy. verhält sich also *umgekehrt wie das m. Sy.*, bei dem 70% an der unteren Extremität lokalisiert sind (Abb. 40).

Eine erhebliche *Seitendifferenz*, die WRIGHT (1931) und FUCHS (1955) für die rechte Seite der Handflexoren und FUCHS zusätzlich für die Extensoren des rechten Fußes angeben, ist im eigenen Untersuchungsgut nicht nachweisbar. Beide Seiten sind hierbei gleich häufig befallen. Bei Nachprüfungen an einer größeren Fallzahl ergibt sich jedoch eine geringe Bevorzugung der rechten Extremitäten.

Atypische Lokalisationen sind extrem selten. MARTENS (1955) beschreibt eine Geschwulst im Zusammenhang mit dem Temporomandibulargelenk (29jähriger Mann) und eine weitere im linken Schenkeldreieck (27jähriger Mann).

Zusammenfassend läßt sich somit über die Lokalisation der b. Rz. Sy. feststellen: Das b. Rz. Sy. ist ein Tumor der Extremitäten. *Die obere Extremität ist fast sechsmal so häufig* befallen *wie die untere*, nahezu $^3/_4$ *aller Geschwülste* sitzen an den Fingern.

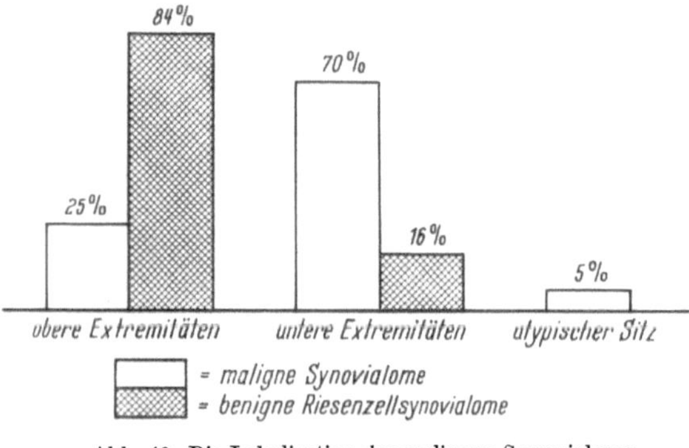

Abb. 40. Die Lokalisation der malignen Synovialome und der benignen Riesenzellsynovialome

f) Ausgangspunkt

Als Ausgangspunkte der b. Rz. Sy. müssen gemäß ihrer Entwicklung aus den synovialen Geweben Sehnenscheiden, Gelenke und Schleimbeutel gelten. Im Gegensatz zu den m. Sy. sind dabei die Sehnenscheiden so eindeutig bevorzugt, daß fast alle Geschwulstbezeichnungen dies zum Ausdruck bringen. In der Bevorzugung der *Sehnenscheiden* und hierbei wiederum jener der Hand sind sich alle Autoren einig (COOPERMAN 1932, FLEISSIG 1913, FOSTER 1947, FRITSCH 1908, FUCHS 1954, 1955, KING 1931, MARTENS 1955, ROSENTHAL 1909, RUBENS-DUVAL 1955, SPIESS 1913, STEDTFELD 1955/56, STEWART 1948, TALLARIGO 1955, WEGELIN 1928 und viele andere).

Als nächst häufiger Ausgangspunkt sind die *Gelenke* zu nennen. Unter ihnen dominiert bei weitem das Kniegelenk (EICHBAUM 1931, 2 Fälle; HARBITZ 1927, 9 Fälle; MINEAR 1951, 5 Fälle; STEDTFELD 1955/56; WUSTMANN 1928, 2 Fälle). Einen völlig atypisch lokalisierten Fall beschreibt MARTENS (1955) im Zusammenhang mit dem Temporo-Mandibulargelenk. Insgesamt jedoch sind die Gelenke als Ausgangspunkt selten (RUBENS-DUVAL 1955, STEWART 1948, TALLARIGO 1955, WEGELIN 1928 u. a.). Während die genannten Autoren die b. Rz. Sy. der Sehnenscheiden und Gelenke für wesensgleich halten, will FOSTER (1947) letztere als besondere, eigene Tumorform abgetrennt wissen, ohne seine Auffassung detailliert zu begründen.

B. Rz. Sy. der *Schleimbeutel* gelten als noch seltener (HÜNERMANN 1923, ROSENTHAL 1909, RUBENS-DUVAL, 1955, STEWART 1948, TALLARIGO 1955, ZWAHLEN 1935).

Eine genaue Überprüfung der eigenen 45 Fälle läßt uns diese Literaturangaben vollauf bestätigen. Mit 35 Geschwülsten (= 79%) führen eindeutig die Sehnenscheiden, ihnen folgen die Gelenke mit 8 Fällen (= 16,8%) und schließlich die Schleimbeutel mit 2 Fällen (= 4,2%). Unter den Sehnenscheiden sind die der Hand ausgesprochen, die der Handbeuge gering bevorzugt. Die Gelenktumoren verteilen sich auf die Fingergelenke (5 Geschwülste), das Kniegelenk (2 Geschwülste) und das obere Sprunggelenk (1 Fall). Unter den Schleimbeutelgeschwülsten nimmt die eine von der Bursa olecrani, die andere von einem Knieschleimbeutel ihren Ausgang. An der *Wesensgleichheit der Tumoren kann kein Zweifel* bestehen. Ihr klinisches und pathologisch-anatomisches Verhalten ist übereinstimmend.

Die aus unserem Untersuchungsmaterial ersichtliche Häufigkeitsverteilung der b. Rz. Sy. mag den Eindruck erwecken, als ob Gelenke und Schleimbeutel als Ausgangspunkt eine zufällige, durch das relativ kleine Ausgangsmaterial bedingte Überbewertung erfahren. Eine Durchsicht der Literaturfälle ließ leider aus den schon mehrfach erwähnten Gründen exakte Angaben nicht zu. Berücksichtigt man

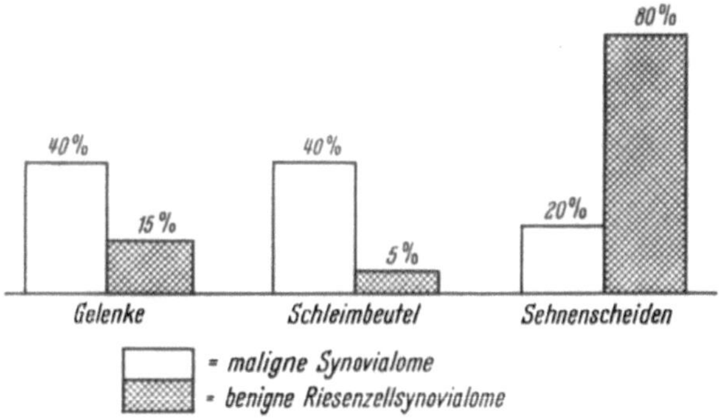

Abb. 41. Ausgangspunkt der malignen Synovialome und der benignen Riesenzellsynovialome

jedoch, daß unter den als „villo-noduläre Synovitis" veröffentlichten Fällen zweifelsohne zahlreiche echte b. Rz. Sy. verborgen sind und als Hauptlokalisation der villo-nodulären Synovitis Gelenke und als etwa gleich häufig Schleimbeutel und Sehnenscheiden genannt werden (JAFFÉ u. Mitarb. 1941, SANDERLUD 1955), so dürften die Verhältniszahlen unseres Untersuchungsgutes eine Verallgemeinerung erlauben.

Zusammenfassend ergibt sich somit: Als Ausgangspunkt der b. Rz. Sy. dominieren mit etwa *80% die Sehnenscheiden,* wobei weitaus am häufigsten die der *Hand* befallen sind. Auf die *Gelenke* (vorwiegend Kniegelenk) entfallen maximal *15%,* auf die *Schleimbeutel 5%.* Der damit zu den m. Sy. bestehende Unterschied wird aus Abb. 41 deutlich.

g) Entwicklungsdauer

Die Entwicklungsdauer der b. Rz. Sy., jenes Intervall vom Auftreten der ersten Symptome bis zum Therapiebeginn, gilt allgemein als lang.

Die *durchschnittliche Entwicklungsdauer* wird von STEWART (1948) mit 1 bis 2 Jahren, von WRIGHT (1951) mit $2^{7}/_{12}$ Jahren, von JAFFÉ u. Mitarb.

(1941) mit 3 bis 4 Jahren, von Rosenthal (1908) mit 1 bis 4 Jahren und von Foster mit 3,8 Jahren angegeben. Sehr lange Entwicklungszeiten (10 Jahre, 20 Jahre) sind nicht selten (Foster 1947, Minear 1951, Rosenthal 1908), aber auch solche von einigen Tagen werden vermerkt (Minear 1951).

Das eigene Untersuchungsmaterial zeigt eine ungewöhnlich hohe durchschnittliche Entwicklungsdauer von 4,25 Jahren. Dies erklärt sich daraus, daß zwei unserer Fälle eine Entwicklungsdauer von 10 Jahren und je einer eine solche von 20 und 30 Jahren aufweisen.

Bei der Errechnung der *durchschnittlichen Entwicklungsdauer* an einem zusammengestellten Untersuchungsgut von 149 Fällen ergibt sich ein Wert von *3,5 Jahren*. Während die durchschnittliche Entwicklungsdauer der *b. Rz. Sy.* somit *1 Jahr mehr* beträgt *als die der m. Sy.*, ergibt eine differenzierte Betrachtung der Entwicklungsdauer insofern ein gleichartiges Verhalten, als auch bei den *b. Rz. Sy. etwa 70%* aller Geschwülste sich *innerhalb der ersten beiden Jahre entwickeln*. Die Mehrzahl der b. Rz. Sy. liegt also weit unter dem Wert der durchschnittlichen Entwicklungsdauer.

Unter den verbleibenden 30% mit längeren Intervallen findet sich eine ungewöhnliche Häufung solcher mit 10, 20 und mehr Jahren.

Das Wachstum der b. Rz. Sy. geht nicht immer kontinuierlich vor sich, sondern kann in Schüben verlaufen. Die Geschwülste zeigen oft jahrelang kein merkliches Wachstum, bis aus ungeklärten Gründen plötzlich wieder eine sichtbare Größenzunahme erfolgt.

h) Klinische Symptomatik

Wenn die klinische Symptomatik der b. Rz. Sy. auch in hohem Maße von der Lokalisation bestimmt ist, so lassen sich doch den meisten Geschwülsten zukommende *Hauptsymptome* herausstellen. Diese sind ebenso wie bei den m. Sy. der *Schmerz*, der *Tumor* und die *Functio laesa*.

Der *Schmerz* ist meist das Anfangssymptom (Minear 1951, Sanderlud 1954, de Santo u. Mitarb. 1941, Stedtfeld 1955/56). Er wird bei den Geschwülsten der Sehnenscheiden und Gelenke selten vermißt und ist meist nicht kontinuierlich, sondern chronisch rezidivierend.

Er tritt besonders bei Bewegungen auf. An den Fingern und der Hand kann der Schmerz schon bei kleinsten, nicht sichtbaren Geschwülsten erheblich sein, wenn der Tumor, durch straffes Bindegewebe und Fascien an der Ausbreitung gehindert, unter einer starken Spannung steht.

Der *Tumor* (King 1931, Sanderlud 1954 u. a.) ist in Abhängigkeit von der Lokalisation von sehr unterschiedlicher Beschaffenheit. Fast ausnahmslos sind die Geschwülste auf *eine* Sehnenscheide, ein Gelenk oder eine Bursa beschränkt. Eine mehrknotige Beschaffenheit kann besonders in Gelenken oder Schleimbeuteln (Stewart 1948) multiple Tumoren vor-

täuschen. An den Fingern, an denen etwa 70% aller b. Rz. Sy. lokalisiert
sind, ist die Geschwulst als erbs- bis kirschgroßer derber Knoten zu
tasten, der kaum je diese Größe überschreitet. Dies erklärt sich aus der
mangelnden Ausdehnungsmöglichkeit an den Fingern, der frühzeitigen
Funktionsbehinderung und der daraus resultierenden raschen Diagnose
der Geschwulst. Dagegen sind die Geschwülste an den großen Gelenken
und am Bein oft pflaumen- oder gar hühnereigroß. Wesentlich größere
b. Rz. Sy. sind Ausnahmen, wie z. B. beim eigenen Untersuchungsgut ein
kindskopfgroßer Tumor in der Kniekehle, der sich innerhalb von 3 Jahren
entwickelt hatte. Bei der Entwicklung der Geschwülste in das Gelenk-
kavum hinein ist der Tumor selbst meist gar nicht zu tasten. Stattdessen ist aber dann eine *diffuse Gelenkschwellung* deutlich, die durch
einen Reizerguß hervorgerufen wird. Die Ergüsse sind serös, seltener
sanguinolent, immer steril und neigen zur Rezidivierung nach Punktion
(WEGELIN 1928, FRANGENHEIM 1929, LATTEN 1930, STEDTFELD 1956).

Eng verknüpft mit diesen beiden Hauptsymptomen und nicht minder
von Bedeutung ist die *Functio laesa* (ZUMTOBEL 1936, KING 1931,
MINEAR 1951, WRIGHT 1949, 1951, SANDERLUD 1954). Sie ist bei allen
Geschwülsten an Hand, Fingern und den intraarticulären Tumoren, also
bei etwa 80% aller Geschwülste, ein frühes Symptom. Bei den extra-
articulären und den an den Schleimbeuteln lokalisierten Geschwülsten
wird eine Funktionsbehinderung meist vermißt. Die Funktionsbehinderung ist ausgesprochen von der Lokalisation der Geschwulst abhängig.
In vielen Fällen ist sie der erste Anlaß zum Aufsuchen des Arztes, weil sie
im Arbeitsprozeß als besonders hinderlich empfunden wird. — Da es sich
bei den b. Rz. Sy. um gutartige Geschwülste handelt, fehlen Metastasen
und Störungen des Allgemeinbefindens.

i) Klinische Diagnose

So uncharakteristisch diese Symptomatik auch erscheint, für die
klinische Diagnose bietet sie unter Beachtung von Alter, Lokalisation
und Entwicklungsdauer wesentliche Anhalte.

Der Wert *zusätzlicher klinischer diagnostischer Maßnahmen* ist *bedeu-
tungslos*. Dies gilt insbesondere vom *Röntgenbild*, das keinerlei charakteristischen Befund zeigt. Von STEDTFELD (1955/56) wird eine auffallende
Schattendichte der Tumoren vermerkt, die ihre Ursache in der Hämosiderinablagerung haben soll. Da diese aber kein konstantes Merkmal der
Geschwülste ist, ist dieser Befund kaum verwertbar. An weiteren Rönt-
genbefunden beschreibt MINEAR (1951) in Spätfällen bei Gelenktumoren
mit Funktionseinschränkung uncharakteristische Dekalzifizierungen der
angrenzenden Knochen. — Verkalkungen, wie sie nach LEWIS (1940),
AITKIN (1948), KNUTSSON (1948) u. a. bei etwa 25% der m. Sy. zu beobachten sind, fehlen nach unserer Erfahrung beim b. Rz. Sy. völlig, so daß

dieser Befund im positiven Fall bei der Differentialdiagnose der gleich-
lokalisierten m. Sy. und der b. Rz. Sy. für erstere spricht.

Daß von der Bestimmung des *Cholesterins im Serum kein diagnostischer Anhalt* für das Vorliegen eines b. Rz. Sy. erwartet werden darf, muß
hier nachdrücklichst betont werden. Einzelheiten darüber sind bei der
Darstellung der Pathogenese erörtert.

Die *sichere Diagnose ,,benignes Riesenzell-Synovialom"* ist *nur morphologisch* möglich. Die *Verdachtsdiagnose* jedoch ist gegeben, wenn sich
langsam ein kleiner, derber, abgegrenzter Tumor mit rezidivierenden
Schmerzen im Bereich einer Sehnenscheide, eines Gelenkes oder eines
Schleimbeutels entwickelt. Dem Verdacht kommt ein hohes Maß an
Wahrscheinlichkeit zu, wenn der Tumor an den *Sehnenscheiden* der *Finger*
oder der *Hand* sitzt. Da etwa 70% aller b. Rz. Sy. sich derart verhalten,
ist demnach für die Mehrzahl die Wahrscheinlichkeitsdiagnose möglich.
Die Bevorzugung des weiblichen Geschlechtes, das Auftreten nach der
Pubertät, die häufige Funktionsbehinderung, das Fehlen von Metastasen
und Störungen des Allgemeinbefindens sind weitere Hinweise.

Die *klinische Differentialdiagnose*, deren Einzelheiten hier nicht
erörtert werden sollen, umfaßt die bei den m. Sy. aufgezählten Gruppen.
An erster Stelle steht die *Differentialdiagnose gegenüber den m. Sy.*, die
sich aus der gleichen Lokalisation beider Tumorgruppen erklärt, welche
wiederum das Ergebnis der übereinstimmenden synovialogenen Histogenese ist. Sie ist besonders an Gelenken und Schleimbeuteln, dem
häufigsten Sitz der m. Sy., schwierig.

j) Biologische Wertigkeit

Die biologische Natur der b. Rz. Sy. hat um die Jahrhundertwende
lange Zeit im Mittelpunkt der Diskussion gestanden. Aus dem kurzen
historischen Überblick ist dies ersichtlich.

Anfänglich galten die Tumoren als *maligne*, wofür *morphologisch* die
gewisse Polymorphie, der Reichtum an Riesenzellen und das zuweilen
beobachtete Einwachsen in das Nachbargewebe, *klinisch* die Rezidiv-
freudigkeit und das Auftreten von Metastasen zu sprechen schienen
(BOLOGNESE 1882, GAUDIANI 1906, 1908, LECLERC 1879, MORESTIN 1890,
CHASSAIGNAC 1852, SPENCER WELLS 1857, BILLROTH 1868, CZERNY 1869
und viele andere).

Was die *Metastasierung* anbelangt, so ist dagegen festzustellen, daß
eine solche bei echten b. Rz. Sy. *nicht* zu beobachten ist. Darin sind sich
heute nahezu alle Untersucher einig. Wenn KOBAK und PERLOW (1949)
trotz sonst kritischer Wertung eine Metastasierung für Fälle von TOUR-
NEUX (1913) und DE SANTO u. Mitarb. (1941) gelten lassen, so dürfte es sich
bei diesen Geschwülsten nicht um den hier zur Diskussion stehenden

Tumor, das b. Rz. Sy., handeln, sondern um seine maligne Form, die wir bei den m. Sy. dargestellt haben. Weitaus die meisten Autoren bekennen sich zur *Gutartigkeit* der b. Rz. Sy. (VON ALBERTINI 1928, ARZT 1919, BARTELS 1937, BOCK 1937, CABY 1948, FLEISSIG 1913, FUCHS 1954, FLETCHER und HORN 1951, GÖRÖG 1932, MEYERDING und JACKSON 1950, MINEAR 1951, SPENCER und WHIMSTER 1950, WRIGHT 1951, RUBENS-DUVAL 1955, STEDTFELD 1955/56, TALLARIGO 1955 u. a.). Auch wir schließen uns dieser Auffassung für das typische b. Rz. Sy. an, möchten jedoch in Übereinstimmung mit WRIGHT (1951) und TALLARIGO (1955) betonen, daß es zwischen den gutartigen Riesenzell-Synovialomen und den seltenen malignen Riesenzell-Synovialomen *Übergangsformen* gibt, deren biologische Natur mehr der einen oder anderen Seite zuneigt. Diese sind aber *sehr selten*. Bei der Morphologie sollen sie näher besprochen werden. Hier soll nur so viel vorausgenommen werden, daß mit Ausnahme dieser sehr seltenen Übergangsformen bei den Riesenzell-Synovialomen im Gegensatz zu den riesenzellfreien Synovialomen das morphologische Bild und die biologische Natur so weit konform gehen, daß gutartige und bösartige Geschwülste als solche von der Struktur her erkennbar sind und nicht erst aus dem Verlauf, wie wir dies für die reifen riesenzellfreien Synovialome beschrieben haben.

Mit der *Neigung zum Einwachsen in Nachbargewebe* und zu Rezidiven besitzen einzelne b. Rz. Sy. Eigenschaften, die manche Autoren veranlassen, ihnen eine Mittelstellung zwischen gutartigen und bösartigen Geschwülsten einzuräumen (EICHBAUM 1931, ROSENTHAL 1909, SPIESS 1913, HÜNERMANN 1923).

Das *Einwachsen* der b. Rz. Sy. in Nachbargewebe (Sehnen, Gelenke, Knochen, Muskulatur) erfolgt aber nicht im Sinne bösartiger Geschwülste destruierend, sondern verdrängend durch zapfenförmige Geschwulstfortsätze. Dabei kann es zu Druckatrophien des Nachbargewebes kommen (VON ALBERTINI 1928, BARTELS 1937, BOCK 1937, CABY 1948, FLETCHER und HORN 1951, FUCHS 1955, JAFFÉ u. Mitarb. 1941, WILLNOW 1960, ZUMTOBEL 1936). Ein von uns beobachteter, von einer Sehnenscheide ausgehender Rezidivtumor (J 594/54) des fünften Fingers zeigt ein analoges Verhalten: Ein zapfenförmiger Ausläufer der bohnengroßen Geschwulst hat zum umschriebenen Schwund der Corticalis der Mittelphalanx geführt und ist bis in die Spongiosa vorgewachsen.

Ein echtes infiltrierendes und destruierendes Wachstum eines morphologisch gutartigen Rz. Sy., das KEUSENHOFF und HAENSELT (1949) bei einer Rezidivgeschwulst an der Sehnenscheide des Fußes bei einer 36jährigen Frau gesehen haben, dürfte eine ganz seltene Ausnahme bleiben.

Die *Neigung der b. Rz. Sy. zu Rezidiven* ist für sie als gutartige Geschwülste ungewöhnlich ausgeprägt. Die Zahlenangaben darüber schwanken sehr, was vorwiegend darauf zurückzuführen ist, daß die Mehrzahl

der Patienten aus dem Gesichtskreis des Arztes entschwinden und eine
genaue, mehrere Jahre währende Nachkontrolle nicht möglich ist.

HARBITZ und FRANCIS (1928) sahen bei 11 Fällen 2 Rezidive, RAGINS und SHI-
VELY (1939) bei 23 Fällen 3, GALLOWAY u. Mitarb. (1940) bei 61 Fällen 9, MINEAR
(1951) bei 41 Fällen 2, FOSTER (1947) bei 42 Fällen 3 und WRIGHT (1951) gar bei
54 Fällen 23 Rezidive. Diese Angaben WRIGHTS entsprechen einer Rezidivhäufigkeit
von 44%, die tatsächliche hält WRIGHT für noch höher.

Vom eigenen Untersuchungsmaterial sind von von elf genau nachbeobachteten Fällen nur zwei mit Rezidiven bekannt. Die lückenhafte Nachbeobachtung der restlichen Fälle versagt uns über diese Fälle genaue
Angaben. Solche sind aber darum auch an einem größeren, aus der
Literatur zusammengestellten Material nicht möglich. Insofern ist auch
die Mitteilung von FUCHS (1955), der unter 542 Fällen des Schrifttums
43 rezidivierende Tumoren fand, mit großer Zurückhaltung zu werten.
Immerhin scheint uns bei Beachtung aller Angaben über die Rezidivneigung der b. Rz. Sy. der von WRIGHT (1951) an seinem eigenen Material
errechneten Prozentsatz von 44% viel zu hoch, als daß er verallgemeinert
werden dürfte. Vielmehr ist die *Rezidivrate der b. Rz. Sy. etwa zwischen
15 bis 20% anzusetzen.* Das Intervall zwischen der Entfernung des Primär-
tumors und dem Auftreten des Rezidivs ist sehr verschieden. Rezidive
wurden nach 6 Tagen, aber auch erst nach 18 Jahren beobachtet. Doppelte Rezidive sind sehr selten.

Als *Ursache der Rezidive* ist vor allem die *ungenügende chirurgische
Entfernung* des Tumors zu nennen, die leicht daraus erklärbar ist, daß bei
der Exstirpation einer gelappten Geschwulst kleine Teile verbleiben, die
nur locker mit der Hauptmasse des Tumors verbunden sind. Ähnlich verhält es sich, wenn eine mehrknotige Geschwulst über große Teile einer
Gelenkkapsel ausgedehnt ist. Weiterhin ist es möglich, daß ein ober-
flächlich gelegener Tumor von einer tiefen Sehnenscheide gestielt seinen
Ausgang nimmt und bei der Exstirpation der Stiel belassen wird. FLEISSIG
(1913) bezeichnet diese Art der Rezidive darum als *Pseudorezidive.* Für
die meisten Rezidivgeschwülste, besonders für die innerhalb weniger
Wochen und Monate auftretenden, ist in der Tat diese Genese anzunehmen. Für die nach Jahren auftretenden dagegen muß eher ein echtes
Rezidiv angenommen werden. Morphologisch zeichnen sich die zur Rezidivierung neigenden Primärtumoren und die Rezidive manchmal durch
starke Proliferation eines zellreichen, riesenzellärmeren Tumorgewebes
aus. Bei der Besprechung der Morphologie wird darauf und auf die
Beziehungen zwischen Struktur und biologischem Verhalten noch eingegangen.

Eine *maligne Entartung* der b. Rz. Sy. lehnt MINEAR (1951) ab, KING
(1931), VIVO (1949) sowie SPENCER und WHIMSTER (1950) bezeichnen sie
als extrem selten. Im eigenen Untersuchungsmaterial fand sich keine.

Überzeugende Fälle sind auch bei kritischer Literaturdurchsicht nicht zu finden. Das schließt nicht aus, daß im *Einzelfall* ähnlich wie bei anderen gutartigen Geschwülsten eine maligne Entartung auch beim b. Rz. Sy. *möglich* ist. Eine besondere Neigung dazu besteht jedoch nicht.

Zusammenfassend lassen sich somit die b. Rz. Sy. als *gutartige Geschwülste* bezeichnen. Die *Prognose* ist *quoad vitam für alle Geschwülste absolut günstig*, quoad sanationem nur für jene, deren totale Entfernung gelingt, während bei den subtotal entfernten mit einem örtlichen Rezidiv gerechnet werden muß. Dies gilt für etwa 15 bis 20% der b. Rz. Sy. und trifft vor allem die Geschwülste, die durch einen gelappten, mehrknotigen oder gestielten Bau eine Totalexstirpation erschweren. Unterschiede im morphologischen Differenzierungsgrad sind bei den b. Rz. Sy. erst in zweiter Linie dafür maßgebend. Für die Prognose der Übergangsformen dagegen, die zurückhaltender gestellt werden muß, sind sie entscheidend.

k) Therapie

Für die Therapie der b. Rz. Sy. sind entsprechend der unterschiedlichen Deutung der Geschwülste verschiedene Vorschläge gemacht worden.

Eine *Amputation* der befallenen Extremität wird von jenen Autoren gefordert, die die b. Rz. Sy. für Sarkome hielten. Sie soll als überholt nur der Vollständigkeit halber erwähnt werden.

Die meisten Untersucher empfehlen die *Exstirpation* (FLEISSIG 1913, JAFFÉ u. Mitarb. 1941, WRIGHT 1951), einige die *Exstirpation mit Röntgennachbestrahlung* (SANDERLUD 1954, STEDTFELD 1956, MINEAR 1951). Aber auch ausgedehntere, vom Einzelfall her bestimmte operative Maßnahmen werden berichtet.

MINEAR (1951) führte bei einem Gelenktumor mit ausgedehntem Befall der Synovialmembran und Arrosion des Gelenkknorpels eine Synovialektomie durch, bei einem anderen Tumor (47jährige Frau) mit Einwachsen in Talus und Tibia eine Amputation.

Auch STEDTFELD (1956) empfiehlt bei ausgedehntem Befall der Synovialis eine Synovialektomie.

Da es nicht unsere Aufgabe sein kann, eine detaillierte Besprechung der Therapie des b. Rz. Sy. zu geben, wollen wir uns auf einige wesentliche Hinweise beschränken.

Wenn die Therapie der b. Rz. Sy. auch wie bei den m. Sy. vom Einzelfall her bestimmt werden muß, so ergeben sich doch bei Berücksichtigung der klinischen und morphologischen Eigenschaften dieser Geschwulstgruppe einige *allgemein gültige Richtlinien*. Die *Totalexstirpation* ist die *Methode der Wahl*.

Für die gut abgegrenzten, von einer Kapsel umschlossenen, histologisch typischen Geschwülste, der Mehrzahl aller b. Rz. Sy., ist sie ausreichend und geeignet, auch Rezidive zu verhüten. Eine *Röntgennachbestrahlung* ist dabei unnötig und obendrein bei den ausdifferenzierten typischen Geschwülsten von zweifelhaftem Wert. Trotzdem sollte sie bei den aus Gründen der komplizierten örtlichen Ausbreitung subtotal entfernten Tumoren angeschlossen werden. Indiziert ist die Nachbestrahlung bei den seltenen geweblich niedriger differenzierten, zellreichen Geschwülsten und vor allem bei den sog. Übergangsformen.

Radikalere chirurgische Maßnahmen (Synovialektomien, Amputationen) bleiben beim b. Rz. Sy. immer Ausnahmen und jenen Geschwülsten vorbehalten, die durch ihre Wuchsform (mehrknotiger Befall größerer Synovialisbezirke im Gelenk, zapfenförmiges Einwachsen ins Nachbargewebe) den Rahmen des Typischen sprengen.

I. Die Morphologie der gutartigen Riesenzellsynovialome

Im Gegensatz zur morphologischen Struktur der malignen Synovialome, die sich durch sehr verschiedene Differenzierungen innerhalb der Geschwulstgruppe und der einzelnen Geschwülste auszeichnen, ist der Feinbau der gutartigen Riesenzellsynovialome recht einheitlich und meist so typisch, daß die histologische Diagnose keine Schwierigkeiten bereitet. Ebenso wie aber formale und kausale Genese der b. Rz. Sy. sehr unterschiedliche, oft gegensätzliche Deutungen erfahren haben und noch immer erfahren, finden sich auch entsprechend abweichende Aussagen über das führende morphologische Merkmal der Geschwülste. Bislang sind dafür nahezu alle am Aufbau der Geschwulst beteiligten Einzelelemente einmal genannt worden: Die Xanthomzellen, das Hämosiderin, Histiocyten, Fibrocyten, die Riesenzellen, die Gefäße und die Spalten.

Die an der systematischen Untersuchung unserer eigenen Fälle erhobenen Befunde haben uns dagegen gelehrt, daß keines der genannten Merkmale die b. Rz. Sy. in ihrem morphologischen Charakter erfaßt. *Das gestaltliche Prinzip* dieser Geschwulstgruppe wird vielmehr repräsentiert durch die *synoviale Struktur*, die in gleicher Weise wie bei den malignen Synovialomen durch die synoviale Spaltbildung und die synovialpseudoepitheliale Differenzierung mesenchymaler Zellen zum Ausdruck kommt. Die Riesenzellen als Äquivalent der Hohlraumbildung sind Bestandteil der synovialen Struktur und als solche für die b. Rz. Sy. charakteristisch.

Die folgenden Ausführungen über die Morphologie der b. Rz. Sy. sollen im einzelnen unsere Vorstellung belegen.

1. Material und Methode

Das eigene Untersuchungsgut umfaßt 45 Geschwülste. Diese stammen von dem Eingangsmaterial des Pathologischen Institutes aus den Jahren 1952 bis 1958.

Die Geschwülste wurden in 10%igem Formalin fixiert. Eine vollständige Aufarbeitung durch Stufen- und Serienschnitte mußte auf die von 1956 an stammenden Geschwülste beschränkt werden, weil das Restmaterial der Fälle aus den Jahren 1952 bis 1955 nicht zur Verfügung stand. Da aber auch von diesen Geschwülsten jeweils mehrere gute Belegpräparate in verschiedenen Färbungen und bisweilen eingeblocktes Restmaterial vorhanden waren, wurde bei den morphologischen Untersuchungen auf diese Tumoren nicht verzichtet.

Das fixierte Material wurde vorwiegend in Paraffin eingebettet, zum Teil aber auch nach der Gefrierschnittmethode behandelt.

Alle Geschwülste wurden mit Hämatoxylin-Eosin und nach VAN GIESON gefärbt. Bei einem großen Teil wurden für zahlreiche Schnittserien systematisch die gleichen histochemischen Methoden wie bei den malignen Synovialomen angewandt. Es sei darum auf die dort im Kapitel „Material und Methode" gegebene Übersicht verwiesen.

Für die Erhebung der Einzelbefunde wurden die gleichen Befundkarten wie bei den m. Sy. verwendet, da durch deren systematische Auswertung ein Vergleich der morphologischen Befunde der gutartigen Riesenzellsynovialome untereinander als auch ihr Vergleich zur Gesamtgruppe der Synovialome am besten möglich war.

2. Kasuistik

Der Feinbau der gutartigen Rz. Sy. ist in mehreren Veröffentlichungen ausführlich und gut dargestellt. Innerhalb bestimmter Grenzen ist er so einheitlich und übereinstimmend, daß es nicht unsere Aufgabe sein kann, eine detaillierte Beschreibung aller unserer Fälle zu geben. Dies soll vielmehr auf einige Geschwülste beschränkt bleiben. Der erste Fall, für den wir eine nicht besonders auffällige Durchschnittsgeschwulst ausgewählt haben, soll dazu dienen, *als Typus* die allen b. Rz. Sy. gemeinsame charakteristische Struktur aufzuzeigen. An Hand einiger weiterer, dafür besonders geeigneter Fälle soll die synoviale Struktur als führendes gestaltliches Prinzip und die Neigung der Geschwulst zur progressiven Sklerosierung verdeutlicht werden. Eine tabellarische Übersicht über die qualitative und quantitative Ausprägung der am Aufbau der b. Rz. Sy. beteiligten Strukturelemente soll schließlich, die Kasuistik ersetzend, über die morphologische Struktur aller eigenen Fälle summarisch orientieren.

Fall 1 (J.-Nr. 8260/57)

Anamnese: 24jähriger Zimmermann, bei dem sich innerhalb von 2 Jahren, angeblich im Anschluß an eine Prellung, ein kleiner Knoten am Finger entwickelt hat, der zuweilen einen ziehenden Schmerz verursachte und bei der Arbeit hinderlich war.

Klinischer Befund: Bohnengroßer, derber Tumor an der Beugeseite eines Fingers (genaue Angabe fehlt) über dem Endglied. — Keine Allgemeinsymptome. — Ausgangspunkt: Beuge-Sehnenscheide.

Therapie: Totalexstirpation.

Verlauf: Glatte Wundheilung, kein Rezidiv.

Makroskopischer Befund: Bohnengroßer, derber, von einer Kapsel umschlossener Tumor, der von fleckig graubraungelber Farbe ist und dessen Schnittfläche gefeldert, aber homogen erscheint.

Histologischer Befund: Die Geschwulst ist von einer schmalen Kapsel umgeben. Von dieser ziehen Bindegewebszüge septenartig durch die Geschwulst und teilen diese in unterschiedlich große Läppchen auf. Kapsel und Septen bestehen aus einem zellarmen kollagenen *Bindegewebe,* das teilweise hyalinisiert ist, überall aber sich verzweigende Faserbündel ins Innere der Läppchen abgibt, so daß die gesamte Geschwulst von sich durchflechtenden kollagenen Fasern durchsetzt ist. Diese sind überwiegend schmal, netzartig angeordnet, können aber auch zu breiteren sehnenartigen Bündeln vereint sein und eine erhebliche Hyalinisierung aufweisen. Elastische Fasern sind nur vereinzelt in der Kapsel anzutreffen, in der Geschwulst werden sie überall vermißt. In dieses faserige Stroma eingefügt sind zellige Elemente und Hohlräume.

Die Geschwulst ist zellreich und läßt mehrere Zelltypen nebeneinander erkennen.

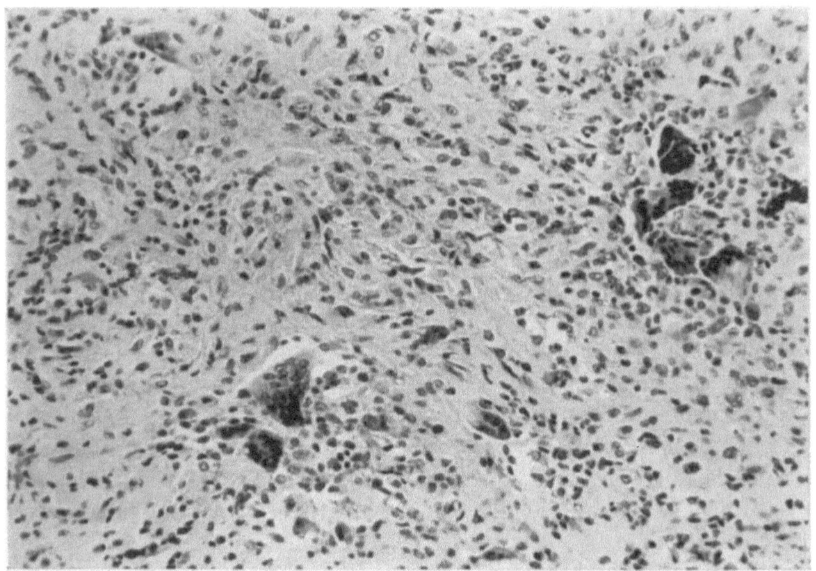

Abb. 42. J.-Nr. 8260/57. Gutartiges Riesenzellsynovialom. Übersicht. (Histiocytäres und fibrocytäres Stroma mit Einschluß zahlreicher Spalten. In Gruppen gelegene Riesenzellen. 24 jähriger Mann. HE. Vergr. 220fach

1. Die Mehrzahl der Zellen ähnelt *Histiocyten:* diese Zellen sind groß, hell und enthalten einen bläschenförmigen, runden Kern mit ein bis zwei Nucleoli. Der Kern grenzt sich durch eine gut sichtbare Kernmembran gegen das Protoplasma ab. Im Kern ist ein zartmaschiges Chromatingerüst deutlich. — Diese Zellen sind über den ganzen Tumor verteilt, oft zu dichten Haufen und Strängen in spongiochymaler Anordnung zusammengelagert (Abb. 42).

2. Nächst diesen histiocytären Zellen gibt es zahlreich solche, die *Fibrocyten* ähnlich sind; sie sind langspindelig, das Protoplasma ist intensiv gefärbt. Ihre Kerne entsprechen dieser Zellform, sind aber so chromatindicht, daß Einzelheiten der homogenen Kernstruktur nicht zu differenzieren sind. Diese Zellen finden sich immer in engstem Kontakt zu den kollagenen Fasern, die ihnen unmittelbar angelagert sind. Mit den Fasern gemeinsam und entsprechend dem Faserverlauf gerichtet, durchziehen sie die Geschwulst und durchflechten sich, bei isolierter Betrachtung den Strukturen eines Fibroms vergleichbar.

3. Als eindrucksvollstes Zellelement finden sich reichlich *Riesenzellen*. Sie sind mehrkernig und besitzen durchschnittlich etwa 15 Kerne, aber auch solche mit sehr wenigen (zwei bis drei Stück) oder sehr vielen Kernen (60 bis 70) kommen vor. Bläschenförmige Kerne mit ein bis zwei Nucleolen und deutlicher Kernmembran sowie kleinere chromatindichte, fast pyknotisch erscheinende kommen innerhalb einer Zelle vor; meist jedoch enthalten die kleineren, kernärmeren Zellen die großen blasigen Kerne und die großen, kernreichen Zellen die kompakten Kerne. Die Kerne nehmen große Teile der Zellen ein, so daß oft nur ein schmaler Plasmasaum verbleibt. Eine zentrale Lagerung ist bevorzugt, eine periphere selten. Das Protoplasma der Riesenzellen ist intensiver gefärbt als das der übrigen Geschwulstzellen. Form

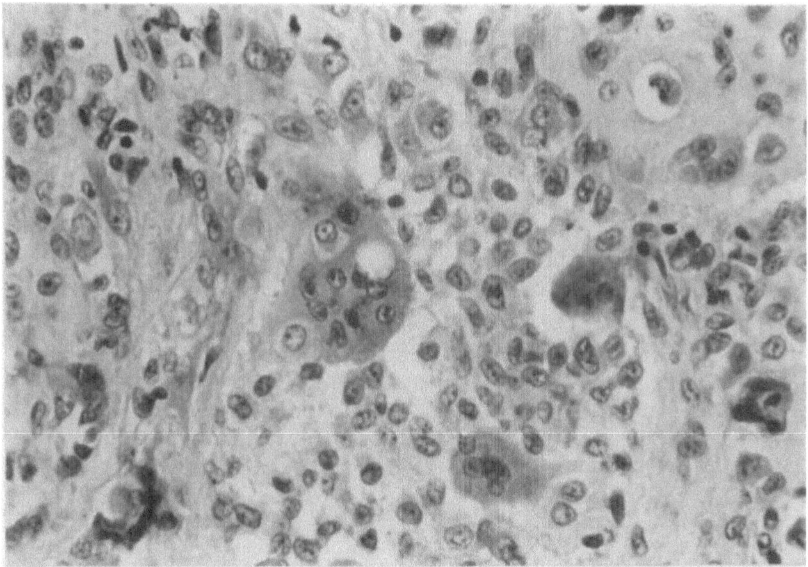

Abb. 43. Fall wie Abb. 42. Im spongiochymalen Zellverband und in der Wand von Spalten gelegene junge Riesenzellen mit intraplasmatischen Vacuolen. HE. Vergr. 441fach

und Größe der Riesenzellen variieren sehr. Es finden sich eiförmige, runde, besonders häufig aber unregelmäßig geformte mit Vorwölbungen, Buchten und kleinen Ausläufern. Die Riesenzellen sind disseminiert über die Geschwulst verteilt, oft zu Gruppen von fünf bis acht Zellen zusammengelagert, nur durch wenig zellig-faseriges Geschwulstgewebe voneinander getrennt. Sehr selten sind sie inmitten kompakten Tumorgewebes anzutreffen, vielmehr ist ihre räumliche Beziehung zu Hohlräumen auffällig. Sie beteiligen sich an deren Begrenzung oder liegen inmitten eines größeren Hohlraumes, dann oft durch Plasmaausläufer in dem umgebenden Geschwulstgewebe verankert. Einzelne Riesenzellen zeigen auch einen kleinen runden Hohlraum inmitten des Plasmaleibes, an anderen erkennt man die Abtrennung eines kleinen Zellteiles vom Zelleib durch zarte kollagene Fasern (Abb. 43).

Auffallend sind über die ganze Geschwulst in unterschiedlichem Ausmaß verteilte *Hohlräume*. Am häufigsten sind Lücken und Spalten. Die Lücken sind kleinste, rundliche Auflockerungen des zelligen spongiochymalen Geschwulstgewebes. Die Spalten, meist länglich geformt, sind teils von Fasern, teils von Geschwulstzellen

oder Riesenzellen begrenzt, ohne daß diese regelmäßig eine Formierung zu einer auskleidenden Zellage erfahren haben. Manchmal sind die begrenzenden Zellen endothelähnlich. Selten, aber deutlich sind schlauchartige Hohlräume, die von einer
zusammenhängenden einreihigen Zellage epithelähnlicher Zellen ausgekleidet sind,
deren Zusammenhang mit den übrigen Geschwulstzellen, vorwiegend den histiocytären, mehrfach an dem allmählichen Übergang dieser beiden Zelltypen erkennbar ist (Abb. 44). Eine typische Basalmembran wird bei Silberfärbungen vermißt.
Auch an der Begrenzung dieses Hohlraumtypes sind Riesenzellen beteiligt. Nur
vereinzelt und spärlich ist in den Hohlräumen ein PAS-positiver, metachromatischer,
schwach mucicarmin-positiver Inhalt anzutreffen. Die genannten Zellen, Fasern und
Hohlräume sind zu einer organoiden Struktur innig miteinander verknüpft.

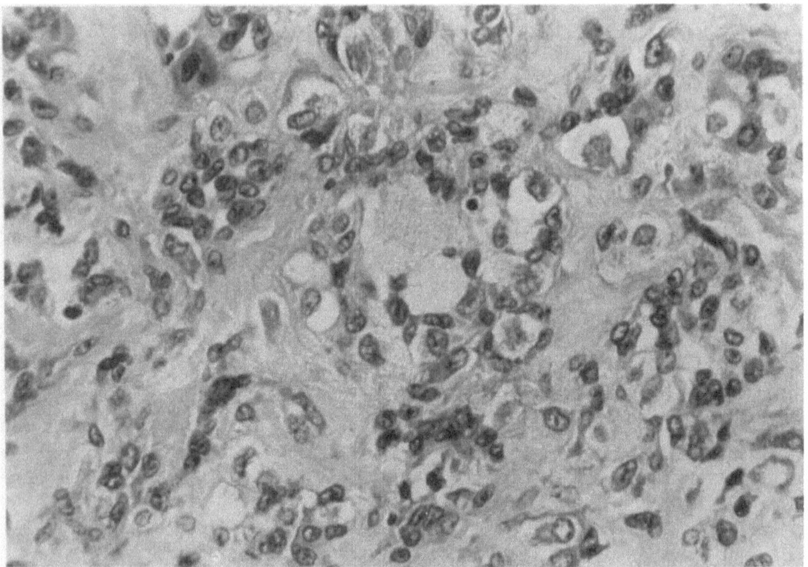

Abb. 44. Fall wie Abb. 42. Übergangsformen der Spalten zu Tubuli mit unvollständiger pseudoepithelialer Zellformierung. v. G. Vergr. 441fach

Vorwiegend in der Peripherie der Geschwulst fallen Bezirke auf, in denen eine
Lipoid- und Eisenablagerung erfolgt ist. Beide Substanzen finden sich bevorzugt
intracellulär, jedoch niemals in den Riesenzellen. Durch die intracelluläre Lipoid-
anhäufung sind die Tumorzellen zu großen xanthösen Zellen mit einem wabigen
Protoplasma aufgebläht. Diese Zellen liegen in Gruppen herdförmig zusammen.
Vereinzelt sind auch nadelartige Kristalle extracellulär, zu Büscheln vereint in der
unmittelbaren Nachbarschaft der xanthösen Bezirke zu finden. Erheblich, und die
Lipoidablagerung etwa um das Doppelte übertreffend, ist die Hämosiderinspeiche-
rung. Sie bevorzugt ausgesprochen die Tumorperipherie und findet sich in Form feinst-
körniger Ablagerung im Zellplasma der Geschwulstzellen und auch extracellulär im
Zwischengewebe. Häufig sind Lipoid und Eisen in einer Zelle gemeinsam anzutreffen.

An Gefäßen ist die Geschwulst arm; größere arterielle oder venöse
fehlen vollständig.

Histologische Diagnose: Typisches gutartiges Riesenzellsynovialom.

Die folgenden Geschwülste zeigen — wie alle unseres Untersuchungsgutes — eine prinzipiell gleichartige Struktur, lassen aber einzelne für die morphologische und morphogenetische Charakterisierung der b. Rz. Sy. bestimmende Gestaltmerkmale besonders hervortreten. Auf diese soll sich darum die Darstellung konzentrieren.

Fall 2 (J.-Nr. 6226/55)

Anamnese: 62jährige Hausfrau, bei der innerhalb eines halben Jahres an der Beugeseite des Mittelfingerendgliedes ein kleiner, ab und zu schmerzender Knoten entstand.

Klinischer Befund: Kirschgroßer Tumor an der Beugeseite des rechten Mittelfingerendgliedes. Geschwulst gut abgegrenzt. Keine Allgemeinsymptome. — Ausgangspunkt: Sehnenscheide.

Therapie: Totalexstirpation.

Verlauf: Regelrechte Wundheilung, kein Rezidiv.

Makroskopischer Befund: Kirschgroßer, graugelber, mittelderber, von einer Kapsel umschlossener Tumor, der auf der gefelderten Schnittfläche neben homogenen Bezirken auch feinstporöse zeigt.

Histologischer Befund: Die von einer Kapsel aus kollagenem Bindegewebe umschlossene Geschwulst ist arm an faserigem Bindegewebe. Der Tumor ist fast rein zellig, wobei die histiocytären Zellen das Bild beherrschen. Große Geschwulstbezirke, vorwiegend die peripheren, bestehen aus xanthomatösen Zellen, während eine Eisenablagerung völlig fehlt. Riesenzellen typischer Art sind reichlich vorhanden. Neben dieser ausgedehnten Lipoidspeicherung, der wir für die Erfassung des eigentlichen gestaltlichen Geschwulstcharakters keine Bedeutung beimessen, ist es die *auffällige Ausbildung hochdifferenzierter Hohlräume,* die das histologische Bild der Geschwulst bestimmt. Die dichten soliden Zellformationen sind durchbrochen von einer Vielzahl schlauchartiger und kleincystischer Hohlräume, die neben desquamierten Zellen auch vereinzelt kleine Mengen einer schwach PAS-positiven, metachromatischen Flüssigkeit enthalten. Die Hohlräume sind begrenzt von mehreren Schichten kubisch-cylindrischer Zellen, die nach Art eines Epithels die gesamte Circumferenz als zusammenhängender Zellbelag auskleiden. Sie stehen im Zusammenhang mit dem als Stroma wirkenden histiocytären Geschwulstgewebe. Während dieses aber von einem feinen argyrophilen Netzwerk durchzogen wird, dringt das Silberfasernetz in die Schicht der Pseudoepithelien nicht ein. Die fehlende Ausbildung einer zusammenhängenden Basalmembran und jene Bezirke, an denen der kontinuierliche Übergang der histiocytären Zellen in die hohlraumauskleidenden Zellen deutlich wird, lassen letztere als pseudoepitheliale Umformungen der mesenchymalen Stromazellen erkennen (Abb. 45 und 46). In die kleincystischen Hohlräume ragen dicht aneinandergelagerte Papillen und Zotten hinein. Mitosen fehlen. Der Aufbau der Geschwulst wirkt in den beschriebenen Abschnitten drüsig. Die Geschwulst ist vorwiegend peripher reich an kleinen arteriellen Gefäßen.

Histologische Diagnose: Gutartiges Riesenzellsynovialom mit *hochdifferenzierten synovialen Strukturen.*

Fall 3 (J.-Nr. 1149/57)

Anamnese: 50jährige Hausfrau mit einem kleinen, derben Knoten an der Beugeseite des linken Zeigefingers, über dessen Entwicklungsdauer und Symptome keine Angaben zu ermitteln sind.

Klinischer Befund: Aus mehreren Teilen bestehender Tumor am Endglied des linken Zeigefingers im Zusammenhang mit der Beugesehnenscheide. Genaue Angaben nicht zu ermitteln. — Ausgangspunkt: Sehnenscheide.

Therapie: Totalexstirpation, stückweise Tumorentfernung.

Verlauf: unbekannt.

Makroskopischer Befund: Zwei erbsgroße, graue, derbe Knoten ohne wesentliche Strukturierung der Schnittfläche.

Histologischer Befund: Die Geschwulst ist nur teilweise von einer Kapsel umschlossen. Sie enthält wenig Schaumzellen und Hämosiderin, letzteres nur vereinzelt peripher. Riesenzellen sind sehr zahlreich, immer zeigen sie die enge Beziehung zu Hohlräumen. Die Geschwulst *zeichnet sich aus* durch eine große Zahl von *Hohlräumen der verschiedensten Differenzierungsgrade*, durch eine Neigung zur *Hyalinisierung* und durch den *Zusammenhang mit der Synovialis der Sehnenscheide* (Abb. 47).

Bei den *Hohlräumen* finden sich alle Übergänge von den Lücken und Spalten zu den tubulären und kleincystischen. — Ausgedehnte Geschwulstbezirke bestehen aus einem durch kleine Lücken siebartig aufgelockerten Spongiochym, dessen Zellen

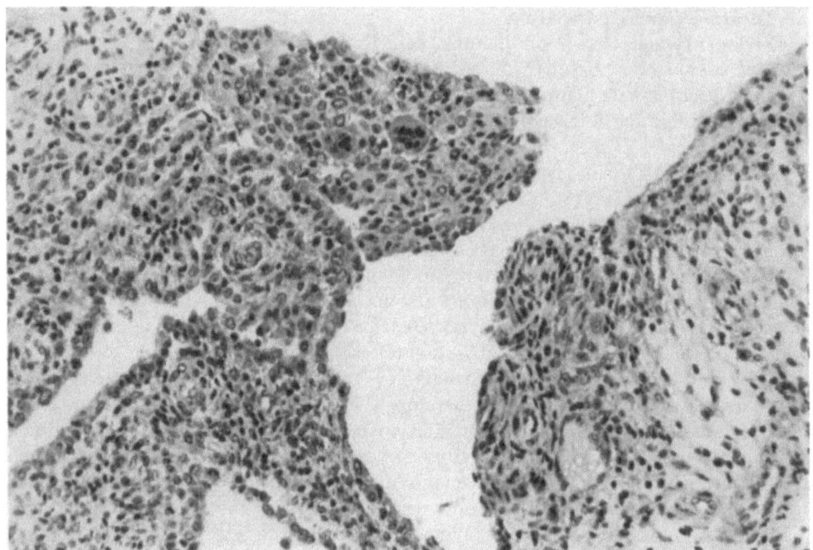

Abb. 45. J.-Nr. 6226/55. Gutartiges Riesenzellsynovialom. Tubuläre und cystische Hohlräume mit hochdifferenzierten pseudoepithelial-synovialen Strukturen. 62jährige Frau. v. G. Vergr. 220fach

als weitmaschiges Netz die meist rundlichen Lücken umschließen, ohne eine synchymale Formierung aufzuweisen. Kleine Riesenzellen sind in dieses Spongiochym eingeschlossen. — Die tubulären und kleincystischen Hohlräume enthalten zahlreiche Riesenzellen. Häufig liegen sie inmitten des Hohlraums und sind nur durch schmale Plasmaausläufer mit der Wand verbunden. Die Auskleidung erfolgt durch flache kubische Zellen in einfacher Zellage. Durch stärkere Desquamation ist eine kontinuierliche Schicht kaum je erhalten. Sehr auffällig ist die kräftige Entwicklung und ausgeprägte *Hyalinisierung* des Fasergewebes, das an diese Hohlräume angrenzt. Es ist zellarm und umschließt sie in breiten Ringen und Bändern. An den Stellen, wo die pseudoepitheliale Grenzschicht desquamiert ist, stoßen Hohlraum und hyalines Bindegewebe unmittelbar aneinander.

Deutlich erweist sich im vorliegenden Fall der *Zusammenhang* der Geschwulst *mit normalem Synovialgewebe.* An umschriebener Stelle gehen ohne scharfe Abgrenzung beide kontinuierlich ineinander über (s. Abb. 47).

Histologische Diagnose: Gutartiges Riesenzellsynovialom mit synovialen Hohlräumen verschiedener Differenzierungsgrade, stärkerer Hyalinisierung und unmittelbarem Zusammenhang mit dem Synovialgewebe einer Sehnenscheide.

Fall 4 (J.-Nr. 5991/54)

Anamnese: 37jährige Reinigungsfrau, bei der im Zeitraum von 4 Jahren sehr allmählich ein kleiner Knoten in der rechten Hohlhand entstand, der nur zeitweilig einen bohrenden Schmerz verursachte.

Klinischer Befund: Derber, haselnußgroßer Tumor in der rechten Hohlhand. Haut über der Geschwulst verschieblich. Allgemeinbefinden gut. — Ausgangspunkt: Sehnenscheide.

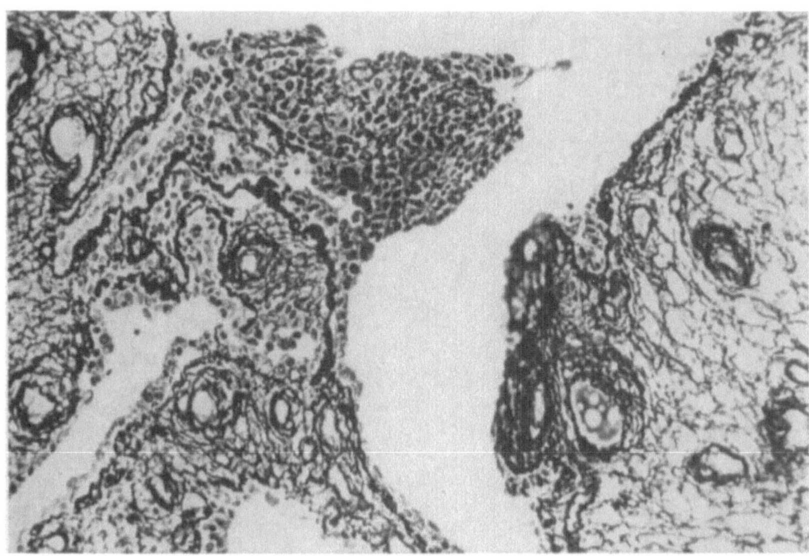

Abb. 46. Fall wie Abb. 45. Dichtes Fasernetz im histiocytären Stroma, Fehlen der Fasern in den pseudoepithelialen Verbänden; stellenweise basalmembranähnliche Abgrenzung gegen das synoviale Pseudoepithel. Gomori. Vergr. 220fach

Therapie: Totalexstirpation.

Verlauf: Glatte Wundheilung, kein Rezidiv.

Makroskopischer Befund: Auffallend derber, haselnußgroßer Knoten, von deutlicher Kapsel umschlossen. Schnittfläche homogen, grau; einzelne feinste gelbbraune Flecken disseminiert über die Schnittfläche verteilt.

Histologischer Befund: Die Geschwulst erweist sich als typisches b. Rz. Sy. Sie ist vollständig von einer stark hyalinisierten Kapsel umschlossen, insgesamt zellarm, wenngleich Riesenzellen reichlich vorhanden sind. Schaumzellen sind nur ganz vereinzelt in kleinsten Gruppen über den Tumor verteilt, bisweilen zusätzlich mit Hämosiderin beladen. Dieses liegt aber meist von ihnen isoliert peripher. Die Geschwulst fällt auf durch den *Reichtum an synovialen Hohlräumen und eine hochgradige Hyalinisierung.* Große Teile der Geschwulst sind in breite Hyalinflächen umgewandelt, in welche die zahlreichen spaltförmigen und kleincystischen, runden oder ovalen Hohlräume eingestanzt erscheinen. Die meisten Hohlräume werden von großkernigen Zellen ausgekleidet, die in wechselnd hoher Schichtung die Circumferenz umschließen, vereinzelt auch fast das ganze Lumen in lockerer

7*

Lagerung erfüllen. Die Hyalinbezirke enthalten nur spärlich intakte Zellen; nicht selten sieht man schattenhafte Zell- und Kernreste dicht von Hyalin ummauert. Das hyaline Bindegewebe ist an zahlreichen Stellen der Geschwulst zu runden Formationen geschichtet, die wir als hyaline Schichtungskugeln bezeichnen (Abb. 48).

Histologische Diagnose: Gutartiges Riesenzellsynovialom mit *weit fortgeschrittener Hyalinisierung.*

Auf diese vier Fälle sei die Kasuistik beschränkt. An Stelle einer weiteren soll die Tab. II, die in chronologischer Reihenfolge alle Geschwülste unseres Untersuchungsgutes enthält, einen Überblick über die

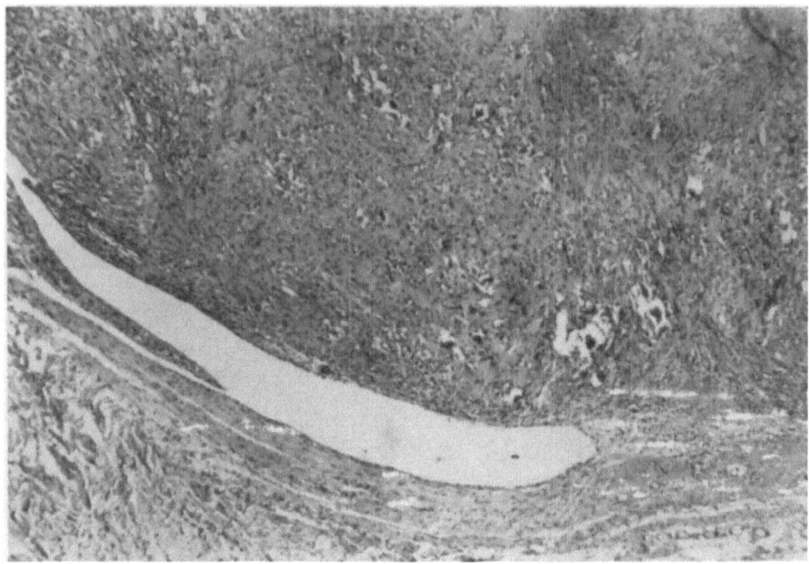

Abb. 47. J.-Nr. 1149/57. Gutartiges Riesenzellsynovialom. Unmittelbarer Zusammenhang des Tumors mit der Synovialis der Sehnenscheide. 50jährige Frau. HE. Vergr. 55fach

morphologische Struktur jedes einzelnen Falles geben. Die wesentlichen Gestaltmerkmale der b. Rz. Sy. sind in der Tabelle aufgeführt und entsprechend ihrer Ausprägung registriert. Die vier Fälle der Kasuistik sind in die Übersicht aufgenommen, weil durch einen Vergleich mit ihnen eine Orientierung über die von uns angegebenen Stärkegrade der Einzelmerkmale am besten möglich ist.

Eine ausführliche Darstellung weiterer Fälle würde zu unnützen Wiederholungen führen, denn alle Fälle unseres Untersuchungsgutes stimmen, wie aus Tab. II ersichtlich wird, *im Prinzip* mit einer der beschriebenen Geschwülste überein. Die vier Beispielfälle verdeutlichen *in typischer Weise* jene Gestaltmerkmale, deren Kenntnis zu der folgenden ausführlichen, auf dem Gesamtuntersuchungsgut basierenden Erörterung von Morphologie und Pathogenese der b. Rz. Sy. unerläßlich ist.

3. Das makroskopische Verhalten
der gutartigen Riesenzellsynovialome

Die *Größe* der b. Rz. Sy. ist wesentlich geringer als die der m. Sy. Sie schwankt zwar in Abhängigkeit von der Lokalisation (FLEISSIG 1913), im allgemeinen sind aber die Geschwülste *klein* und besitzen einen Durchmesser von 1 bis 3 cm (RUBENS-DUVAL 1955, STEWART 1948, TALLARIGO 1955, SPIESS 1913). Die an den Fingern lokalisierten sind erbs- bis kirschgroß, die an den großen Gelenken pflaumen- bis hühnereigroß, können aber — wie in einem eigenen Fall — auch wesentlich größer werden.

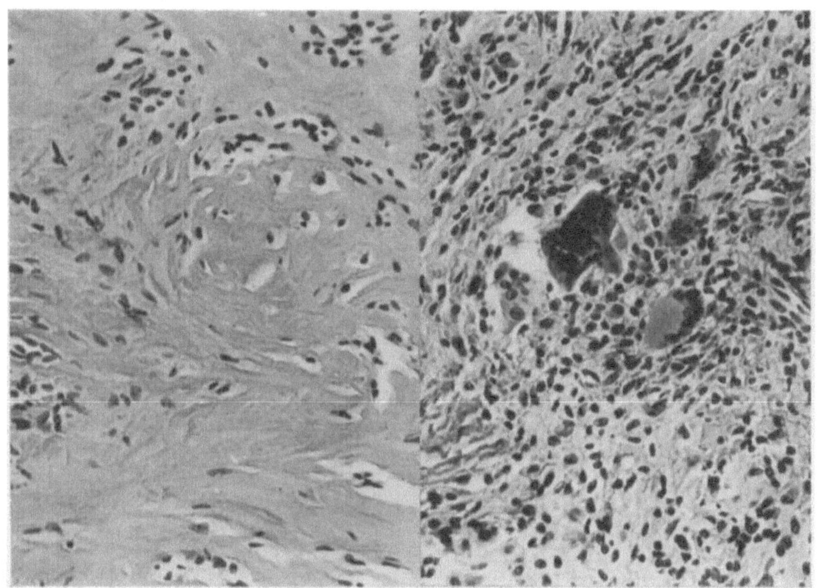

Abb. 48. J.-Nr. 5991/54. Gutartiges Riesenzellsynovialom. Li. Bildhälfte: Fortgeschrittene Hyalinisierung mit Atrophie des zelligen Stromas. Re. Bildhälfte: Typisches, in kleinen Bezirken erhaltenes Geschwulstgewebe. 37jährige Frau. HE. Vergr. 220fach.

Eine *Kapsel* ist *bei der Mehrzahl* der Tumoren *anzutreffen* (FOSTER 1947, KEUSENHOFF und HAENSELT 1949, SPIESS 1913, WRIGHT 1951, TALLARIGO 1955), kann partiell ausgebildet sein, aber auch völlig fehlen. Letzteres trifft besonders für die mehrknotigen, intraarticulären Geschwülste zu.

Die *Form* der Geschwülste wird von mehreren Autoren als gelappt bezeichnet (FLEISSIG 1913, FOSTER 1947, STEWART 1948, WRIGHT 1951). Dies trifft insofern nicht ganz zu, als die von einer Kapsel umschlossenen Geschwülste meist eine in sich abgeschlossene, *bohnen-* oder *eiförmige Gestalt* aufweisen, was einen auf der Schnittfläche erkennbaren

Tabelle 2. *Kasuistik der eigenen Fälle mit tabellarischer Übersicht über die qualitative und quantitative Ausprägung aller am Aufbau der gutartigen Riesenzellsynovialome beteiligten Strukturen*

Nummer	Journalnummer	Alter	Geschlecht	Ausgangspunkt	Kapsel	Synoviale Hohlräume				Villi	Synoviale Zellen	Riesenzellen	Matrix		Bindegewebiges Stroma			Lipoid-ablagerung	Hämosiderin-ablagerug	Besonderheiten
						Lücken	Spalten	Tubuli	Cysten				Fibrocyten	Histiocyten	Kollagene Fasern	Hyalin	Hyaline Kugeln			
1.	532/52	50	♀	T	?	+	++	++	++	++	++	++	+	++	+	++	++	++	++	Zusammenhang mit normaler Synovialis
2.	1 664/53	67	♀	G	+	++	++	+	−	−	+	++	(+)	++	++	++	−	++	+	
3.	1 927/53	34	♀	T	+	++	++	+	+	+	+	++	(+)	+	+	++	−	++	++	
4.	2 754/53	—	♀	T	+	−	+	+	−	−	(+)	++	+	++	+	++	+	+	++	Zusammenhang mit normaler Synovialis
5.	3 057/53	28	♀	T	+	−	+	+	−	−	(+)	++	+	++	+	++	−	+	+	
6.	4 995/53	85	♀	T	?	+	+	+	−	−	+	++	+	++	+	−	−	−	+	
7.	6 060/53	53	♀	T	−	++	+	(+)	−	−	+	+++	++	(+)	(+)	−	−	−	+	
8.	6 835/53	41	♀	T	?	+	++	+	−	−	+	++	+	++	+	−	−	++	++	
9.	7 207/53	47	♂	T	+	+	+	++	+	+	++	++	+	++	+	++	−	+	+	
10.	9 674/53	41	♂	T	+	(+)	(+)	(+)	−	−	(+)	++	+	++	+	++	−	(+)	++	
11.	11 522/53	12	♀	T	+	(+)	(+)	(+)	−	−	(+)	++	+	++	+	++	−	+	++	
12.	1 968/54	52	♂	G	?	+	+	+	−	−	+	++	(+)	++	+	++	−	(+)	+	
13.	3 321/54	29	♀	T	+	+	+	+	−	−	+	++	+	++	+	++	−	++	++	
14.	5 991/54	37	♀	T	+	−	+	++	−	−	+	++	+	+	+	+++	++	(+)	+	
15.	7 604/54	52	♂	T	+	++	++	+	−	−	+	+	(+)	(+)	++	+++	+++	(+)	+	
16.	7 928/54	32	♀	T	?	+	+	−	−	−	−	++	+	++	+	++	−	+	++	
17.	7 954/54	60	♂	T	+	++	+	(+)	−	−	(+)	++	++	+	++	+++	+++	(+)	++	
18.	12 289/54	35	♂	T	+	+	−	+	−	−	+	++	+	++	+	++	++	++	+	
19.	6 226/55	62	♀	T	+	+	+	++	+	+	++	+	(+)	+++	+	−	−	+++	−	
20.	6 858/55	48	♂	T	?	++	++	+	−	−	(+)	(+)	+	++	+	++	−	+	+	
21.	8 827/55	14	♀	T	+	+	++	(+)	−	−	−	++	+	++	+	+++	−	−	+	
22.	9 979/55	31	♀	B	−	++	+	+	−	−	(+)	+	(+)	++	++	+	+	+	+	
23.	10 962/55	66	♂	T	+	++	++	(+)	−	−	(+)	++	+	++	+	+	−	+++	++	

Tabelle 2. (Fortsetzung)

Nummer	Journalnummer	Alter	Geschlecht	Ausgangspunkt	Kapsel	Synoviale Hohlräume				Villi	Synoviale Zellen	Riesenzellen	Matrix		Bindegewebiges Stroma			Lipoid-ablagerung	Hämosiderin-ablagerung	Besonderheiten
						Lücken	Spalten	Tubuli	Cysten				Fibrocyten	Histiocyten	Kollagene Fasern	Hyalin	Hyaline Kugeln			
24.	12121/55	36	♀	B	+	(+)	(+)	—	—	—	—	++	+	+	+	+++	—	(+)	(+)	Ausgeprägte Verkalkung
25.	3320/56	66	♂	G	+	+	+	+	—	—	+	++	+	+	+	+	—	—	++	
26.	5125/56	32	♂	G	?	+	+	(+)	—	—	(+)	++	+	++	+	+	++	(+)	++	Zusammenhang mit normaler Synovialis
27.	6408/56	55	♀	T	+	+	+	—	—	—	—	+	(+)	++	+	++	+++	(+)	++	
28.	6606/56	75	♀	G	+	+	+	+	—	—	+	++	+	++	+	++	++	+	—	
29.	8973/56	28	♂	G	?	(+)	(+)	—	—	—	—	(+)	+	+++	(+)	—	—	++	++	
30.	9565/56	21	♂	T	+	+	+	(+)	—	—	(+)	++	+	++	+	++	—	(+)	++	
31.	9851/56	68	♂	T	+	(+)	(+)	—	—	—	—	+	+	++	+	++	—	++	+++	Zentrale Nekrose
32.	9870/56	45	♂	T	+	++	++	+	—	—	+	+	+	++	+	++	++	(+)	++	
33.	10108/56	26	♀	T	+	++	++	+	—	—	+	++	+	++	+	++	+	+	+	
34.	11263/56	49	♀	T	+	+	+	—	—	—	—	++	+	+	+	+	+	++	+	
35.	13070/56	62	♀	T	+	+	+	(+)	—	—	(+)	++	+	++	+	++	—	(+)	+	
36.	697/57	51	♀	T	?	+	+	(+)	—	—	(+)	++	+	+	+	++	—	++	+	
37.	1149/57	50	♀	T	(+)	++	++	++	(+)	—	+	+	+	+	+	++	—	(+)	(+)	Zusammenhang mit normaler Synovialis
38.	2523/57	44	♀	T	+	+	+	++	—	—	+	+	+	+	+	+++	++	(+)	+	
39.	3436/57	34	♂	G	+	+	+	++	—	—	++	++	+	++	+	++	+	++	++	Nekrosen
40.	7530/57	63	♀		+	+	+	+	—	—	+	+	+	++	+	++	—	+	++	
41.	8260/57	24	♂	T	+	+	+	+	—	—	+	+	+	++	+	++	—	+	++	
42.	10248/57	50	♀	T	+	(+)	(+)	(+)	—	—	(+)	++	+	++	+	++	—	+	+	Verkalkung und Verknöcherung
43.	10648/57	16	♀	T	+	(+)	(+)	—	—	—	—	+	+	++	+	+	—	—	(+)	
44.	12867/57	55	♀	T	+	(+)	—	—	—	—	—	(+)	+	+	+	+++	—	—	+	
45.	9153/58	52	♂	G	—	+	+	—	—	—	—	(+)	++	—	+	+++	—	++	—	

G = Gelenkkapsel   T = Sehnenscheide   B = Schleimbeutel

mehrknotigen Aufbau nicht ausschließt. Ein lappiger Bau durch mehrere voneinander isolierte, nur durch schmale Gewebsbrücken verbundene Knoten kommt aber vor, meist an den Gelenken; er ist einer Totalexstirpation hinderlich und oft Anlaß zu späteren Rezidiven. Bei den an den Sehnen bzw. Sehnenscheiden lokalisierten Geschwülsten können diese durch den Druck der Sehne zentral eingedellt sein, so daß hantelartige Formen entstehen.

Die *Konsistenz* ist *derb* (FLEISSIG 1913, FOSTER 1947, STEWART 1948, KING 1931, WRIGHT 1951), was sich aus dem Reichtum der b. Rz. Sy. an hyalinisiertem Bindegewebe erklärt. Prall-elastische Geschwülste sind darum im Gegensatz zu den m. Sy. trotz der auch hier oft zahlreichen Hohlräume sehr selten. Die b. Rz. Sy. wirken in der Konsistenz fibromartig.

Die *Schnittfläche* ist durch graue Bindegewebssepten meist in verschieden große *Felder* aufgeteilt, erscheint aber im übrigen *homogen*, unstrukturiert, da die Hohlräume bei den b. Rz. Sy. seltener als bei den m. Sy. sind und unter den vorhandenen die kleinen, undifferenzierten überwiegen. Daher wird auch ein Abtropfen synoviaähnlicher Flüssigkeit beim Einschneiden vermißt.

Recht charakteristisch ist bei der Mehrzahl der Geschwülste die fleckig graugelbbraune *Farbe* (FLEISSIG 1913, FOSTER 1947, KING 1931, STEWART 1948, STEDTFELD 1955/56, WRIGHT 1951 u. a.), bei der das Grau überwiegt. Gelb und Braun als Ausdruck von Lipoid- und Hämosiderinablagerung sind feinherdig über die Geschwulst verteilt, bevorzugen aber ausgesprochen die subkapsulären peripheren Bezirke.

Insgesamt ist das *makroskopische Verhalten der b. Rz. Sy. meist so typisch* (kleine, von einer Kapsel umschlossene, derbe, homogene, fleckig graubraungelbe Geschwulst), daß allein daraus unter Beachtung der Lokalisation die *Wahrscheinlichkeitsdiagnose* möglich ist.

4. Das mikroskopische Verhalten der gutartigen Riesenzellsynovialome

Der Feinbau der b. Rz. Sy. ist charakteristisch und innerhalb der Geschwulstgruppe im Gegensatz zu den m. Sy. so übereinstimmend, daß die Geschwülste als eigener Tumortyp leicht zu erkennen sind und die histologische Diagnose keine ernsthaften Schwierigkeiten bereitet. Durch die *Imitation synovialer Strukturen*, die auch *für alle b. Rz. Sy. bestimmendes morphologisches Prinzip* ist, sind die Geschwülste als eine Form der Synovialome erkennbar. Dieses Bauprinzip findet — wie bei den m. Sy. — seinen gestaltlichen Ausdruck im Auftreten von *Hohlräumen* und *pseudoepithelial-synovialen Differenzierungen* des *mesenchymalen Stromas*. Die für die Geschwulst charakteristischen *Riesenzellen* fassen wir als Teilbild dieser synovialen Differenzierung auf. In der Neigung zur *progressiven Sklerosierung* besitzen die b. Rz. Sy. darüber hinaus eine Eigenschaft, die zwar keine charakteristische synoviale darstellt, aber nach Ausprägung und Anordnung an ein entsprechendes Verhalten der Synovialmembran bei chronischen Entzündungen erinnert.

Diese in den b. Rz. Sy. zu einer organoiden Einheit verbundenen Gestaltmerkmale sowie die weiteren am Tumoraufbau beteiligten uncharakteristischen werden zunächst getrennt besprochen.

a) Die synovialen Hohlräume als charakteristisches Formelement der gutartigen Riesenzellsynovialome

Das Vorhandensein von Hohlräumen, das wir für eines der führenden und bestimmenden gestaltlichen Merkmale der b. Rz. Sy. halten, bleibt auch im neueren Schrifttum (GALLOWAY u. Mitarb. 1940, VON ALBERTINI 1955) teilweise noch unerwähnt. Bei den Autoren, die Hohlraumbildungen als eine Eigenart der b. Rz. Sy. anführen, finden diese eine unterschiedliche Wertung.

Von zahlreichen Beobachtern werden die Hohlräume als *Gefäße* verstanden (BELLAMY 1901, VON ALBERTINI 1928, KIRCH 1922, GÖRÖG 1932, FOSTER 1947). VON ALBERTINI (1928) beschreibt sie als von niederen Endothelien ausgekleidete Capillarspalten, GÖRÖG (1932) als Blutsinus und KIRCH (1922) als angiomatöse Bildungen, an denen Blut- und Lymphgefäße beteiligt sind. Bei FOSTER (1947), bei dem sie als Arteriolen und Venen gelten, die durch eine reiche Entwicklung perivasculären Bindegewebes einer allmählichen Verödung anheimfallen, findet diese Deutung in der Klassifizierung der b. Rz. Sy. als „sklerosierende Hämangiome" Ausdruck.

Der *synoviale Charakter der Hohlräume* wurde erstmalig von KING (1931) erkannt und später von weiteren Autoren mehr oder weniger betont (RAGINS und SHIVELY 1939, STEWART 1948, WRIGHT 1951, TALLARIGO 1955, MARTENS 1955, STEDTFELD 1955/56). Im deutschen Schrifttum hat FUCHS (1954/55) als einziger darauf hingewiesen. Er hat eine Stufenfolge verschiedener Hohlraumtypen als Ausdruck unterschiedlicher Differenzierungshöhe aufgestellt und versucht, daraus Gesetzmäßigkeiten zwischen Hohlraumtyp und biologischer Wertigkeit der Geschwülste abzuleiten.

Die Hohlräume der b. Rz. Sy. stimmen nach unseren Untersuchungen *prinzipiell mit denen der m. Sy. überein.* Ihre Besprechung kann darum unter Hinweis auf jene kurz gefaßt werden und sich auf Abweichungen und Besonderheiten konzentrieren.

Die Hohlräume der b. Rz. Sy. sind *synoviale Hohlräume* und haben keine Beziehung zum Gefäßsystem. Sie sind insgesamt *seltener* als bei den m. Sy., und die *niedrigeren Differenzierungsstufen beherrschen das Bild.*

In Analogie zu der bei den m. Sy. gewählten Einteilung unterscheiden wir auch bei den b. Rz. Sy. *drei Hohlraumtypen:*

    1. Spaltförmige Hohlräume

    2. Tubuläre Hohlräume

    3. Cystische Hohlräume.

Diese drei Typen stellen eine lückenlose morphologische Reihe innerer Hohlräume dar, finden ihren Vergleich in entsprechenden Bildungen der normalen Synovialgewebe und sind in der genannten Reihenfolge Ausdruck sich steigernder Differenzierung.

1. Spaltförmige Hohlräume

Die spaltförmigen Hohlräume sind als ,,Lücken'' und ,,endotheliomähnliche Spalten'' anzutreffen. Sie sind der *vorherrschende Hohlraumtyp der b. Rz. Sy.* und werden in keinem der Fälle unseres Untersuchungsgutes vermißt (s. Tab. II). Die b. Rz. Sy. zeigen somit ein gleichartiges

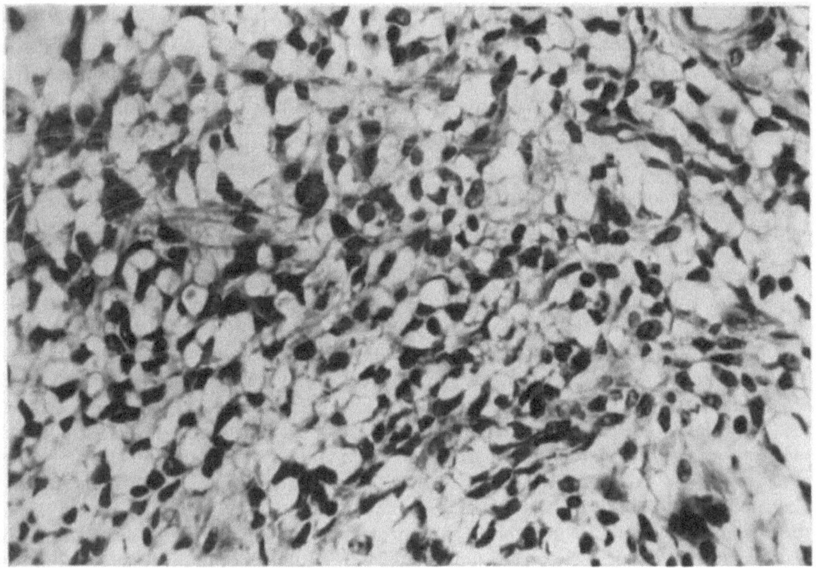

Abb. 49. J.-Nr. 1149/57. Gutartiges Riesenzellsynovialom. Lücken und endotheliomartige Spalten. 50jährige Frau. HE. Vergr. 441fach

Verhalten wie ihre maligne Form, die m. Rz. Sy., bei denen im Gegensatz zu den riesenzellfreien Synovialomen ebenfalls die primitiven Hohlräume dominieren (Abb. 49; vgl. Abb. 14, 25 und 26).

Die *Lücken* sind kleinste Hohlräume inmitten des Spongiochyms und bevorzugen daher die zelligen Anteile der Geschwulst. Sie bilden sich durch Auflockerung des Zellgefüges, indem die Zellen des Spongiochyms auseinanderweichen und, nur noch durch kleine Plasmafortsätze verbunden, die meist sehr kleinen polygonalen Lücken so umschließen, daß eine ,,offene Grenze'' zwischen Hohlraum und Spongiochym resultiert. Die Lücken liegen einzeln, können aber auch so dicht gelagert sein, daß siebartige Strukturen entstehen. Besonders auffällig ist bei den b. Rz. Sy.

die *enge topographische Beziehung der Riesenzellen zu den Lücken*. Die Riesenzellen, die in das Spongiochym eingegliedert sind, lassen dabei drei Verhaltensweisen zu den Hohlräumen erkennen. Einmal kommt es durch multizentrische Vacuolenbildung im Protoplasma der Riesenzellen und deren sekundäre Vereinigung zu Hohlraumbildungen vom Typ der Lücken *innerhalb* der Riesenzellen. Zum anderen nehmen die Riesenzellen besonders häufig an der Begrenzung der Lücken teil (Abb. 50; s. Abb. 43 und 47; vgl. Abb. 25, 31 und 32). Während diese beiden Verhal-

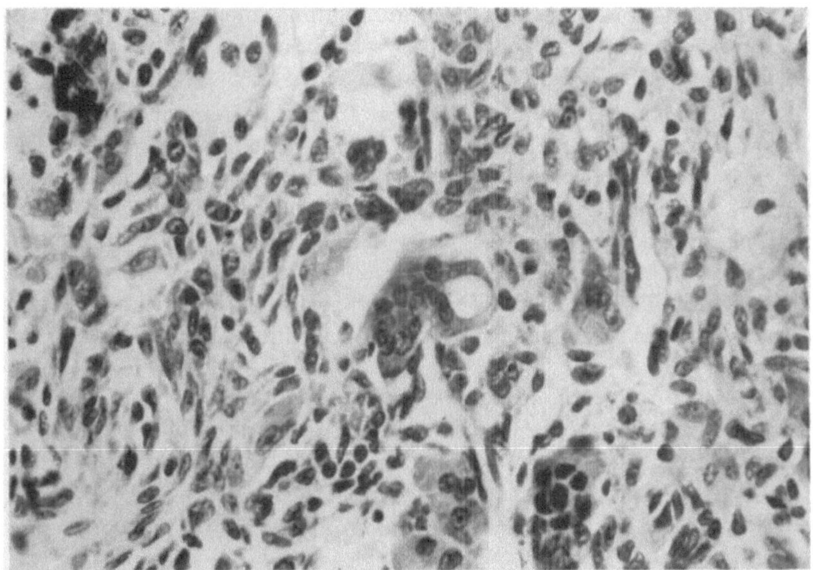

Abb. 50. J.-Nr. 3320/56. Gutartiges Riesenzellsynovialom. Riesenzelle mit intraplasmatischer Vacuole in der Wand eines spaltförmigen Hohlraums. 66jähriger Mann. HE. Vergr. 220fach

tensweisen schon bei den m. Sy. gezeigt wurden, ist eine weitere hier zu besprechen, weil sie die b. Rz. Sy. bevorzugt, ohne ausschließlich auf sie beschränkt zu sein. Gemeint sind jene größeren Hohlräume, in deren Lumina eine oder auch zwei Riesenzellen gelegen sind, die durch schmale Plasmafortsätze in der Wand verankert sind oder aber in selteneren Fällen auch frei im Lumen liegen (s. Abb. 47, im Bilde rechts; vgl. Abb. 32). Die Wand dieser größeren Hohlräume besteht nahezu ausschließlich aus lose und unvollständig zusammenhängenden Zellen, die sich in nichts von denen des Spongiochyms unterscheiden. Eine pseudoepitheliale Umformung dieser Zellen wird ebenso vermißt wie eine synchymale Gruppierung zu einer auskleidenden Zellage. Vielmehr ist gerade an diesen Hohlräumen das Prinzip der offenen Grenze zwischen Tumorgewebe und Hohlraum eindrucksvoll. Diese Hohlräume sind somit nichts anderes als die Lücken, nämlich Auflockerungen des Spongiochyms; sie stellen nur eine quantitative Steigerung dar und gewinnen dadurch ein auffälliges Aussehen, daß die Riesenzellen im Zentrum der Auflockerungsbezirke liegen. Als Teil dieses aufgelockerten Spongiochyms erweisen sich diese in den Hohlräumen gelegenen Riesenzellen dadurch, daß ihre schmalen Plasmaausläufer mit dem Spongiochym der Hohlraumwand verhaftet sind. Daß durch eine Vergrößerung des Hohlraums dabei auch eine völlige Loslösung der Riesenzellen vorkommen kann, ist durchaus verständlich.

Die aufgezählten Verhaltensweisen der Riesenzellen lassen uns annehmen, daß ihnen für die Hohlraumbildung nicht nur eine induktive Wirkung zukommt, sondern daß sie im Sinn von BOLCK (1952) als *hohlraumhomologe Bildungen* aufzufassen sind. ᛌ

Die *„endotheliomähnlichen Spalten"* sind Fortentwicklungen der Lücken. Sie bevorzugen bei den b. Rz. Sy. die bindegewebigen Geschwulstanteile; an ihrer Begrenzung beteiligen sich demzufolge sehr häufig kollagene Fasern. Diese sind oft erheblich hyalinisiert. Bei den Spalten in den zelligen Geschwulstbezirken herrschen platte, endothelartige Zellen vor, die mehr oder weniger vollständig die schmalen, länglichen Hohlräume auskleiden. Übergangsformen zu den Lücken mit allen Zwischenstadien spongiosynchymaler Differenzierung sind anzutreffen.

Die spaltförmigen Hohlräume mit der sehr typischen Ausprägung der Hohlraumwand als offene Grenze zwischen Hohlraum und umgebendem Gewebe finden in den normalen Bursen ihr orthologisches Vorbild.

2. Tubuläre Hohlräume

Die tubulären Hohlräume der b. Rz. Sy. als nächst höhere Differenzierungsform synovialer Hohlräume treten in der Einzelgeschwulst gegenüber den m. Sy. etwas in den Hintergrund. Innerhalb der Geschwulstgruppe werden sie aber selten vermißt, bei den eigenen 45 Geschwülsten nur in neun Fällen. In den übrigen 36 Geschwülsten sind sie in unterschiedlichem Ausmaß vorhanden. Tab. II gibt darüber Aufschluß. Ihrem Nachweis in den b. Rz. Sy. kommt für deren Zuordnung zu den Synovialomen eine hohe Bedeutung zu, denn im Gegensatz zu den spaltförmigen Hohlräumen, die in *ähnlicher* Weise auch bei Endotheliomen beobachtet werden können, sind sie als *synovial* durch ihre Differenzierungseigenart eindeutig zu erkennen. Diese umschließt folgende Eigenschaften: Die *pseudoepitheliale Formierung* der auskleidenden Zellschicht, die sich als pseudoepithelial an den *Übergangsformen* erweist; den Nachweis von *Hyaluronsäuregranula* im Protoplasma einzelner Pseudoepithelien; den Nachweis *synoviaähnlicher Flüssigkeit* in den Lumina der Hohlräume; das überwiegende *Fehlen einer echten Basalmembran.*

Da die aufgezählten Eigenschaften im einzelnen schon bei den m. Sy. beschrieben sind, sei auf das einschlägige Kapitel verwiesen und hier nur noch einmal das Wesentliche zusammengefaßt. Die tubulären Hohlräume stimmen in allen morphologischen Befunden prinzipiell mit denen der m. Sy. überein. Sie sind langgestreckte Schläuche, die von einer ein- oder mehrschichtigen Lage pseudoepithelialer Zellen umschlossen sind, so daß auch hier ausgedehnte adenoide Strukturen vorkommen, wenngleich sie infolge der quantitativ schwächeren Ausbildung seltener sind. Die Pseudoepithelien der Tubuli sind gegen das zellig-fasrige Geschwulststroma meist scharf abgegrenzt (s. Abb. 45 und 46). Nur in den Übergangsformen weisen sie einen allmählichen Übergang auf, so daß sie sich als Teil der histiocytären Stromazellen demaskieren, die den Hauptanteil der Geschwulstzellen beim b. Rz. Sy. bilden. Seltener als bei den m. Sy. gelingt der Nachweis von Hyaluronsäure in den Pseudoepithelien, spärlicher ist in den Lumina die synoviaähnliche Flüssigkeit. Zum Unterschied zu den m. Sy. sind die tubulären Hohlräume der b. Rz. Sy. häufig von breiten Hyalinbezirken umschlossen, so daß sie in diese Hyalinflächen wie eingestanzt erscheinen. Ihre Zellauskleidung ist hierbei oft mangelhaft, da nicht nur die Stromazellen, sondern auch die synovialpseudoepithelialen teilweise einer Druckatrophie anheimgefallen sind. Hohlraum und hyalines Bindegewebe grenzen in solchen Fällen unmittelbar aneinander. Eine Entstehung dieser Hohlräume als hochdifferenzierte Weiterbildung der Lücken und Spalten aus dem Spongiochym durch eine zielgerichtete synchymale Formierung ist an diesen Strukturen zwar ohne weiteres nicht mehr ablesbar, durch Vergleich mit den Hohlräumen der zelligen Geschwulstbezirke und deren durch verschiedene Hyalinisierungsgrade bestimmte Übergänge jedoch unschwer zu erkennen. — Die isolierte Betrachtung dieser Hohlräume drängt den Vergleich mit entsprechenden morphologischen Befunden auf, die uns als Restzustände schwerer chronischer Bursitiden und Tendovaginitiden bei systematischen Untersuchungen an Schleimbeuteln und Sehnenscheiden häufig begegnet sind. Auch dabei ist die Synovialis in eine zellarme hyaline Narbe umgewandelt, die teilweise direkt, teilweise mittels kümmerlicher Reste atrophischer Synovialiszellen an das Lumen grenzt. — Die typisch pseudoepithelial ausgkleideten Hohlräume sind dagegen Imitationen einer normalen Synovialis.

3. Die cystischen Hohlräume

Die cystischen Hohlräume betrachten wir als quantitative Steigerung der tubulären und als höchste Differenzierungsstufe der synovialen Hohlräume. Als solche sind sie durch eine weitgehende Imitation der normalen Gelenksynovialis und die fließenden Übergänge zu den niedrigeren Hohlraumtypen zu erkennen (Abb. 51; s. Abb. 45 und 46). Sie entsprechen größeren Hohlräumen, von deren Wand Zotten und Papillen in das Lumen ragen können, die ebenso wie die Wand selbst von einer regelmäßigen pseudoepithelial-synovialen Zellschicht überzogen sind.

Von WRIGHT (1951) werden die bei den cystischen Hohlräumen vorhandenen hochdifferenzierten Spalten und Tubuli als „entwicklungsbedingte Synovialspalten" aufgefaßt. Ihre Entstehung wird darauf zurückgeführt, daß die Geschwülste anfangs angeblich als zottige Gebilde in das Lumen der Sehnenscheide einwachsen, später aber aus Platzmangel nach außen vorwachsen, wobei der zottige Tumor eine Komprimierung der Zotten zu Lappen erfährt, zwischen denen die Spalten verbleiben. Eine ähnliche Genese nehmen JAFFÉ u. Mitarb. (1941) sowie SPENCER und WHIMSTER (1950) für die synovialen Spalten bei der „pigmentierten villo-nodösen

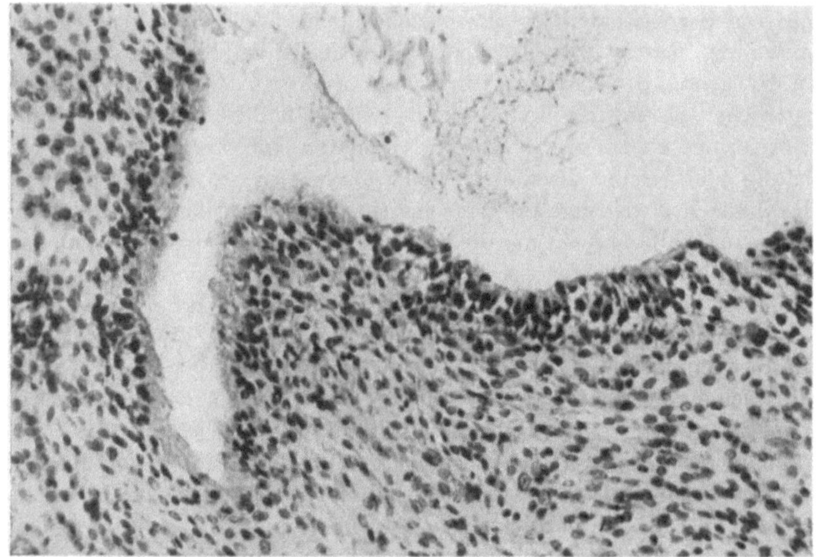

Abb. 51. J.-Nr. 3436/57. Gutartiges Riesenzellsynovialom. Cystischer Hohlraum mit mehrreihiger pseudoepithelial-synovialer Auskleidung und stellenweise deutlichem Übergang der Mesenchymzellen in die Pseudoepithelien. 34jähriger Mann. HE. Vergr. 220fach

Synovitis" an, wenn sie diese als Ergebnis einer unvollständigen Zottenvereinigung werten. — Für echte Fälle von villo-nodöser Synovitis ist diese Vorstellung über die Genese der Spalten zutreffend, nicht aber für die b. Rz. Sy. Wir stimmen darin mit FUCHS (1955) überein, zumal auch wir am eigenen Untersuchungsgut und den Fällen des Schrifttums nicht beobachten konnten, daß die ersten Tumorphasen zottig gestaltet sind.

Die cystischen Hohlräume sind bei den b. Rz. Sy. ebenso wie bei den m. Sy. selten. Wir beobachteten sie bei fünf Geschwülsten unseres Untersuchungsgutes, wobei nur in einem Fall die papillären Excrescenzen fehlten. Oft sind diese aber so reichlich, daß sie das Lumen dicht erfüllen und die Abtrennung von adenoiden Strukturen der tubulären Hohlräume kaum möglich ist.

Die Ausbildung der drei Hohlraumtypen ist nicht auf besondere mechanische Faktoren zurückzuführen, sondern Ausdruck jener besonderen gestaltlichen Potenz des Synovialgewebes, die dem normalen und blastomatösen in gleicher Weise eigen ist.

b) Die pseudoepithelial-synoviale Differenzierung mesenchymaler Zellen und Zellverbände als charakteristisches Formelement der gutartigen Riesenzellsynovialome

Das Zellbild der b. Rz. Sy. ist vielgestaltig; es umfaßt histiocytäre, fibrocytäre, xanthomatöse, hämosiderophore und epithelähnliche Zellen sowie die besonders auffälligen Riesenzellen. Diese Vielgestaltigkeit ist nicht auf histogenetisch differente Zelltypen zurückzuführen, sondern Ausdruck der polyvalenten Pluripotenz einer gemeinsamen Matrixzelle, die sich in unterschiedlichen formalen Ausdifferenzierungen (Histiocyten, Fibrocyten, Pseudoepithelien, Riesenzellen) und der Fähigkeit zur Phagocytose (xanthöse und hämosiderophore Zellen) äußert und damit typische Eigenschaften des Synovialgewebes aufweist. Entsprechend finden sich auch wie bei den m. Sy. *pseudoepithelial-synoviale* und *mesenchymale Strukturen*. Erstere treten gegenüber den mesenchymalen quantitativ zwar erheblich zurück, sind aber für die morphologische Charakteristik der Geschwülste und ihre Zuordnung zu den Synovialomen sehr bedeutungsvoll.

Synoviale Zellen und Zellverbände finden sich in den b. Rz. Sy. nur in Verbindung mit den Hohlräumen. Mit diesen gemeinsam sind sie von King (1931), Ragins und Shively (1939), Stewart (1948), Wright (1951), Tallarigo (1955), Martens (1955), Stedtfeld (1955/56) und Fuchs (1955) beschrieben.

Da sie nach Gestalt und Leistung prinzipiell mit denen der m. Sy. übereinstimmen und auch bei den Hohlräumen schon erwähnt wurden, beschränken wir uns auf Abweichungen und Wesentliches.

Die *synovialen Zellen* der b. Rz. Sy. lassen alle bei den m. Sy. beschriebenen Formen erkennen, sie sind platt, kubisch oder auch cylindrisch; letzteres selten, da die b. Rz. Sy. ärmer an hochdifferenzierten Hohlräumen sind. Deshalb sind auch Zellen mit Hyaluronsäuregranula seltener. Sie sind aber nachweisbar und kennzeichnen durch diese Zellleistung den spezifisch synovialen Charakter der Zellen. Mitosen und Polymorphie werden im Gegensatz zu den m. Sy. regelmäßig vermißt.

Die Lagerung der Zellen in *epithelialer Anordnung* beschränkt sich auf die Auskleidung von Hohlräumen, wobei naturgemäß mit zunehmender Hohlraumdifferenzierung der pseudoepithelial-synoviale Charakter sich steigert. An den cystischen Hohlräumen mit Papillen und Zotten ist er am deutlichsten. Einreihige Schichten herrschen vor (s. Abb. 45 und 51). Die Abgrenzung gegen das Geschwulststroma ist oft scharf, wenngleich echte Basalmembranen meist fehlen. Da die b. Rz. Sy. oft erheblich sklerosieren und breite Hyalinbezirke an Stelle des gefäßführenden zelligen Geschwulststromas die Hohlräume umscheiden, fallen die pseudoepithelialen Zellen oft ausgedehnt der Atrophie anheim. Kümmerformen der Einzelzellen und Auflösung der epithelialen Lagerung sind die Folge. Die pseudoepitheliale Natur erkennt man an den *Übergangsformen* vom histiocytären Stroma zum Pseudoepithel. Da die b. Rz. Sy. aber ärmer an Hohlräumen sind, sind auch diese seltener.

Im Gegensatz zu den m. Sy. sind epithelähnliche Strukturen ohne Hohlräume nicht anzutreffen.

c) Die Riesenzellen als bedingt charakteristisches Formelement der gutartigen Riesenzellsynovialome

Obwohl die *Riesenzellen* als morphologisch auffälliger Bestandteil von der ersten histologischen Beschreibung der b. Rz. Sy. an das Interesse der Untersucher beansprucht haben, ist es bis heute nicht gelungen, eine einheitliche Meinung über ihre *morphologische Typisierung* und ihre *Bedeutung* zu erzielen.

Sie werden bei weitgehend übereinstimmender Beschreibung (VON ALBERTINI 1928, FOSTER 1947, FISK 1952, FLEISSIG 1913, SANDERLUD 1954, RUBENS-DUVAL 1955, SPENCER und WHIMSTER 1950, TALLARIGO 1955 und viele andere) als *Myeloplaxen* (CZERNY 1869, HEURTREAUX 1891, DOR 1898, SACERDOTE 1904 u. a.), als *Riesenzellen des Osteoklastentyps* (VON ALBERTINI 1955, STEWART 1924, WAHLGREN 1935, WRIGHT 1951, STEDTFELD 1955/56) oder als *Riesenzellen des Fremdkörpertyps* bezeichnet (GALLOWAY u. Mitarb. 1940, PAPE 1938, KING 1931, MINEAR 1951, STEWART 1948 und VIVO 1949). *Histogenetisch* gelten sie als Abkömmlinge der Stromazellen (VON ALBERTINI 1928, FOSTER 1947, JAFFÉ u. Mitarb. 1940, KEUSEN-HOFF und HAENSELT 1949), ihre Abkunft von den Gefäßendothelien (WUSTMANN 1925) wird durch VON ALBERTINI (1928) abgelehnt.

Ihre *funktionelle Bedeutung* wird unterschiedlich gewertet; bei GALLOWAY u. Mitarb. (1940) als *Fremdkörperreaktion*, wenn sie sich an Cholesterinkristalle, Pigmentschollen oder Schaumzellen anlagern. Bei andersartiger Lagerung wird von denselben Autoren eine fettspaltende Fernwirkung im Sinne von WUSTMANN (1925) vermutet. Für *phagocytierende Zellen* hält sie AEGERTER (1947). KING (1931) und KEUSENHOFF und HAENSELT (1949) erkennen ihnen eine ähnliche Funktion zu, da sie von der Absorption degenerativen Materials bzw. von resorptiver Leistung der Riesenzellen sprechen.

Unsere Vorstellung über die Riesenzellen ist bestimmt durch ihre auffällig enge topographische Beziehung zu den Hohlräumen der Geschwülste, die WRIGHT (1951) erwähnt hat, ohne ihr eine Bedeutung beizumessen. FUCHS (1955) dagegen hat in Anlehnung an BOLCK (1952) dieser Tatsache breiten Raum gewährt.

Rein *morphologisch* lassen sich die Riesenzellen der b. Rz. Sy. den *Fremdkörperriesenzellen vergleichen*, womit über ihre Bedeutung keinerlei Aussage getroffen sein soll.

Form und Größe variieren. Es kommen eiförmige und runde, besonders häufig aber unregelmäßig geformte mit Vorwölbungen, Buchten und Ausläufern vor. Das Protoplasma ist meist chromotrop, die Zahl der Kerne schwankt zwischen 2 und 100, beträgt aber im Durchschnitt etwa 15. Bläschenförmige Kerne mit deutlicher Kernmembran und ein bis zwei Nucleoli finden sich ebenso wie kleine, kompakte und chromatindichte. Die beiden Kerntypen können in einer Zelle gemeinsam oder auch getrennt vorkommen. Öfters bevorzugen die kleineren Zellen die großen blasigen Kerne und sind im Verband des Spongiochyms gelegen, während die großen Zellen die chromatindichten kleinen Kerne enthalten und in Hohlraumnähe zu finden sind. Die Kerne nehmen große Teile der Zellen ein; eine zentrale Anordnung ist bevorzugt, eine periphere selten. Beim Auftreten von Vacuolen und „Lücken" im Plasmaleib der Riesenzellen kann eine gegenpolare Lagerung der Kerne auftreten.

Die Riesenzellen sind disseminiert über die Geschwulst verteilt, oft zu kleinen Gruppen von fünf bis acht Zellen vereint (s. Abb. 42, 43 und 48). Sie sind entweder in das Spongiochym eingegliedert oder zeigen auffällig häufig einen innigen Kontakt zu einem Hohlraum. Die dabei anzutreffenden Verhaltensweisen (Auftreten von Hohlräumen innerhalb der Riesenzellen, Lagerung an der Hohlraumwand, Lagerung im Lumen) sind bei den Hohlräumen ausführlich besprochen (s. Abb. 43, 47 und 50). *Histogenetisch* leiten wir die Riesenzellen wie alle anderen Zellen der Geschwulst von den pluripotenten histiocytenähnlichen Mesenchymzellen des Geschwulststromas ab. Dafür lassen sich folgende Gesichtspunkte geltend machen.

Die *allgemeine* Eingliederung der Riesenzellen in das Zellsyncytium der Geschwulst, die *bevorzugte* Eingliederung der *kleineren, jüngeren Formen* in das Spongiochym und die morphologische *Identität der Kerne dieser jüngeren* Riesenzellen mit den bläschenförmigen der histiocytenähnlichen Stromazellen. — Wir sehen in den kleinen Riesenzellen mit den bläschenförmigen Kernen die jugendlichen Formen, die den Ausgangszellen noch weitgehend entsprechen. Aus diesen dürften sie sich durch eine fehlende Plasmateilung bei erfolgter Kernteilung entwickeln (s. Abb. 43). Da Mitosen nie zu beobachten sind, ist die Kernteilung möglicherweise amitotisch.

Die durch VON ALBERTINI (1918) beschriebene *Diskomplexierung,* die einer sekundären Abspaltung kleiner Teile der Riesenzellen durch intraplasmatische Kollagenfasern entspricht, halten wir nicht für eine nachträgliche Plasmateilung. Wir sehen darin eine fibroplastische Leistung der Riesenzellen, die sich aus der Fähigkeit der pluripotenten Matrixzellen zur Entwicklung faserbildender Zellen erklärt. Die Diskomplexierung konnten wir nahezu in allen Geschwülsten beobachten (Abb. 52).

Die den Riesenzellen im Schrifttum zugesprochene *funktionelle Bedeutung* kann nicht befriedigen, weil überzeugende Argumente fehlen. Wir lehnen ihre Einordnung zu den Fremdkörperreaktionen (GALLOWAY u. Mitarb. 1940) ebenso ab wie jene in die Gruppe der phagocytierenden Zellen im oben aufgezeigten Sinn (AEGERTER 1947, KING 1931, KEUSEN-HOFF und HAENSELT 1949). Wir haben bei gemeinsamen systematischen Untersuchungen mit WILLNOW (1960) im eigenen Untersuchungsgut keine Anlagerung an Fremdkörper (Cholesterinkristalle, nekrotisches Material) oder eine Phygocytose von Lipoiden und Hämosiderin gesehen. Auch eine bestimmte Beziehung zwischen der Menge des abgelagerten

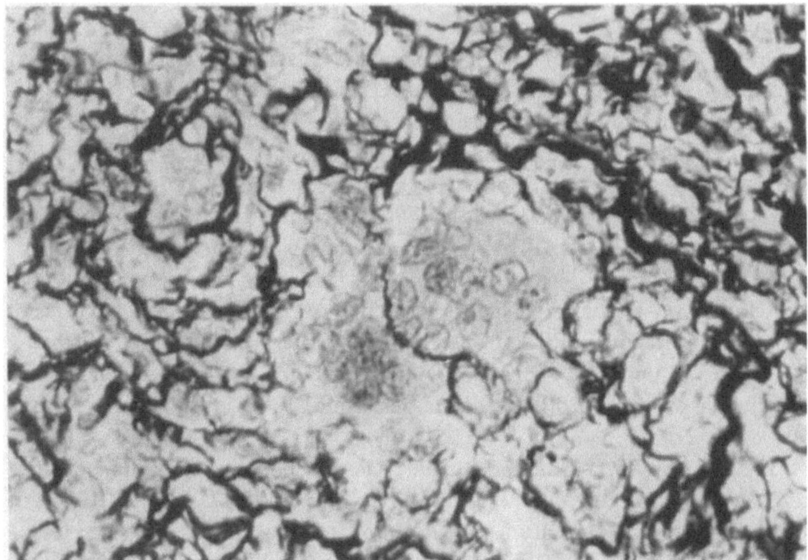

Abb. 52. J.-Nr. 6226/55. Gutartiges Riesenzellsynovialom. Diskomplexierung einer Riesenzelle. 62jährige Frau. PAP-GOLDNER. Vergr. 882fach

Lipoids und Hämosiderins einerseits und der Häufigkeit der Riesenzellen andererseits, die man erwarten müßte, wollte man ihnen phagocytie-rende Eigenschaften zusprechen, konnten wir nicht feststellen, wie aus Tab. II leicht ersichtlich ist.

In Anlehnung an BOLCKs (1952) Auffassung über die Riesenzellen der Endotheliome und in Übereinstimmung mit FUCHS (1955) halten wir die *Riesenzellen der b. Rz. Sy. für hohlraumhomologe Bildungen*. Die Be-gründung dafür ergibt sich aus der Verhaltensweise der Riesenzellen zu den Hohlräumen. Sie ist bei der Besprechung der spaltförmigen Hohl-räume ausführlich dargestellt.

Im Rahmen der Gesamtgruppe der Synovialome mit ihrer Neigung zur Hohlraumbildung kommt den Riesenzellen die Bedeutung eines bedingt charakteristischen Formelementes der synovialen Struktur zu, was ihre Bezeichnung als „*synoviale Riesenzellen*" rechtfertigen würde. Ihre Wertung als bedingt charakteristisch ergibt sich daraus, daß sie im Gegensatz zur Hohlraumbildung und zur pseudoepithelial-synovialen Differenzierung kein obligater Bestandteil der Synovialome sind. Daß sie sich auch bei den m. Sy. in entsprechender Weise finden, wurde dort erörtert. Sie stimmen morphologisch und wesensmäßig prinzipiell mit den Riesenzellen der gutartigen Synovialome überein, sind aber als Bestandteil und Abkömmlinge des sarkomatösen Stromas von ausgeprägterer Polymorphie.

d) Das zellige Stroma als bedingt charakteristisches Formelement der gutartigen Riesenzellsynovialome

Das zellige Stroma der b. Rz. Sy. ist mit den synovialen Strukturen organoid verbunden, überwiegt diese aber gemeinsam mit dem Geschwulstbindegewebe in noch stärkerem Ausmaß als bei den m. Sy. Von dem Stroma der m. Sy. unterscheidet es sich grundsätzlich durch das Fehlen sarkomatöser Strukturen. Es entspricht dem einer gutartigen Bindegewebsgeschwulst.

Die *Klassifizierung der Stromazellen* ist unterschiedlich.

Als *Fibrocyten* werden sie infolge der ausgeprägten Faserbildung von STEDTFELD (1955/56), VON ALBERTINI (1928, 1955), FOSTER (1947) und KING (1931) bezeichnet, wobei FOSTER sie ihrer Lagerung und Beziehung zu den Hohlräumen wegen, die er für Arteriolen hält, näher als „intervasculäre Zellen" bestimmt.

Als *Histiocyten* gelten sie nach JAFFÉ u. Mitarb. (1941), RUBENS-DUVAL (1955), SPENCER und WHIMSTER (1955), VIVO (1949) und TALLARIGO (1955). Für diese Klassifizierung werden die Neigung zur Phagocytose und der Vergleich zu den Histiocytomen der Haut (RUBENS-DUVAL 1955, SPENCER und WHIMSTER 1950) maßgebend angeführt.

Das *Auftreten beider Zelltypen* im Verband des Stromas beschreibt STEWART (1948).

Für *endothelial* hält MINEAR (1951) die Stromazellen. Er vergleicht sie mit den Grenzzellen der Gelenk-, Schleimbeutel- und Sehnenscheidensynovialis, die er entsprechend wertet.

WRIGHT (1951) betont den Eigencharakter der Stromazelle und spricht von „*polygonalen synovialen Zellen*", die in Fibroplasten übergehen können.

Nach den eigenen Untersuchungen sind am Aufbau des Geschwulststromas *zwei Zelltypen* beteiligt: *Histiocytäre* und *fibrocytäre* Zellen.

Aus Tab. II ist ersichtlich, daß die *histiocytären Zellen* vorherrschen. Sie sind große, helle Zellen und enthalten einen bläschenförmigen runden Kern mit ein bis zwei Nucleoli und einer deutlichen Kernmembran. Im Kern ist ein zartes Chromatinmaschenwerk deutlich. Mitosen fehlen fast vollständig. Die Zellen sind ausgesprochen isomorph und sind in spongiochymaler Anordnung zu breiten Verbänden zusammengelagert, in denen mit Ausnahme einzelner feiner argyrophiler Fasern weitere Faserstrukturen fehlen. Die Zellen stimmen nach Gestalt und Leistung weitgehend mit den Histiocyten überein (s. Abb. 42. 43 und 48). Wie diese sind sie zur Phagocytose befähigt, was im Auftreten xanthöser und hämosiderophorer Zellen zum Ausdruck kommt, deren Bedeutung noch im einzelnen erörtert wird.

Die *fibrocytären Zellen* sind lange, schmale Spindelzellen mit intensiv gefärbtem Protoplasma und chromatindichten, homogenen Kernen. Mitosen fehlen fast regelmäßig. Diese Zellen finden sich immer im engsten Kontakt mit kollagenem Fasergewebe, in dessen Verlaufsrichtung sie parallel angeordnet sind. Mit den Fasern gemeinsam durchziehen sie die Geschwulst und erinnern bei isolierter Betrachtung an die Strukturen eines Fibroms bzw. einer Sehne. Da das Bindegewebe der b. Rz. Sy. zur Hyalinisierung neigt, sind ausgedehnt hyalinisierte Faserbezirke arm an solchen Zellen und zeigen atrophische Formen.

Beide Zell- und Strukturtypen des Stromas sind wechselnd von den verschiedenen Hohlräumen durchbrochen. Sie kommen voneinander getrennt vor, zeigen aber auch fließende Übergänge. Wir halten sie darum nicht für histogenetisch differente Typen, sondern sehen in den am wenigsten differenzierten histiocytären Zellen die pluripotente Matrix der Geschwulst, aus der die Fibrocyten, unter deren Einfluß die Faserbildung abläuft, als eine ihrer Differenzierungsformen unmittelbar hervorgegangen sind. *Auf diese Matrix führen wir alle Zellen der b. Rz. Sy. zurück.* Für die Riesenzellen und die pseudoepithelial-synovialen Zellen haben wir diese Auffassung bereits begründet.

Bei isolierter Betrachtung ist das Geschwulststroma der b. Rz. Sy. morphologisch völlig uncharakteristisch, nur die Art seiner organoiden Verbindung mit den synovialen Hohlräumen ist so eigenartig, daß es im Zusammenhang mit diesen als bedingt charakteristisches Gestaltmerkmal bezeichnet werden kann.

Im gleichen Sinn ist die *Fähigkeit der histiocytären Geschwulstzellen zur Phagocytose* und die damit verbundene *Ablagerung von Lipoiden und Hämosiderin* zu werten. Sie ist *kein obligater Befund* der b. Rz. Sy. und auch kein charakteristisches, das Wesen der Geschwülste bestimmendes Gestaltmerkmal. Im Gegensatz zu den m. Sy., bei denen eine Lipoid- und Eisenablagerung zu den Ausnahmen zählt, ist sie jedoch bei den b. Rz. Sy. nahezu die Regel und auch an Quantität oft so erheblich, daß es verständlich erscheint, wenn diese Befunde zur Bezeichnung der Geschwulst verwendet werden. Daß wir dies ablehnen, weil damit das Wesen der Tumoren verkannt ist, haben wir eingangs betont.

e) Ablagerung von Lipoiden

Die *Ablagerung von Lipoiden* ist oft schon makroskopisch an der fleckig-gelben Tönung der Geschwulstschnittfläche zu erkennen.

An Fettsubstanzen wurden *Cholesterin* (VON ALBERTINI 1928, EICHBAUM 1931, FISK 1952, MINEAR 1956, STEWART 1948), *Cholesterinester* (FISK 1952, FOSTER 1947, KIRCH 1922, MINEAR 1951) und *Neutralfette* (FOSTER 1947) nachgewiesen. Von KIRCH (1922) wird das Vorkommen von Neutralfetten abgelehnt. Auch *Carotine* sollen nach STEWART (1948) vorkommen. — Die Lipoide werden *intracellulär* und *extracellulär* beobachtet. Die intracelluläre Ablagerung ist vorherrschend und führt zum Auftreten von *Schaumzellen,* die entweder als *xanthöse Form der Tumorzellen* angesehen werden (VON ALBERTINI 1928, FOSTER 1947, HARBITZ 1928, KING 1931, KIRCH 1922, 1924, SEYLER 1922, SPIESS 1913, STEDTFELD 1955/56, STEWART 1924, 1948, TALLARIGO 1955, THANNHAUSER 1948 und WRIGHT 1951) oder als *lipoidspeichernde Makrophagen* (JAFFÉ u. Mitarb. 1941, LANG und HÄUPL 1948, MINEAR 1951, RUBENS-DUVAL 1955, SANDERLUD 1954 und WEISSER und ROBINSON 1951). Auch TOUTONsche Riesenzellen sind beschrieben (WRIGHT 1951, STEDTFELD 1955/56). Eine *extracelluläre* Ablagerung der Lipoide in Form von Cholesterinkristallen gilt als seltener (VON ALBERTINI 1928, FISK 1952, TALLARIGO 1955 u. a.).

In unserem *eigenen Untersuchungsgut* von 45 Geschwülsten fehlt die Lipoidablagerung sechsmal. Bei den übrigen Fällen ist sie in unterschiedlicher Stärke vorhanden (s. Tab. II), ganz *überwiegend intracellulär,* und bevorzugt die *peripheren Tumorabschnitte,* ein Befund, auf den auch andere Autoren (VON ALBERTINI 1928, WRIGHT 1951, WILLNOW 1960 u. a.) aufmerksam gemacht haben. Durch die Lipoidaufnahme in die histiocytären *Geschwulstzellen* sind diese zu großen Zellen mit wabigem Protoplasma aufgebläht. Jedoch ist der Lipoidreichtum der Zellen und damit ihre Größe sehr unterschiedlich. An den kleineren, spärlich beladenen Zellen erkennt man deren Zusammenhang mit den histiocytären Geschwulstzellen deutlich. TOUTONsche Riesenzellen kommen sehr vereinzelt in manchen Geschwülsten vor, niemals dagegen die Ablagerung der Lipoide in den „synovialen Riesenzellen" (Abb. 53). Nicht selten begegnet man in der gleichen Zelle Lipoid und Hämosiderin (s. Abb. 54), eine *allgemeine* Parallelität im Ausmaß der Lipoid- und Hämosiderinablagerung besteht jedoch nicht. Die xanthösen Zellen sind meist zu kleineren Gruppen vereint, können aber auch große Flächen der Geschwulst einnehmen, ohne daß für diese quantitativen Schwankungen morphologisch eine Ursache zu erkennen ist. Eine topographische Beziehung der xanthösen Herde zu den Gefäßen, den synovialen Hohlräumen oder den Riesenzellen ist nicht überzeugend.

Histochemisch lassen sich die abgelagerten Lipoide vorwiegend als *Cholesterinester* erfassen, aber auch Neutralfette kommen in kleinen Mengen vor. Als Cholesterin sind *polarisationsoptisch* auch die extracellulären Lipoide zu bezeichnen, die in Form nadelähnlicher Kristalle vorkommen, eine stärkere umgebende Zellreaktion vermissen lassen und fast immer in der unmittelbaren Nachbarschaft der xanthösen Herde liegen. Neben einer wahrscheinlich primär extracellulären Ablagerung kommt eine sekundäre im Gefolge von Nekrosen xanthöser

Zellen vor, worauf die in innigem Kontakt mit nekrotischen xanthösen Herden gelegenen Cholesterinkristalle hinweisen.

Fassen wir die Untersuchungen über Morphologie und Histochemie der Lipoidablagerung zusammen, so ergibt sich, daß in den b. Rz. Sy. Cholesterin, Cholesterinester und Neutralfette gespeichert werden. Die Speicherung geschieht vorwiegend intracellulär und ist eine Leistung der histiocytären Geschwulstzellen, die diese Fähigkeit mit den Zellen der normalen Synovialgewebe und den unreifen Matrixzellen der m. Sy. teilen. *Zu den m. Sy. besteht nur ein gradueller Unterschied*, der sich möglicherweise aus dem Unterschied des Reifegrades erklärt und die Matrix-

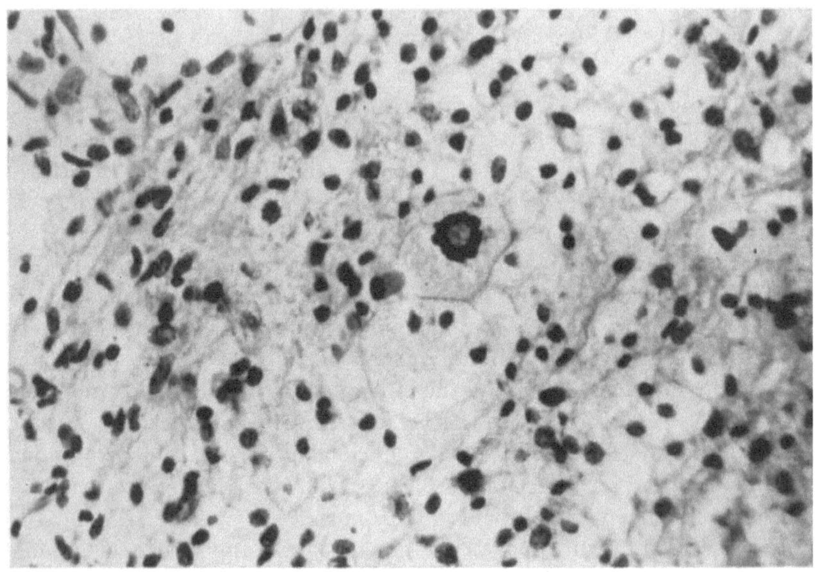

Abb. 53. J.-Nr. 6858/55. Gutartiges Riesenzellsynovialom. TOUTONsche Riesenzelle inmitten xanthöser Tumorbezirke. 48jähriger Mann. HE. Vergr. 441fach

zellen der gutartigen Geschwülste denen der normalen Synovialgewebe näherstehen läßt.

Über die *Genese der Lipoidablagerung* bei den b. Rz. Sy. existieren im wesentlichen zwei Meinungen.

In der *ersten* wird die Anschauung vertreten, daß sie *metabolisch* bedingt ist, im Rahmen einer allgemeinen Lipoidstoffwechselstörung vorkommt und eine *Hypercholesterinämie* zur Voraussetzung hat (KIRCH 1922, 1924, WEGELIN 1928, WEIL 1915, WUSTMANN 1925). Zahlreiche Untersuchungen klinischer und experimenteller Art, die bei der Besprechung der Genese der b. Rz. Sy. angeführt sind, weisen diese Annahme als falsch aus. Die Lipoidspeicherung der b. Rz. Sy. ist *nicht* an eine

Hypercholesterinämie geknüpft und ebensowenig örtlicher Ausdruck einer allgemeinen Lipoidstoffwechselstörung. Die Cholesterinwerte im Serum sind ganz überwiegend normal und nur in einzelnen wenigen Fällen leicht erhöht (GÖRÖG 1932, HARBITZ 1928, JAFFÉ u. Mitarb. 1941, SANDERLUD 1955, THANNHAUSER 1948, VIVO 1948, WRIGHT 1951, VON ALBERTINI 1928, FRANGENHEIM 1929, KEUSENHOFF und HAENSELT 1949, STEDTFELD 1955/56).

Demgegenüber steht als *zweite* Meinung jene, die das *Auftreten der Lipoide* für ein lokales Geschehen hält.

Örtliche Blut- und Lymphstauungen werden von LANG und HÄUPL (1928), VON ALBERTINI (1928), FOSTER 1947, KEUSENHOFF und HAENSELT (1949) und SPIESS (1913) verantwortlich gemacht, wobei SPIESS (1913) dies damit begründet, daß oft

zwischen Lipoid und Hämosiderin ein enger topographischer Zusammenhang besteht. Daß eine zufällig bestehende Hypercholesterinämie dabei die Ablagerung der Lipoide begünstigen kann, erwähnt VON ALBERTINI (1928).

Örtliche Nekrobiosen mit der Freisetzung von Lipoiden im Rahmen von Traumen und cystischen Erweichungen halten STEWART (1924, 1948) und WRIGHT (1951) für die Ursache der Speicherung.

Eine *intracelluläre enzymatische Neubildung von Lipoiden* vermuten THANNHAUSER (1948) und FUCHS (1955), eine dieser These nahestehende Veränderung des örtlichen Lipoidstoffwechsels MINEAR (1951).

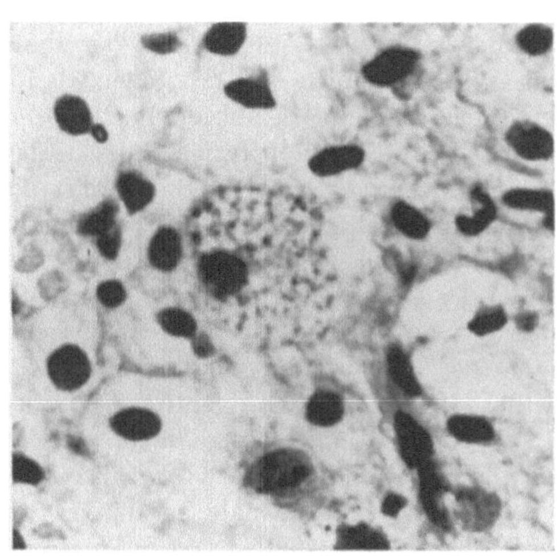

Abb. 54. Fall wie Abb. 53. Hämosiderinablagerung in xanthösen Tumorzellen. HE. Vergr. 882fach

Diese Auffassungen divergieren erheblich. Daraus wird ersichtlich, wie schwierig es ist, eine befriedigende Deutung über *das Wesen der Lipoidablagerung* zu geben. Dies gilt auch für unsere *eigenen Untersuchungen.* Immerhin gibt es einige Tatsachen und Befunde, die unter Berücksichtigung des Schrifttums erlauben, das Wesen der Lipoidablagerung in gewissem Umfang zu bestimmen.

Die Lipoidablagerung innerhalb der b. Rz. Sy. ist nicht Ausdruck einer allgemeinen Lipoidstoffwechselstörung. Symptome einer solchen, insbesondere eine überzeugende Hypercholesterinämie, werden nicht gefunden. Sie kann darum *mit Sicherheit* als *ein örtliches, geschwulsteigenes Geschehen* bezeichnet werden. Die Lipoidablagerung der b. Rz. Sy. ist dabei mehr durch ihr *Ausmaß* auffällig als durch die Tatsache ihres Vorkommens, denn auch bei anderen mesenchymalen Geschwülsten ist sie

bekannt, wenn auch in geringerem Umfang. Daß sie auch bei den b. Rz.
Sy. ab und zu völlig fehlen kann (in sechs Fällen unseres Untersuchungsgutes) und andererseits bei den m. Sy. auch vorkommt (in einem Fall
unseres Untersuchungsgutes), zwar wesentlich seltener als bei den b. Rz.
Sy., aber häufiger als in anderen nicht synovialen Geschwülsten, verdient
der Beachtung. Wir schließen *daraus*, daß die synovialen Geschwülste
allgemein — die reifen stärker als die unreifen — zur Lipoidspeicherung
neigen, zunächst ungeachtet der Herkunft dieser Lipoide, daß hierbei ein
Befund zur Ausbildung kommt, der auf der Eigenart der synovialen
Gewebe beruht. Das fast regelmäßige Auftreten xanthöser Zellkomplexe
auch im Rahmen anderer pathologischer Vorgänge der Synovialmembran,
nämlich der chronischen hyperplastischen Synovitis (pigmentierte villo-
nodöse Synovitis), bestätigt dies. Wir gehen wohl nicht fehl, wenn wir
morphologisch diese Eigenschaft an die pluripotenten histiocytären
Matrixzellen knüpfen und feststellen, daß diese Eigenschaft den Zellen
der reifen Tumoren in stärkerem Maße erhalten ist als den unreifen,
woraus sich die quantitative Verschiedenheit der Lipoidablagerung
zwischen b. Rz. Sy. und m. Sy. erklärt. Der Vergleich der lipoidfreien
und der lipoidhaltigen b. Rz. Sy., von dem wir eine Möglichkeit erhofften,
Abweichungen der Struktur und damit weitere Anhaltspunkte für das
Wesen der Lipoidablagerung zu finden, läßt mit Zurückhaltung weitere
Aussagen zu. Zwar finden sich keine Unterschiede der synovialen Strukturen, der Zellzusammensetzung oder der Riesenzellen, aber auffällig
bleibt, daß fünf von den lipoidfreien Geschwülsten (s. Tab. II, Fall 6, 7,
21, 43 und 44) eine geringe Hämosiderinablagerung zeigen, vier Geschwülste (Fall 6, 7, 25 un 43) nicht zur Sklerose neigen und drei diese
beiden negativen Merkmale kombiniert aufweisen (Fall 6, 7 und 43).
Dieses gemeinsame Fehlen von Sklerose und Hämosiderose bei drei der
lipoidfreien Geschwülste ist um so beachtenswerter, als unter den übrigen
36 Geschwülsten sich eine gewisse Abhängigkeit zwischen diesen beiden
Merkmalen und der Verfettung insofern bestätigt, als eine stärkere Verfettung (++ und +++) sich mit Ausnahme zweier Fälle nur dann
findet, wenn eines der beiden Merkmale (Hämosiderin, Sklerose) bzw.
beide stark ausgeprägt sind. Wir schließen daraus sowie aus der Tatsache, daß sehr häufig ein enger topographischer Zusammenhang
zwischen Lipoiden und Hämosiderin zu beobachten ist, daß vermutlich
*lokale Zirkulationsstörungen der Blut- und Lymphgefäße innerhalb der
Geschwulst, ausgelöst oder begünstigt durch die progressive Vernarbungs-
tendenz der b. Rz. Sy., die zu Blut- und Lymphgefäßverschlüssen führt*,
eine Anreicherung von Lipoiden im Gewebssaft zur Folge haben. *Die
intracelluläre Ablagerung* ist dann nur *ein sekundärer Vorgang* und *läßt
sich aus* der oben dargestellten und begründeten hohen *Neigung der
polyvalenten Matrixzellen der Synovialome zur Phagocytose* von Lipoiden

erklären. Für die extracellulären Lipoide kommt die schon beschriebene Entstehung aus Nekrosen der Xanthomzellen und wohl auch ein primärer Ausfall aus dem an Lipoiden übersättigten Gewebssaft vor. Damit ist auch unsere Meinung über die Herkunft der Lipoide schon weitgehend ausgesprochen. Wir nehmen an, daß sie aus dem Blutplasma stammen und wissen, daß eine Hypercholesterinämie *nicht* Voraussetzung ist, aber wenn aus anderen Gründen zufällig vorhanden, die zirkulatorisch bedingte extravasale Anreicherung begünstigen kann. Eine zusätzliche Bildung der Lipoide aus den Erythrocyten (KIRCH 1924) halten wir durchaus für möglich, ebenso eine Begünstigung der Zirkulationsstörungen durch traumatische Einwirkungen, wie sie bei Geschwülsten der Sehnenscheiden, Gelenke und Schleimbeutel gehäuft sind. Daß örtliche Nekrobiosen der Geschwulst die Ursache für die Lipoidablagerung bilden (STEWART 1948, WRIGHT 1951), halten wir für unzutreffend, da die b. Rz. Sy. Nekrosen fast regelmäßig vermissen lassen und die m. Sy., in denen Nekrosen häufig sind, xanthöse Herde selten zeigen, obwohl sie nach dieser These öfter zu erwarten wären. Die intracelluläre enzymatische Neubildung der Lipoide (THANNHAUSER 1948, FUCHS 1955) ist durch nichts belegt.

f) Die Ablagerung von Hämosiderin

Die Hämosiderinablagerung ist ebenso wie die Verfettung ein zwar sehr häufiger, aber nicht konstanter oder gar charakteristischer Befund der b. Rz. Sy.

Daß die Ablagerung in den Geschwulstzellen erfolgt, vertreten VON ALBERTINI (1928), FLEISSIG (1913), FOSTER (1947), KING (1931), LANG und HÄUPL (1928), STEDTFELD (1955/56), STEWART (1948), WRIGHT (1951) u. a., VON ALBERTINI und WRIGHT erwähnen die Bevorzugung der Tumorperipherie. In Übereinstimmung mit der Auffassung der entzündlichen Genese der b. Rz. Sy. halten JAFFÉ u. Mitarb. (1941), MINEAR (1951), RUBENS-DUVAL (1955), SANDERLUD (1954) und SPENCER und WHIMSTER (1954) die *hämosiderophoren Zellen für Makrophagen*. Als *Voraussetzung der Hämosiderose* wird ein Gefäßreichtum der b. Rz. Sy. angegeben (FOSTER 1947, KING 1931, WUSTMANN 1925), wobei WUSTMANN annimmt, daß ähnlich wie in der Milz die Gefäße im Capillargebiet eine Aufsplitterung erfahren und frei in ein RES einmünden.

Die *Ursache der Blutung* wird in *Blutstauungen* (KIRCH 1924), vor allem aber in Gefäßeinrissen (FOSTER 1947, STEWART 1948, KIRCH 1924) gesehen, für die eine *traumatische Genese* vermutet wird (LANG und HÄUPL 1928, STEWART 1948, WRIGHT 1951 u. a.). — Von den Vertretern der entzündlichen Genese der b. Rz. Sy., besonders von SPENCER und WHIMSTER (1954) wird die Hämosiderose als Folge einer stärkeren entzündlichen Gefäßbeteiligung aufgefaßt. — Eine von den anderen Deutungen völlig abweichende, aber im einzelnen nicht begründete gibt FUCHS (1955), der die frischen und älteren Blutungen auf eine funktionelle Minderwertigkeit der neugebildeten Hohlräume zurückführt, obwohl er betont, daß diese nicht Gefäßen entsprechen.

Im *eigenen Untersuchungsgut* fehlt die Hämosiderose bei drei Geschwülsten, bei den übrigen 42 ist sie in unterschiedlicher Stärke vorhanden, oft so erheblich, daß sie schon makroskopisch an der rostbraunen Färbung der Geschwulstschnittfläche zu erkennen ist. In gleicher Weise wie die Verfettung bevorzugt auch die Hämosiderinablagerung die *peripheren Tumorbezirke* und findet sich, nachweisbar mit der Berliner-Blau-Reaktion, vorwiegend intracellulär. Daß das Hämosiderin häufig in unmittelbarem topographischem Zusammenhang mit den xanthösen Herden oder auch innerhalb der xanthösen Zellen vorkommt, wurde schon betont (s. Abb. 54).

Die intracelluläre Ablagerung findet in den histiocytären Geschwulstzellen statt, deren Fähigkeit zur Phagocytose auch hierbei wieder zum Ausdruck kommt. Das extracelluläre Hämosiderin liegt auffälligerweise bevorzugt inmitten des hyalinisierten Bindegewebes.

Eine regelmäßige topographische Beziehung der Hämosiderose zu den Gefäßen der Geschwulst, etwa eine perivasculäre Anordnung, besteht nicht; sie bildet eine Ausnahme. Wir können an sich die Behauptung, daß die b. Rz. Sy. gefäßreiche Geschwülste seien (FOSTER 1947, KING 1931, WUSTMANN 1925, BELLAMY 1909, WAHLGREN 1936) nicht generell bestätigen. Nur für einige der von uns untersuchten Geschwülste trifft dies zu. Bei diesen finden sich zahlreiche kleine arterielle Gefäße in den peripheren Tumorabschnitten.

Bei den stark hyalinisierten Tumoren ist aber eher eine Gefäßarmut deutlich. Die perivasculäre Fibrose, die FOSTER (1947) in Verkennung des wahren Wesens der Spalträume auf die „intervasculären Zellen" zurückführt und in genetischen Zusammenhang mit den Gefäßen bringt, kommt zwar an den vorhandenen Gefäßen vor, ist aber Teilbild der progressiven Sklerose und nicht pathognomonisches Prinzip im Sinne eines „sklerosierenden Hämangioms".

Für die *Genese der Blutung* halten wir die bei der Lipoidablagerung beschriebenen *Zirkulationsstörungen* für bedeutungsvoll, deren Ursachen wir dort im einzelnen erörtert haben. Das gemeinsame morphologisch-topographische Verhalten von Lipoid und Hämosiderin gibt uns Anlaß zu dieser Deutung. Wir glauben, daß es im Gefolge der Sklerosierungsprozesse zu Strombahneinengungen und zu *Diapedeseblutungen* in den befallenen Geschwulstbezirken kommt. Die erhebliche Hämosiderinablagerung innerhalb der sklerohyalinen Narben stützt diese Annahme. Für diesen von uns vermuteten genetischen Zusammenhang zwischen Sklerose, Zirkulationsstörung, Lipoidablagerung und Blutung bei den b. Rz. Sy. dürfte sprechen, daß bei den übrigen Formen der Synovialome (maligne und benigne riesenzellfreie Synovialome, maligne Riesenzellsynovialome), bei denen keine Neigung zur progressiven Sklerose erkennbar ist, Verfettung und Blutung selten sind. Daß bei beiden Vorgängen

(Lipoid- und Hämosiderinablagerung) die peripheren Tumorabschnitte bevorzugt sind, läßt auf besondere Verhältnisse der Gefäßversorgung schließen, wie wir aus der Häufung der Gefäße in der Tumorperipherie erschließen. — Daß auch bei der Hämosiderose wiederholte Traumen begünstigend wirken können, halten wir für wahrscheinlich; daß sie aber allein die Neigung der b. Rz. Sy. zu Blutungen erklären, lehnen wir ab.

Wie die malignen Synovialome, so können auch die b. Rz. Sy. durch *myxomatöse, chondroide* und *osteoide Herde* bereichert werden, die sich aus der Pluripotenz der Matrixzellen erklären. An der normalen Synovialmembran wird die entsprechende Fähigkeit beim Übergang der Synovialis zum Gelenkknorpel deutlich. Ein spezifischer Charakter kommt diesen Strukturen aber nicht zu. Sie sind nur vereinzelt beschrieben (KING 1931) und nach unseren Untersuchungen bei den b. Rz. Sy. viel *seltener* als bei den m. Sy. Dies gilt auch für die *Verkalkung*, die nur WRIGHT (1951) erwähnt (einmal unter 85 Geschwülsten) und die sich im eigenen Material bei zwei Geschwülsten (s. Tab. II, Fall 24 und 43) findet, einmal (Fall 43) gemeinsam mit Knochenbildung.

g) Die Sklerohyalinose als bedingt charakteristisches Gestaltmerkmal der gutartigen Riesenzellsynovialome

Kollagenes Bindegewebe nimmt am Aufbau der b. Rz. Sy. in erheblichen Mengen teil. Das Ausmaß der Verfaserung schwankt von Geschwulst zu Geschwulst sehr. Von einem zarten Maschenwerk kollagener Faserbündel, das die zelligen Geschwulstbezirke durchzieht, über die Umscheidung kleinerer Areale durch breite Bindegewebsbänder bis zur flächigen Sklerosierung und Hyalinisierung großer Geschwulstanteile gibt es alle Übergänge (s. Kasuistik Fall 1 bis 4). Auch innerhalb der einzelnen Geschwulst kann es erhebliche Unterschiede geben, wenngleich meist das Ausmaß der Sklerose in der gleichen Geschwulst einheitlich ist. Eine allgemeine Neigung der b. Rz. Sy. zur Verfaserung ist aber so offensichtlich, daß wir diese Eigenschaft als *progressive Sklerose* bezeichnen (s. Abb. 48).

Im Rahmen dieser Kollagenfaserbildung sind sehnenartige Bündel und fibromartige Durchflechtungen zu sehen. Regelmäßig ist die Sklerose verknüpft mit einer eindrucksvollen Hyalinose, in deren Gefolge Atrophien der histiocytären, fibrocytären und auch pseudoepithelialen Zellen auftreten, so daß zellarme Flächen entstehen, in denen die synovialen Hohlräume, die von dem Hyalin umscheidet werden, wie in diese eingestanzt erscheinen und teilweise direkt an das Bindegewebe grenzen. In den Kapiteln über die Hohlräume und die Zellen der b. Rz. Sy. ist dies schon erörtert, so daß auf eine Darstellung der Einzelheiten hier verzichtet werden kann. Häufig finden sich dazu bei fortgeschrittener Sklerosierung inmitten der sklerohyalinen oder auch der zelligen Bezirke die bei Fall 4 der Kasuistik beschriebenen hyalinen Schichtungskugeln, so daß Strukturen entstehen, die uns an Restzustände einer chronischen Bursitis oder Tendovaginitis erinnern. Denn auch dabei ist der Verband der pseudoepithelialen Zellen der Intima aufgelöst und sitzt einem breiten, zellarmen, hyalinen Narbengewebe auf, in dem hyaline Kugeln liegen, die GRUBER (1940) mit den Corpora albicantia der Ovarien verglichen hat (s. Abb. 5). Histochemisch erweisen sie sich bei den Entzündungen als hyaline Umwandlungen fibrinoider Herde, wie aus der Untersuchung verschiedener Stadien hervorgeht. Wir haben bei Anwendung der gleichen histochemischen Reaktionen (PAS, metachromatische Färbungen, MALLORY, WEIGERT) im Bindegewebe der Tumoren und insbesondere bei den Schichtungskugeln nie frisches Fibrinoid oder Zwischenstadien zum Hyalin gefunden. Eine entsprechende Genese der Schichtungskugeln bei den Geschwülsten ist damit zumindest fraglich. Denn daß unter 45 Geschwülsten nicht einmal ein frisches Stadium anzutreffen ist, bleibt unwahrscheinlich.

Im *Schrifttum* ist die Sklerosierungsneigung der b. Rz. Sy. nur ungenügend beachtet. Wo die Verfaserung beschrieben wird, ist sie unterschiedlich gedeutet. Von den Vertretern der entzündlichen Genese der b. Rz. Sy. wird sie naheliegend als Endzustand der chronischen Entzündung aufgefaßt (SPENCER und WHIMSTER 1950, SANDERLUD 1954, FISK 1952, JAFFÉ u. Mitarb. 1951 u. a.). VON ALBERTINI (1928, 1955) erklärt sie damit, daß die Tumoren eine besondere Form der Fibrome seien und eine Gewebsreife erreichen, die dem Muttergewebe (der Sehne) entspricht. FOSTER (1947) sieht in der Sklerose eine den Geschwulstcharakter bestimmende Eigenschaft, die auf der kontinuierlichen Proliferationstendenz der sog. „intervasculären Zellen" beruht, die nur durch die ihnen innewohnende Tendenz zur Degeneration begrenzt wird. FUCHS (1955) erörtert als Möglichkeiten einen Zusammenhang zwischen Tumoralter und Verfaserung sowie andererseits das Vorliegen verschiedener Wachstumsformen der b. Rz. Sy., in dem das ursprüngliche Zellsyncytium nicht nur durch die Hohlraumbildung, sondern auch durch die Verfaserung eine Aufgliederung erfahren kann.

Bei der Deutung der *Genese der progressiven Sklerose der b. Rz. Sy.* liegt es nahe, wie FUCHS (1955) eine Beziehung zwischen der Stärke der Sklerose und dem Alter der Geschwulst zu erwägen. Auf Grund unserer Untersuchungen können wir jedoch diesen Zusammenhang eindeutig ablehnen. Geschwülste mit sehr kurzer Entwicklungsdauer (z. B. Fall 15 mit 6 Wochen) sind oft sehr ausgeprägt vernarbt und solche mit sehr langer andererseits nur gering (z. B. Fall 2 mit 20 Jahren, Fall 31 mit 30 Jahren). Da wir mit Ausnahme der Beziehungen zwischen Hämosiderose und Verfettung einerseits und Sklerosierung andererseits (s. dort), bei der wir aber Hämosiderose und Verfettung als Folge der Sklerose ansehen, morphologisch keine eindeutige Parallelität zu anderen Strukturelementen der b. Rz. Sy. gefunden haben (Hohlräume, Riesenzellen, zelliges Stroma), müssen wir vermuten, daß die progressive Sklerosierung eine Eigenschaft der b. Rz. Sy. bildet, die in dem Wesen der Geschwülste selbst begründet ist. Daß dem synovialen Gewebe allgemein diese Eigenschaft innewohnt, wird aus dem ähnlichen Verhalten bei chronischen Entzündungen deutlich. Der Gehalt an faserbildenden Zellen schafft in beiden Fällen die Voraussetzung.

h) Das morphologische Gesamtbild der gutartigen Riesenzellsynovialome

Die am Aufbau der b. Rz. Sy. beteiligten Einzelstrukturen formieren sich zu einem sehr *charakteristischen morphologischen Gesamtbild*, aus dem die *histologische Diagnose* unschwer gestellt werden kann.

Das b. Rz. Sy. ist eine gutartige mesenchymale Geschwulst und baut sich — wie das m. Sy. — aus einem *zellig-fasrigen* und einem *synovialen Geschwulstanteil* auf, wobei jedoch der synoviale im Vergleich zu den m. Sy. schwächer ausgeprägt ist. Beide Anteile sind zu einer *organoiden Einheit miteinander verbunden.*

Die Geschwülste sind meist von einer Kapsel aus kollagenem Bindegewebe umschlossen, von der verschieden starke Trabekel sich überkreuzend durch die Geschwulst ziehen und diese in Felder aufteilen. Diese sind von dem zellig-fasrigen Stroma und den synovialen Strukturen erfüllt. Das *Stroma* besteht aus dicht gelagerten histiocytären Zellen, die von einem unvollkommenen Netz argyrophiler Fasern durchzogen werden. Eine Aufgliederung erfahren diese Abschnitte durch kollagenes Bindegewebe, das in innigem Kontakt mit dem histiocytären Stroma dieses durchzieht und umscheidet.

Oft erinnern ganze Geschwulstbezirke an Sehnengewebe oder an ein Fibrom.

Als auffälliger und typischer Befund sind die zahlreichen mehrkernigen *Riesenzellen* zu nennen, die in das zellige Stroma einbezogen sind und über die gesamte Geschwulst verteilt sind. Sie sind meist zu kleinen Gruppen vereint und bevorzugen eine Lagerung *an* und *in* Hohlräumen. Sie unterscheiden sich rein morphologisch nicht von Fremdkörperriesenzellen, sind aber im Rahmen der b. Rz. Sy. als hohlraumhomologe Bildungen von diesen völlig wesensverschieden und sollten als synoviale Riesenzellen bezeichnet werden.

Für das morphologische Gesamtbild durchaus mitbestimmend ist die *xanthöse* Umwandlung kleiner oder großer Geschwulstbezirke und die *Hämosiderose*, welche die Peripherie der Tumoren bevorzugen und mehr oder weniger deutlich nahezu regelmäßig vorhanden sind.

Die wahre Natur der Geschwülste offenbart sich jedoch erst an den *synovialen Strukturen*, die mit den bisher genannten organisch verbunden sind und in Form von Hohlräumen verschiedener Differenzierungsgrade inmitten des zelligen und fasrigen Stromas anzutreffen sind. Als Lücken durchbrechen sie bevorzugt das histiocytäre Spongiochym, als endotheliomartige Spalten das Fasergewebe. Aber auch als höher differenzierte schlauchförmige Hohlräume mit pseudoepithelialer Auskleidung finden sie sich in fast allen b. Rz. Sy., wenn auch in der Einzelgeschwulst wesentlich seltener als bei den m. Sy. Durch die Neigung der b. Rz. Sy. zur *progressiven Sklerosierung* können die synovialen Strukturen schwer zu erkennen sein. Ausgedehnt sind diese Geschwülste von hyalinisiertem Bindegewebe durchsetzt, das in breiten zellarmen Strängen, Flächen oder in Schichtungskugeln anzutreffen ist. — Mitosen fehlen in der Regel, können aber vereinzelt in histiocytären Zellen oder aber auch einmal in fibrocytären auftreten.

Myxomatöse, chondroide und osteoide Herde sind selten, Kalkablagerungen bilden die Ausnahme.

Obwohl von Geschwulst zu Geschwulst die quantitative Ausprägung der Einzelmerkmale schwanken kann, bleibt das morphologische Gesamtbild durch das Nebeneinander dieser Gestaltmerkmale und die Art ihrer organoiden Verbindung untereinander im Gegensatz zum Formenreichtum der m. Sy. einheitlich und konstant. Auch die Merkmale, die wir für das Wesen der b. Rz. Sy. als nur bedingt charakteristisch oder gar als uncharakteristisch bezeichnet haben (zellig-fasriges Stroma, xanthöse Umwandlung, Hämosiderose), dürfen für das morphologische *Gesamtbild* und damit für die histologische Diagnose als typisch gelten.

Alle Zellen und Strukturen der b. Rz. Sy. lassen sich mit entsprechenden der normalen Synovialgewebe vergleichen und *sind Differenzierungen einer gemeinsamen pluripotenten Matrix.*

Die *prinzipielle morphologische Gleichartigkeit der b. Rz. Sy. und der m. Sy.*, die uns veranlaßt hat, beide in der Gruppe der Synovialome zusammenzufassen, wird sowohl an der analytischen Betrachtung der Einzelmerkmale als auch am Gesamtbild deutlich.

i) Das Verhältnis von Morphologie und biologischem Verhalten der gutartigen Riesenzellsynovialome

Das b. Rz. Sy. ist eine gutartige Geschwulst. Seine biologische Wertigkeit ist in einem eigenen Kapitel ausführlich erörtert. Hier bleibt die Aufgabe zu klären, ob morphologische Gesichtspunkte existieren, die auf Abweichungen von dem typischen Verhalten hinweisen.

In Anlehnung an BOLCK (1952) vermutet FUCHS (1955), daß zwischen dem führenden Hohlraumtyp und dem biologischen Verhalten insofern Beziehungen bestehen, als eine Armut an Hohlräumen und besonders eine solche an hochdifferenzierten auf eine Minderung der Gutartigkeit hinweist. Bei einem eigenen Fall dieser Art erwähnt er ein rasch gewachsenes Rezidiv, bei Tumoren mit vorzugsweise einfachen inneren Hohlräumen die Neigung zur Infiltration. Auch WRIGHT (1951) betont, daß spaltenärmere Tumoren weniger gutartig sein können und erweitert dies auf die Armut an Riesenzellen, Lipoid und Hämosiderin.

Bei kritischer Wertung zeichnen sich einige Zusammenhänge dieser Art ab.

Alle b. Rz. Sy., die den sog. reifen riesenzellfreien Synovialomen, deren unzuverlässige Prognose wir besprochen haben, morphologisch nahestehen, mahnen zu einer gewissen Zurückhaltung. Das trifft demnach für riesenzell-, eisen- und lipoidarme Geschwülste zu. Daß dies generell auch für die hohlraumarmen Geschwülste gilt (WRIGHT 1949, 1951; FUCHS 1955), müssen wir korrigieren und auf jene Geschwülste beschränken, bei denen an Stelle der Hohlräume ein zellreiches, stark proliferierendes Gewebe vorliegt. Eine Parallelität zwischen Hohlraumtyp und biologischem Verhalten besteht nur insofern, als in Geschwülsten unreiferen Charakters niedrige Hohlraumtypen vorherrschen. *Allein* ist dagegen das Vorherrschen niedriger Hohlraumarten in sonst reifen, typischen Geschwülsten *nicht* Ausdruck einer Verschiebung der biologischen Wertigkeit.

Die geschilderten *Abweichungen* sind aber keineswegs als Ausdruck einer malignen Entartung aufzufassen, sondern äußern sich vor allem in einer erhöhten *Neigung zur örtlichen Rezidivierung*.

Übergangsformen der b. Rz. Sy. zu den malignen Riesenzellsynovialomen kommen vor, sind aber selten. Bei diesen Geschwülsten ist eine gewisse Unreife an der Polymorphie der Zellen (auch der Riesenzellen), der etwas erhöhten Mitoserate und der Neigung zur Kapselinfiltration unverkennbar. Hämosiderin- und Lipoidablagerung sind sehr gering oder fehlen ganz. Das Bild der Hohlräume wird durch die niedrigen Differenzierungsstufen bestimmt.

Einen selbst beobachteten haselnußgroßen Tumor (J.-Nr. 12070/56) bei einem 53jährigen Küster müssen wir hier einordnen. Die Geschwulst zeigt im Wechsel zellreiche, stark proliferierende und zellarme hyalinisierte Anteile, spärlich Hämosiderin, wenige Riesenzellen, kein Lipoid, aber Lücken, Spalten und vereinzelt synoviale Tubuli. Die Geschwulstkapsel ist breit infiltriert, Mitosen sind im zellreichen Gewebe hier und da vorhanden. — Nach Totalexstirpation und Röntgennachbestrahlung ist der Patient bis jetzt (4 Jahre Nachbeobachtung) frei von einem Rezidiv und arbeitsfähig.

j) Die histologische Diagnose und Differentialdiagnose der gutartigen Riesenzellsynovialome

Die histologische Diagnose der b. Rz. Sy. ist im Gegensatz zu jener der m. Sy. allgemein leicht zu stellen, weil die Eigenart der morphologischen Einzelmerkmale und ihre organoide Verbindung ein sehr charakteristisches Bild ergeben. Da dieses in dem Kapitel „Das morphologische Gesamtbild der b. Rz. Sy." beschrieben ist, erübrigt sich hier eine Wiederholung.

Die *histologische Differentialdiagnose* ist zwar im Vergleich zu den m. Sy. wegen der typischen morphologischen Struktur der b. Rz. Sy. begrenzt, kann aber zu dem ähnlichen Bild der „*chronischen pigmentierten villo-nodulären Synovitis*" sehr schwierig sein. Da wir die Identität beider Bilder ablehnen, andererseits aber die Existenz einer den b. Rz. Sy. ähnlichen Entzündung anerkennen und darin eine Ursache für die gegensätzliche Auffassung über die entzündliche oder blastomatöse Genese der b. Rz. Sy. sehen, haben wir eingangs bei den entzündlichen Reaktionsformen der Synovialis die villo-noduläre Synovitis besprochen. Da sich aus dieser Darstellung die Abgrenzung der b. Rz. Sy. ergibt, sei auf dieses Kapitel verwiesen.

Im übrigen umfaßt die histologische Differentialdiagnose der b. Rz. Sy. *alle Formen der Synovialome*.

II. Die Genese der gutartigen Riesenzellsynovialome

Die b. Rz. Sy., an deren Geschwulstnatur wir nicht zweifeln, sind pathologische Bildungen, deren Genese bis in die jüngste Zeit umstritten ist und als metabolisch, granulomatös oder blastomatös gedeutet wird. Es muß darum unsere Aufgabe sein, diese drei Theorien gegeneinander abzuwägen und den neoplastischen Charakter der b. Rz. Sy. zu beweisen.

a) Die metabolische Genese

Eine *allgemeine Lipoidstoffwechselstörung* mit Hypercholesterinämie als Voraussetzung für die Entwicklung eines b. Rz. Sy. wird von WEIL (1915), KIRCH (1922, 1924), WUSTMANN (1925) und WEGELIN (1928) beschrieben. Diese Auffassung gründet sich auf das ausgedehnte Vorkommen xanthöser Zellen in den Geschwülsten und auf Bestimmungen des Serumcholesterins, bei dem KIRCH (1924) schon Werte von 187,5 mg-% als erhöht und beweisend ansieht. Hierbei gelten die b. Rz. Sy. als *örtliche Manifestation der Lipoidstoffwechselstörung*, finden aber eine unterschiedliche Wertung als „*Infiltrationsxanthome*", die den Xanthelasmen verglichen werden (WEIL 1915), als *reaktive Granulome* auf die Lipoidablagerung hin (WUSTMANN 1925, KIRCH 1924, WEGELIN 1928) oder als *blastomatöse Xanthome* (KIRCH 1924). WUSTMANN (1925) deutet dabei das Auftreten der Granulome teleologisch als einen Vorgang der Selbstreinigung des Körpers von einem im Übermaß angebotenen Stoffwechselprodukt (Cholesterin) und spricht in diesem Zusammenhang von den Granulomen als „Speicherniere", für deren Lokalisation Traumen verantwortlich sind. Der kausale Zusammenhang zwischen der Cholesterinablagerung im Gewebe und dem Auftreten reaktiver Granulome nach Art der b. Rz. Sy. wird aber dadurch widerlegt, daß experimentelle Injektionen von Cholesterin, Cholesterinestern, Cholesterineisenchlorid und Eigenblut in die synovialen Gewebe niemals zu einem entsprechenden Bild führten (JAFFÉ u. Mitarb. 1941, SANDERLUD 1954 und MINEAR 1951). Die metabolische Genese der b. Rz. Sy. hat sich als *unzutreffend* erwiesen. Als wichtigste Gegenargumente sind das Vorkommen lipoidfreier Geschwülste, die fast regelmäßig normalen Cholesterinwerte im Serum und das Fehlen jeglicher weiterer Symptome zu nennen, die auf eine allgemeine Lipoidstoffwechselstörung hinweisen (Bürger 1928, Thannhauser 1948). Am eigenen Untersuchungsgut wurde auf Cholesterinbestimmungen verzichtet, da im neueren Schrifttum die Hypercholesterinämie einheitlich als Voraussetzung der b. Rz. Sy. abgelehnt wird und das Serumcholesterin durch zahlreiche Untersuchungen im Normbereich gefunden wurde (Görög 1932, Harbitz 1928, Jaffé u. Mitarb. 1941, Sanderlud 1955, Thannhauser 1948, Vivo 1948, Wright 1951 u. a.). Daß in einzelnen Fällen leichte Hypercholesterinämien vorliegen können, führen von Albertini (1928), Frangenheim (1929), Keusenhoff und Haenselt (1948) und Stedtfeld (1955/56) an, ohne darin das Symptom einer Lipoidstoffwechselstörung zu erblicken. Diese Fälle entsprechen Normschwankungen oder einem zufälligen Zusammentreffen von echter Hypercholesterinämie und b. Rz. Sy.

Abschließend ist somit ein genetischer Zusammenhang der b. Rz. Sy. mit einer allgemeinen Lipoidstoffwechselstörung abzulehnen. Daß nicht eine allgemeine stoffwechselbedingte Hypercholesterinämie die Tumoren auslöst, sondern im Gegenteil eine Wachstumseigenart der Tumoren zu einer sekundären, zirkulatorisch bedingten örtlichen Cholesterinanreicherung führt, ist bei der Besprechung der Lipoidablagerung im einzelnen erörtert.

b) Die entzündliche Genese

Seitdem Fleissig (1913) erstmalig den blastomatösen Charakter der b. Rz. Sy. abgelehnt und ihre entzündliche Genese betont hat, wird diese bis in das neueste Schrifttum hinein von zahlreichen Autoren vertreten (Arzt 1919, Bartels 1938, W. Fischer 1942, Fisk 1952, Frangenheim 1929, Jaffé u. Mitarb. 1941, Minear 1951, Lang und Häupl 1928, Morais 1949, Rubens-Duval 1955, Sanderlud 1954, Spencer und Whimster 1950, Sprenger 1932, Lubarsch 1918 u. a.). Dies geschieht häufig unter Berufung auf eindeutig entzündliche Reaktionen, ohne daß dabei jedoch immer berücksichtigt wird, daß an dem Synovialgewebe zwei sehr ähnliche, aber pathogenetisch differente Veränderungen existieren, von denen die eine (chronische pigmentierte villo-noduläre Synovitis) einer echten Entzündung und die andere (b. Rz. Sy.) einem echten Tumor entspricht. Wir haben darum schon eingangs bei der Festlegung der Bezeichnung der Geschwülste als b. Rz. Sy. mit Nachdruck hervorgehoben, daß die „chronisch pigmentierte villo-noduläre Synovitis" *nicht* als Synonym der b. Rz. Sy. verwendet werden darf, wie es leider seit der Einführung dieses Begriffes durch Jaffé u. Mitarb. (1941) im neueren Schrifttum, besonders im angloamerikanischen, immer wieder geschieht.

Für die entzündliche Genese wird von allen ihren Vertretern geltend gemacht, daß das morphologische Bild in seiner Gesamtstruktur einem *Granulationsgewebe* entspricht. In diesem Zusammenhang wird die Entwicklung lipoid- und hämosiderinspeichernder *Makrophagen* aus dem histiocytären Stroma des Synovialgewebes genannt (JAFFÉ u. Mitarb. 1941, MINEAR 1951, RUBENS-DUVAL 1955, SPENCER und WHIMSTER 1950 u. a.), die RUBENS-DUVAL (1955) veranlaßt hat, die b. Rz. Sy. als „Makrophagengranulome" zu bezeichnen. SPENCER und WHIMSTER (1950) machen auf eine zusätzliche *Gefäßbeteiligung* aufmerksam, die in den frühesten Stadien der Entzündung in Form zahlreicher Capillarsprossen und in den späteren als proliferierende Endarteriitis und Periarteriitis auftreten soll. Die innerhalb der Geschwulstgruppe und der einzelnen Geschwülste abwechselnd zelligen, faserbildenden und sklerohyalinen Strukturen werden als sichtbarer Ausdruck eines *Phasenablaufes der chronischen Entzündung* gewertet, deren Gehalt an *Lymphocyten* allerdings sehr gering ist. — An weiteren für die Entzündung sprechenden Faktoren wird die mangelnde *Zell- und Gewebsreife* (LANG und HÄUPL 1928) angeführt und von JAFFÉ u. Mitarb. (1941) das Auftreten der verschiedenen Zellformen erwähnt, die sich bei den b. Rz. Sy. finden und im Synovialgewebe eine gemeinsame Matrix besitzen, aus der sie sich auf einen Entzündungsreiz hin entwickeln. Als *Entzündungsursache* werden chronisch rezidivierende *Traumen* und als deren Folge Blutungen, Nekrobiosen und Gewebszerfallsprodukte von FLEISSIG (1913), LANG und HÄUPL (1928) und FISK (1952) u. a. angegeben. Dagegen wird eine kausale Bedeutung von *Traumen, Blutungen* und *Cholesterinablagerung* von JAFFÉ u. Mitarb. (1941), MINEAR (1951), SANDERLUD (1954), RUBENS-DUVAL (1955) und SPENCER und WHIMSTER (1950) *abgelehnt*, da weder klinisch noch experimentell dafür ein Anhalt gegeben ist. Experimentelle Injektionen von Cholesterin, Cholesterinestern, Cholesterineisenchlorid und Eigenblut in die synovialen Gewebe vermochten nämlich niemals ein entsprechendes „Granulom" zu erzeugen. Da sich auch eine *bakterielle Genese* nicht bestätigt hat (JAFFÉ u. Mitarb. 1941), bleibt die Entzündung ursächlich zunächst ungeklärt (JAFFÉ u. Mitarb. 1941, SPENCER und WHIMSTER 1950, SANDERLUD 1954).

Eine von allen bisherigen Deutungen der kausalen Pathogenese der „Granulome" abweichende Erklärung gibt RUBENS-DUVAL (1955), der auf Grund histochemischer Untersuchungen an b. Rz. Sy. die Meinung vertritt, daß das primäre Geschehen auf einer *Degeneration der Bindegewebsfasern* des Synovialgewebes beruht, diese Degeneration *als Entzündungsreiz* wirkt und die Makrophagenaktivität auslöst, die zum Bild des Makrophagengranuloms führt. — Entsprechende eigene histochemische Untersuchungen an jungen Riesenzellgeschwülsten geben kei-

nen Anhalt für diese Deutung, die wir auch auf Grund unserer mit SEI-
FERT (1958) an Schleimbeuteln und Sehnenscheiden durchgeführten
Untersuchungen ablehnen müssen.

Da wir bei der Begründung der von uns vertretenen blastomatösen
Genese der .b Rz. Sy. diese gegen die entzündliche abgrenzen müssen,
sparen wir uns unter Hinweis auf das folgende Kapitel hier eine Wider-
legung.

c) Die blastomatöse Genese

Die Mehrzahl der Untersucher rechnet die b. Rz. Sy. den echten
Geschwülsten zu. Daß die biologische Natur der Geschwülste dabei lange
Zeit Gegenstand der Diskussion gewesen ist, heute aber übereinstimmend
als gutartig betrachtet wird, ist im Kapitel über die „biologische Wertig-
keit" ausführlich besprochen. Die histogenetische Klassifizierung der
Geschwülste dagegen ist nach wie vor umstritten.

Als *Riesenzellsarkome* der Sehnenscheiden beschreiben die Geschwülste MARKOE
(1884), REVERDIN (1885), FRITSCH (1908) und ROSENTHAL (1909). SPIESS (1913),
HÜNERMANN (1923) und EICHBAUM (1931) gewähren den Geschwülsten eine Mittelstellung zwischen den Sarkomen und den gutartigen Bindegewebsgeschwülsten
und leiten diese aus der „relativen Benignität" der ähnlichen Geschwülste ab.

HEURTEAUX (1891) und DOR (1892) werten die b. Rz. Sy. als *Myelome* und
schließen auf eine Abkunft von den Knochenmarksriesenzellen.

Für *dysontogenetische Geschwülste*, die sich *im Zusammenhang mit* der Ausbildung
von *Sesambeinen* entwickeln, werden die b. Rz. Sy. von WAHLGREN (1935) gehalten.

Eine Einordnung in die Gruppe der *Fibrome* erfahren die b. Rz. Sy. durch
PINKUS und PICK (1909) und durch VON ALBERTINI (1928, 1955), der alle gutartigen
Riesenzelltumoren der verschiedensten Standorte (Sehnenscheiden, Knochen,
Epulis) zu einer einheitlichen histogenetischen Gruppe zusammenfaßt. VON ALBER-
TINI (1955) vergleicht das gemeinsame Auftreten von Spindelzellen und Riesenzellen
in den Riesenzelltumoren mit dem gleichartigen Verhalten des osteogenetischen
Markes und vermutet ähnlich WAHLGREN (1935) für die b. Rz. Sy. eine genetische
Beziehung zu den Sesambeinen. Die Tumoren werden als dysontogenetische mesen-
chymale Tumoren bezeichnet, die sich auf Grund ihrer embryonalen Potenz ziel-
gerichtet ausdifferenzieren können und eine Gewebsreife zu erreichen vermögen,
die der des Sehnengewebes entspricht.

Als *Gefäßgeschwülste* klassifizieren BELLAMY (1901) und FOSTER (1947) die
b. Rz. Sy. BELLAMY ordnet sie allgemein den *Endotheliomen* zu, FOSTER den *sklero-*
sierenden Hämangiomen, mit deren 1913 VON WOLBACH beschriebener cutaner Form
er die Tumoren der Sehnenscheide für wesensgleich hält. Beide Autoren berufen sich
auf den Spaltenreichtum der Geschwülste und deuten diesen als Ausdruck einer
blastomatösen Gefäßproliferation. Für den Tumorcharakter werden weiterhin von
FOSTER (1947) mitosenhaltige Proliferationszentren der intervasculären Stromazellen und deren kontinuierliche Proliferationstendenz angeführt.

Eine *Zwischenstellung zwischen der granulomatösen und der blastomatösen Genese*
schreiben in Übereinstimmung mit BORST (1924) und MÖNCKEBERG (1923) KEUSEN-
HOFF und HAENSELT (1949) den b. Rz. Sy. zu. Sie glauben, daß die Riesenzelltumoren auf dem Boden einer mesenchymalen Fehlentwicklung mit zusätzlich entzündlichen Veränderungen als Neubildungen von zugleich blastomatösem und granu-
lomatösem Charakter entstehen.

Als Form der *synovialen Geschwülste* hat als erster KING (1931) die b. Rz. Sy. erkannt. Ihm folgen ZWAHLEN (1935), STEWART (1948), VIVO (1948), WRIGHT (1951, 1952), MARTENS (1955) und TALLARIGO (1955).

Als einziger im deutschen Schrifttum schließt sich FUCHS (1955), wenn auch mit Zurückhaltung, dieser Deutung an. Übereinstimmend wird die „synoviale" Spalt- und Hohlraumbildung von diesen Autoren als charakteristisches Merkmal der b. Rz. Sy. genannt. Unterschiedlich wie die Auffassung über die Natur des normalen Synovialgewebes ist die Wesensbestimmung der Geschwülste, die entweder als besondere Form der Histiocytome (STEWART 1948, VIVO 1948) oder als „spezifische" Synovialome aufgefaßt werden (TALLARIGO 1955).

Unsere *eigenen Untersuchungen* lassen keinen Zweifel an der *echten Geschwulstnatur* der Riesenzelltumoren und an ihrer Klassifizierung als *Synovialome*. Da die beweisenden Befunde in den vorangehenden Kapiteln im einzelnen besprochen sind, beschränken wir uns hier auf eine kurze Zusammenfassung.

Die *Geschwulstnatur der b. Rz. Sy. ist deutlich an dem von allen äußeren und inneren Ursachen unabhängigen autonomen Wachstum*, das zugleich die völlige Wesensverschiedenheit der b. Rz. Sy. zu den Entzündungen dokumentiert. Der niemals gelungene Erregernachweis, der negative Ausfall der bei der entzündlichen Genese aufgeführten Injektionsversuche mit Cholesterin und Blut (s. dort), der nur in Einzelfällen gegebene kausale Zusammenhang mit einem Trauma sowie das Fehlen von Fremdkörpern und einer allgemeinen Hypercholesterinämie unterstreichen diese Tatsache. Sieht man von den irrtümlicherweise den b. Rz. Sy. zugerechneten Fällen echter chronischer hyperplastischer Synovitiden ab, so werden entzündliche Reaktionen bei den b. Rz. Sy. nahezu regelmäßig vermißt. Daß die als entzündliche Reaktion aufgefaßten phagocytierenden Zellen keine Makrophagen, sondern im Geschwulstverband gelegene Tumorzellen sind, deren Phagocytosefähigkeit sich aus ihrer Herkunft erklärt, haben wir zeigen können. Plasmazellen und Lymphocyten sind nur vereinzelt anzutreffen, obwohl sie sich andererseits bei chronischen Entzündungen der Synovialis *sehr* zahlreich finden, wie eigene systematische Vergleichsuntersuchungen an über 200 entzündlich veränderten Sehnenscheiden und Schleimbeuteln ergeben haben, die wir mit LEEST (1959) und ESCHBACH (1959) durchgeführt haben. Dies gilt in gleicher Weise für das Fibrinoid, für dessen Auftreten die Synovialgewebe im Rahmen chronischer Entzündungen, seien sie unspezifisch oder rheumatisch, einen Prädilektionsort darstellen. Daß in Einzelfällen umschriebene entzündliche Reaktionen, besonders im Randgebiet der Geschwülste, auftreten, kommt auch bei anderen Geschwülsten vor und vermag nicht als Gegenbeweis zu dienen. Entzündliche Gefäßveränderungen (Endarteriitis, Periarteriitis), die SPENCER und WHIMSTER (1950) in das Zentrum der „Granulombildung" stellen, sind bei den b. Rz. Sy. nicht anzutreffen. Die perivasculäre Sklerose, die uns begegnet ist, halten wir für eine Teilerscheinung der progressiven Sklerose.

In der Kapsel, die die meisten b. Rz. Sy. besitzen, dem zapfenförmigen Vorwachsen einzelner Tumoren und der Rezidivneigung offenbaren sich weitere Eigenschaften einer Geschwulst. Für besonders wesentlich halten wir dabei die Tatsache, daß zwischen der Struktur der Geschwülste (Mitoserate, Hohlraumdifferenzierung, Hohlraumhäufigkeit usw.) und der Neigung zu Rezidiven eine gewisse Abhängigkeit besteht. Die Existenz von Übergangsformen der b. Rz. Sy. zu den malignen und die der malignen selbst, die morphologisch bei prinzipiell gleichem Aufbau nur Unterschiede des Reifegrades aufweisen, belegt sehr eindrucksvoll die Geschwulstnatur der b. Rz. Sy. Die *organoide Feinstruktur ist*, wie daraus ersichtlich, *nicht Ausdruck eines Granulationsprozesses, sondern Bauprinzip der Synovialome im allgemeinen. Dieses Prinzip* ist *bei den b. Rz. Sy. in gleicher Weise wie bei allen anderen Synovialomen* gewahrt und findet seinen morphologischen Ausdruck in der Imitation synovialer Strukturen, nämlich in den synovialen Hohlräumen und der pseudo-epithelial-synovialen Differenzierung des mesenchymalen Stromas. Die Riesenzellen als Homologe der synovialen Hohlräume sind ein Bestandteil dieses gestaltlichen Prinzips, wie daraus deutlich wird, daß sie bei allen Formen der Synovialome vorkommen können. *An der echten Blastomnatur und dem synovialen Charakter der b. Rz. Sy. besteht danach für uns kein Zweifel.*

In Übereinstimmung mit den malignen Synovialomen halten wir die b. Rz. Sy. nicht nur für einen *histologischen Strukturtyp*, sondern sehen in ihnen eine *histogenetische Einheit* und leiten sie von den synovialen Geweben ab (Sehnenscheiden, Gelenke, Schleimbeutel). Da hierfür die gleichen Gründe wie für die m. Sy. gelten, sei auf das entsprechende Kapitel der m. Sy. verwiesen.

Die Zusammenfassung der Riesenzelltumoren der verschiedenen Standorte (Sehnenscheiden, Knochen, Zahnfleisch) zu einer morphologisch und biologisch gemeinsamen Gruppe (VON ALBERTINI 1928, 1955, WUSTMANN 1925, AEGERTER 1947, KEUSENHOFF und HAENSELT 1949), ihre Entstehung im Zusammenhang mit der Ausbildung von Sesambeinen (WAHLGREN 1935) und ihre Wertung als Fibrome (VON ALBERTINI 1928, 1955, PICK und PINKUS 1909) oder Gefäßgeschwülste (BELLAMY 1901, FOSTER 1947) lehnen wir ab, weil damit das Wesen der Geschwülste nicht erfaßt ist, die synovialen Strukturen (Spalten) unberücksichtigt bleiben oder als Gefäße fehlgedeutet sind.

Entsprechend der von uns bei den m. Sy. entwickelten Vorstellung über das Wesen der Synovialis und der m. Sy. (s. dort) sehen wir in den *b. Rz. Sy. gutartige Geschwülste eines besonderen,* nämlich *synovial differenzierten, pluripotenten, dem reticulo-histiocytären System nahestehenden Mesenchyms,* auf dessen Pluripotenz alle im Synovialom auftretenden Zellen und Strukturen zurückzuführen sind.

E. Zusammenfassung

Im Gegensatz zu der bisher üblichen Verwendung des Synovialombegriffes für eine maligne Geschwulst der synovialen Gewebe (Gelenkkapseln, Schleimbeutel, Sehnenscheiden) werden von uns unabhängig von ihrer biologischen Natur alle die Geschwülste der synovialen Gewebe als Synovialome zusammengefaßt, die sich durch eine Imitation charakteristischer Strukturelemente der Synovialis auszeichnen. Die vorliegende Arbeit dient dem Ziel, an Hand von 63 morphologisch systematisch untersuchten Geschwülsten zu beweisen, daß diese Definition zu Recht besteht. Zugleich soll die Arbeit eine zusammenfassende Darstellung unserer Kenntnisse über die Gruppe der Synovialome, insbesondere ihre Morphologie und Pathogenese darstellen.

Da in einem Teil der Synovialome mehrkernige Riesenzellen das morphologische Bild mitbestimmen und diese von uns als Äquivalente der synovialen Hohlraumbildung aufgefaßt werden, teilen wir die Synovialome in solche mit und solche ohne Riesenzellen ein, wobei jeweils gutartige und bösartige Formen unterschieden werden. Das morphologische Prinzip der synovialen Struktur wird an den malignen Synovialomen besonders deutlich, darum erfolgt deren Besprechung vor der der gutartigen Formen.

Ein erstes Kapitel gilt der *Orthologie des Stratum synoviale und seinen Reaktionsformen*, weil das Bauprinzip der Synovialome eine Imitation dieser Strukturen darstellt. Eigene Untersuchungen an weit über 300 Schleimbeuteln, Sehnenscheiden und Gelenkkapseln bilden die Grundlage dieses Kapitels. Das Synovialgewebe wird als eine besondere Differenzierungsform eines pluripotenten Mesenchyms definiert, das dem reticulo-histiocytären System nahesteht, aber in der Ausbildung pseudoepithelialer Grenzflächen und der Bildung der Synovia einen spezifisch synovialen Charakter erhält, der es von allen anderen Bindegewebsformen unterscheidet.

Bei den entzündlichen Veränderungen werden als Reaktionstypen der chronischen Entzündung die Hyperplasie der synovialen Pseudoepithelien, die mehrkernigen Riesenzellen, die Zotten und die Sklerosierungsneigung erwähnt. Die „chronisch pigmentierte villo-noduläre Synovitis", die von zahlreichen Autoren für wesensgleich mit dem gutartigen Riesenzellsynovialom (nach der alten Nomenklatur xanthöser Riesenzelltumor der Sehnenscheide) gehalten wird, fassen wir als eine Sonderform der hyperplastischen Synovitis auf. Es wird ihre scharfe Abtrennung von den gutartigen Riesenzellsynovialomen gefordert und begründet.

Der Besprechung der *malignen Synovialome* wird eine Wertung der verschiedenen Synonyme vorangestellt. Einem kurzen geschichtlichen

Überblick folgt eine Zusammenstellung von 433 malignen Synovialomen aus der Weltliteratur, der 13 eigene Fälle hinzugefügt werden. Aus diesem Untersuchungsgut werden die für das maligne Synovialom charakteristischen Eigenschaften abgeleitet: Altersverteilung, Geschlechtsverteilung, Lokalisation, Ausgangspunkt, Entwicklungsdauer, klinische Symptomatik, klinische Diagnose und Differentialdiagnose, Metastasierung, Rezidivneigung, Überlebensdauer, Prognose und Therapie. Es ergibt sich, daß das maligne Synovialom das dritte und vierte Dezennium bevorzugt, bei Männern etwas häufiger als bei Frauen vorkommt und überwiegend an den unteren Extremitäten lokalisiert ist. Jeweils 40% der malignen Synovialome entwickeln sich an Gelenken und Schleimbeuteln, 20% an Sehnenscheiden. Klinisch ist nur eine Verdachtsdiagnose möglich, die endgültige Diagnose ist einer ausgedehnten Probeexcision vorbehalten, wobei wegen der Entdifferenzierungsneigung des Tumors in den Metastasen eine Probeexcision aus Metastasen abgelehnt wird. Die malignen Synovialome metastasieren im allgemeinen spät, bevorzugt ist die hämatogene Ausbreitung mit Befall der Lungen. Die Rezidivneigung ist groß, die Prognose sehr schlecht.

Die Besprechung der Morphologie beginnt mit einer ausführlichen Kasuistik der eigenen Fälle, die zehn maligne riesenzellfreie und drei Riesenzellsynovialome umfaßt.

Darauf folgt eine zusammenfassende Darstellung des makroskopischen und mikroskopischen Verhaltens der Geschwülste. Ein breiter Raum wird der Beschreibung des Bauprinzips der malignen Synovialome gewährt. Dieses morphologische Prinzip, das wir als Prinzip der synovialen Struktur bezeichnen, findet in zwei charakteristischen, die synovialen Gewebe imitierenden Formelementen seinen Ausdruck: Im Auftreten von Hohlräumen und in der pseudoepithelialen Differenzierung mesenchymalen Gewebes. Bei den Hohlräumen werden spaltförmige, tubuläre und cystische unterschieden. Die Riesenzellen werden als hohlraumhomologe Bildungen aufgefaßt. Die einzelnen Hohlraumtypen wechseln innerhalb der Gruppe der malignen Synovialome und von Geschwulst zu Geschwulst ebenso wie die Differenzierungshöhe der auskleidenden Zellen. Diese können alle Übergänge von typischen mesenchymalen Zellen bis zu epithelähnlichen aufweisen, deren mesenchymaler Charakter aber an Übergangsformen und deren synovialer Charakter an der Bildung von Hyaluronsäure deutlich wird. Die genannten Strukturen werden mit entsprechenden Differenzierungen der normalen und chronisch entzündeten Synovialis verglichen. Das sarkomatöse Stroma der Geschwülste wird als pluripotente Matrix aufgefaßt, woraus das Auftreten zahlreicher Zusatzstrukturen (chondroide, osteoide, myxomatöse Herde) erklärt wird. Als besondere Leistung der Geschwulstzellen wird die Speicherfähigkeit und die Fähigkeit zur Bildung von Mastzellen genannt.

Dieser analytischen Betrachtung folgt eine Gegenüberstellung des morphologischen Gesamtbildes der Synovialome, dessen Mannigfaltigkeit ähnlich nur noch bei Teratomen und Speicheldrüsenmischtumoren zu finden ist. Abschließend werden das Verhältnis von Morphologie und biologischem Verhalten sowie die histologische Differentialdiagnose abgehandelt.

Ausführlich wird die Genese der malignen Synovialome dargestellt. Die malignen Synovialome werden von den synovialen Geweben abgeleitet und als histogenetische Einheit, nicht nur als Strukturtyp bezeichnet. Entsprechend der Wertung des Synovialgewebes halten wir die malignen Synovialome nicht für Endotheliome, sondern für Geschwülste eines besonders, nämlich synovial differenzierten Mesenchyms. Unter den kausalen Faktoren sind das Trauma und die chronische Synovitis ohne wesentliche Bedeutung. — Die Möglichkeit der Identität des malignen Synovialoms mit dem Adamantinom der Tibia wird erwogen, eine endgültige Entscheidung aber offengelassen.

Den malignen Synovialomen sind die *gutartigen* gegenübergestellt, die als benigne riesenzellfreie und als benigne Riesenzellsynovialome getrennt besprochen werden.

An Hand vier eigener Beobachtungen wird zu der umstrittenen Existenz der *gutartigen riesenzellfreien Synovialome* Stellung genommen. Wir vertreten dabei die Ansicht, daß das gutartige riesenzellfreie Synovialom — wenn auch selten — als eigene Geschwulstform existiert. Es ist das gutartige Gegenstück zu dem malignen riesenzellfreien Synovialom und zeigt darum mit diesem morphologisch eine prinzipielle Übereinstimmung. Wie dieses ist es charakterisiert durch das Bauprinzip der synovialen Struktur, wobei aber alle am Tumoraufbau beteiligten Strukturen ausgereift sind. Da jedoch auch sehr hochdifferenzierte reifere Synovialome sich biologisch bösartig verhalten können, halten wir es für geboten, morphologisch auch bei den durch die Kriterien der Gutartigkeit ausgezeichneten riesenzellfreien Synovialomen nur von reifen Synovialomen zu sprechen und das Urteil über die biologische Qualität dem Verlauf zu überlassen.

Die häufigste gutartige Geschwulst des synovialen Gewebes ist das *gutartige Riesenzellsynovialom.* Seine zahlreichen Synonyme werden kritisch geprüft, und unter Ablehnung der entzündlichen Natur wird von uns die Bezeichnung „gutartiges Riesenzellsynovialom" vorgeschlagen, weil in diesem Begriff der neoplastische Charakter, das morphologische Bild, der Ausgangspunkt und die biologische Natur eine gebührende Wertung finden. Nach einem kurzen geschichtlichen Überblick werden Häufigkeit, Altersverteilung, Geschlechtsverteilung, Lokalisation, Ausgangspunkt, Entwicklungsdauer, klinische Symptomatik, klinische Diagnose, biologische Wertigkeit, Prognose und Therapie besprochen.

Es zeigt sich, daß das gutartige Riesenzellsynovialom gehäuft im dritten, vierten und fünften Dezennium vorkommt und das weibliche Geschlecht bevorzugt. Wie das maligne Synovialom ist es ein Tumor der Extremitäten, im Gegensatz zu diesem ist aber die obere Extremität Hauptsitz der Geschwülste. 80% der Tumoren entwickeln sich an den Sehnenscheiden, 15% an den Gelenken und nur 5% an Schleimbeuteln. Wenn auch die sichere Diagnose nur morphologisch möglich ist, läßt sich doch aus der Eigenart des Geschwulstverhaltens eine klinische Wahrscheinlichkeitsdiagnose stellen. Die Prognose der gutartigen Riesenzellsynovialome ist quoad vitam absolut günstig, örtliche Rezidive sind relativ häufig.

Die Kasuistik der eigenen Fälle umfaßt 45 Geschwülste. Vier sind als typische Vertreter der Geschwulstgruppe ausführlich beschrieben, die übrigen sind in einer tabellarischen Übersicht erfaßt.

Auf die Charakterisierung des makroskopischen Verhaltens der Geschwülste folgt eine ausführliche Besprechung der Feinstruktur. Dabei wird deutlich, daß das Bauprinzip der gutartigen Riesenzellsynovialome mit dem der malignen Synovialome im Prinzip übereinstimmt, woraus sich die Zusammenfassung dieser Geschwülste in der Gruppe der Synovialome erklärt. Wie bei den malignen Synovialomen ist es das morphologische Prinzip der synovialen Struktur, das sich im Auftreten synovialer Hohlräume und der pseudoepithelial-synovialen Differenzierung des mesenchymalen Stromas äußert. In Anlehnung an die Darstellung dieses Prinzips bei den malignen Synovialomen erfolgt eine eingehende Besprechung, aus der die prinzipielle morphologische Übereinstimmung dieser Geschwülste erhellt, wenn auch das synoviale Bauprinzip an den gutartigen Riesenzellsynovialomen nicht so deutlich in Erscheinung tritt wie an den malignen Formen.

Ein breiter Raum wird der Besprechung der Riesenzellen gewährt, die das Bild der Tumoren auffallend beherrschen. Aus ihrem Verhalten zu den Hohlräumen leiten wir ihre Bedeutung als hohlraumhomologe Bildungen ab.

Eingehend wird die häufige und meist erhebliche Ablagerung von Lipoiden und Hämosiderin in den benignen Riesenzellsynovialomen erörtert. Die eigenen Untersuchungen führen zu dem Schluß, daß diese Ablagerungen das Ergebnis lokaler Zirkulationsstörungen der Blut- und Lymphgefäße innerhalb der Geschwülste sind. Diese sind ausgelöst und begünstigt durch die Neigung der gutartigen Riesenzellsynovialome zur progressiven Vernarbung und werden gefördert durch die Phagocytosefähigkeit der Geschwulstmatrix. — Dieser analytischen Besprechung der morphologischen Strukturen folgt eine zusammenfassende Beschreibung des morphologischen Gesamtbildes der gutartigen Riesenzellsynovialome. Im Gegensatz zur Buntheit der malignen Synovialome sind die benignen Riesenzellsynovialome morphologisch einheitlicher und charakteristisch. Entsprechend ist die histologische Diagnose einfach und die Differentialdiagnose mit Ausnahme der Abgrenzung gegen die villo-noduläre Synovitis leicht. — Abweichungen vom typischen morphologischen und biologischen Verhalten werden im einzelnen aufgeführt.

Sehr ausführlich wird die umstrittene Genese der gutartigen Riesenzellsynovialome diskutiert. Die metabolische und granulomatöse wird zugunsten der blastomatösen abgelehnt. Die Geschwulstnatur der gutartigen Riesenzellsynovialome wird unter Hinweis auf zahlreiche Einzeltatsachen deutlich gemacht an dem von allen äußeren und inneren Ursachen unabhängigen autonomen Wachstum, das die völlige Wesensverschiedenheit dieser Geschwulstgruppe von einem Stoffwechselleiden oder einer Entzündung dokumentiert. Die organoide Feinstruktur der Geschwulst ist nicht Ausdruck eines Granulationsprozesses, sondern Bauprinzip der Synovialome im allgemeinen. In Übereinstimmung mit den malignen Synovialomen leiten wir auch die benignen Riesenzellsynovialome von den synovialen Geweben ab, so daß auch sie nicht nur als Strukturtyp, sondern als histogenetische Einheit aufgefaßt werden.

Literaturverzeichnis

ADAIR, F. E.: Ann. Surg. 108, 830 (1935).
AEGERTER, E. E.: Amer. J. Path. 23, 283 (1947).
AITKIN, A. P.: J. Bone Jt. Surg. 23, 950 (1941).
ALBERT, E.: S.-B. Akad. Wiss. Wien, math.-nat. Kl. Abt. III, 1871.
ALBERTINI, A. VON.: Gutartige Riesenzellgeschwülste. Leipzig: Thieme 1928.
— Spezielle Pathologie der Sehnen, Sehnenscheiden u. Schleimbeutel. In: Handb.
  spez. path. Anat. v. HENKE-LUBARSCH, IX/1. Berlin: Springer 1929.
— Histologische Geschwulstdiagnostik. Stuttgart: Thieme 1955.
ALBOT, G., F. THIBAUT, P. BANZET et J. HERVY: Bull. Ass. franç. Cancer 28, 589 (1939).
ARZT, L.: Arch. Derm. Syph. (Berl.) 126, 809 (1919).
ASBOE-HANSEN, G.: Ann. rheum. Dis. 9, 149 (1950).

BARTELS, C.: Über Sehnen- und Sehnenscheidengeschwülste. Inaug.-Diss. Göt-
  tingen 1937.
BECKER: Dtsch. Z. Chir. 191, 300 (1925).
BEDRICK, J. J., and S. A. ZAWADZKI: Milit. Surg. 97, 374 (1945).
BELLAMY, H. E.: J. Path. Bact. 7, 465 (1901).
BENNETT, G. A.: J. Bone Jt. Surg. 29, 259 (1947).
BERGER, L.: Amer. J. Cancer 34, 501 (1938).
BERTINI, G.: Ref. Zbl. Path. 68, 373 (1936).
BIAGGINI, G. C.: Pathologica (Genova) 8, 433 (1959).
BILLROTH, TH.: Zit. nach KING Brit. J. Surg. 18, 594 (1931).
BIRKNER, H.: Zbl. Chir. 75, 770 (1950).
BLACK, W. C.: Amer. J. Cancer 28, 481 (1936).
BOCK, M.: Über einen Fall eines xanthomatösen Granuloms von außergewöhnlicher
  Größe. Inaug.-Diss. Erlangen 1937.
BÖHM: Beiträge zur normalen und patholog. Anatomie der Gelenke. Inaug.-Diss.
  Würzburg 1868.
BOLCK, F.: Die Endotheliome. Leipzig: Thieme 1952.
BOLOGNESE, X.: Étude sur les tumeurs des gaines synoviales du Poignet. Thèse des
  Paris 1882.
BONNE, C., and M. COLLET: Geneesk. T. Ned.-Ind. 75, 1384 (1935).
BORST, M.: Allgemeine Pathologie der malignen Geschwülste. Leipzig: Hirzel 1924.
BRAUN, H.: Dtsch. Z. Chir. 39, 35 (1894).
BRIGGS, C. D.: Amer. J. Surg. 115, 413 (1942).
BRUNNER, R.: Zur Frage der ortsungewöhnlichen Adamantinome u. Speichel-
  drüsenmischgeschwülste und ihrer Beziehungen zu den Synoviomen. Inaug.-
  Diss. Zürich 1936.
BÜRGER, M.: Zit. n. MOHR-STAEHELIN Hdb. d. inn. Med. Berlin: Springer 1938.
BURCKHARDT, H.: Dtsch. Z. Chir. 101, 467 (1909).

CABOT CASE 24321: Synovioma of the Knee. New Engl. J. Med. 219, 204 (1938).
CABOT CASE 25312: Synovioma of the Knee. New Engl. J. Med. 221, 196 (1939).

Caby, F.: Acad. chir. Paris **74**, 549 (1948).
Carr, C. R., F. V. Berkely and W. C. Davis: J. Bone Jt. Surg. **36 A**, 1007 (1954).
Chassaignac, M.: Gaz. Hôp. Paris **1852**, 185.
Chenot, et Tzanck: Bull. Soc. anat. Paris **87**, 293 (1912).
Coley, W. B.: Ann. Surg. **101**, 805 (1935).
Coley, B. L., and J. C. Pierson: Surgery **1**, 113 (1937).
Cooper, T. V.: Lancet **1930**, 1234.
Cooperman, M. B.: J. Bone Jt. Surg. **14**, 173 (1932).
Crocker, D. W., and A. P. Stout: Cancer (Philadelphia) **12**, 1123 (1959).
Czerny, V.: Arch. klin. Chir. **10**, 904 (1869).

Davies, D. V.: J. Anat (Lond.) **82**, 9 (1948).
— Brit. med. J. **1950**, 92.
— Brit. med. J. **4645**, 92 (1950).
Diez, J.: Pren. méd. argent. **18**, 487 (1931).
Dingle, J. T. M., and D. P. P. Thomas: Brit. J. exp. Path. **37**, 318 (1956).
Dockerty, M. B., and H. W. Meyerding: J. Amer. med. Ass. **119**, 932 (1942).
Doemény, P.: Arch. Anat., Anat. Abt. **1897**, 295.
Dor, L.: Rev. Chir. (Paris) **18**, 1089 (1898).

Efskind, L.: Acta orthop. scand. (Kobenh.) **12**, 214 (1941).
— Acta orthop. scand. (Kobenh.) **12**, 267 (1941).
— Acta Path. Microbiol. Scand. **25**, 59 (1947).
— Acta chir. scand. **88**, 33 (1949).
Eichraum, F.: Bruns' Beitr. klin. Chir. **152**, 184 (1931).
Eie, H.: T. norske Laegeformen **69**, 9 (1949).
Eisenberg, R. B., and R. C. Horn: Ann. Surg. **131**, 281 (1950).
Enderlen, E.: Med. Klin. **16**, 721 (1920).
Eschbach, H.: Schleimbeutelentzündung und ihre Beziehung zum Rheumatismus.
    Inaug.-Diss. Leipzig 1959.
Eveleth, M. S., and P. S. Brezina: Yale J. Biol. Med. **16**, 27 (1943).

Faccini, U.: Arch. ital. Chir. **7**, 481 (1923).
Fehr, A.: Bruns' Beitr. klin. Chir. **165**, 88 (1937).
Feroldi, J.: Bull. Ass. franç. Cancer **41**, 127 (1954).
Fievez: Bull. Soc. chir. **61**, 1034 (1935).
Fischer, E.: Arch. klin. Chir. **176**, 16 (1933).
Fischer, W.: Zbl. allg. Path. path. Anat. **79**, 197 (1942).
Fischer-Wasels, B.: Frankf. Z. Path. **12**, 422 (1913).
Fisher, H. R.: Amer. J. Path. **18**, 529 (1942).
Fisk, G. R.: Ann. Coll. Surg. England **11**, 157 (1952).
Fleissig, J.: Dtsch. Z. Chir. **122**, 239 (1913).
Fletcher, A. G., and R. C. Horn: Ann. Surg. **133**, 374 (1951).
Foster, L. N.: Amer. J. Path. **23**, 567 (1947).
Franceschini, P.: Arch. ital. Anat. Embriol. 1929.
Frangenheim, P.: Arch. klin. Chir. **157**, 738 (1929).
Franseen, C. C., C. C. Simmons and T. B. Mallory: New Engl. J. Med. **221**, 196
    (1939).
Frerichs, F. Th.: Handwörterbuch der Physiologie von R. Wagner III, 463
    (1846).
Fritsch, K.: Bruns' Beitr. klin. Chir. **60**, 344 (1908).
Fuchs, U.: Über Beziehungen zwischen dem Riesenzellgranulom der Sehnen-
    scheiden und den Hohlraum bildenden Tumoren. Inaug.-Diss. Leipzig 1954.
— Arch. Geschwulstforsch. **8**, 126 (1955).

GALLOWAY, J. D. B., A. C. BRODERS and R. K. GHORMLEY: Arch. Surg. **40**, 485 (1940).
GAUDIANI, V.: Policlinico (Sez. chir.) **13**, 547 (1906).
— Policlinico (Sez. chir.) **15**, 272 (1908).
GLEICHMANN, H. G.: Zbl. Chir. **77**, 583 (1952).
GÖRÖG, D.: Zbl. allg. Path. path. Anat. **53**, 341 (1932).
GRAILLY, R. de., et H. LEGER: Press. méd. **58**, 462 (1950).
— — Les tumeurs articulaires malignes. Paris: Masson & Cie. 1952.
GRAILLY, R. DE, H. LEGER et R. LOUBET: Rev. Path. comp. **53**, 457 (1953).
GRUBER, GG. B.: Bruns' Beitr. klin. Chir. **181**, 401 (1950).

HAAGENSEN, C. D., and A. P. STOUT: Ann. Surg. **120**, 826 (1944).
HÄGGQVIST, G.: Gewebe und Systeme der Muskulatur, in: Hdb. mikrosk. Anat. d.
    Menschen II/3. Berlin: v. Möllendorf 1931.
HAGE, W.: Zbl. Chir. **77**, 376 (1952).
HAGEN-TORN, V.: Arch. mikr. Anat. **21**, 591 (1882).
— Arch. mikr. Anat. **43**, 266 (1894).
HAGGART, G. E.: J. Bone Jt. Surg. **24**, 438 (1942).
HALPERT, B., and H. P. DOHN: Arch. Path. **43**, 313 (1947).
HAMERMAN, D., and M. BLUM: Arthritis and Rheum. **2**, 553 (1959).
—, and D. RUSKIN; Arthritis and Rheum. **2**, 546 (1959).
HAMMAR, J. A.: Arch. mikr. Anat. **43**, 813 (1894).
HANNEMÜLLER: Bruns' Beitr. klin. Chir. **63**, 307 (1909).
HARBITZ, F.: Arch. Path. Lab. Med. **4**, 507 (1927).
HARKNESS, G. G.: Aust. N. Z. J. Surg. **22**, 60 (1952/53).
HARRIS, V. C. J.: Brit. med. J. **1948**, 447.
HARRISON, E. G., B. M. BLACK and D. D. KENNETH: Arch. Path. **71**, 137 (1961).
HEILMANN, P.: Zbl. allg. Path. path. Anat. **85**, 91 (1949).
HEINE, J.: Zbl. allg. Path. path. Anat. **89**, 393 (1952/53).
HENLE, J.: Hdb. der Anatomie Bd. I u. II, 1871.
HESSELVIK, L.: Acta med. scand. **105**, 153 (1940).
HETZAR, W.: Dtsch. Z. Chir. **244**, 63 (1934).
HEURTEAUX, M. A.: Arch. gén. Méd. **162**, 40 (1891).
— Arch. gén. Méd. **162**, 160 (1891).
HICKS, J. D.: J. Path. Bact. **67**, 151 (1954).
HIDVEGI, E.: Acta morph. Acad. Sci. hung. **4**, 319 (1954).
HIDVEGI, E., and B. KELENTEI: Acta physiol. Acad. Sci. hung. **5**, 3 (1954).
HODGSON, F. C., and L. BISHOP: J. Bone Jt. Surg. **17**, 184 (1935).
HOFBAUER, L.: Wien klin. Wschr. **1898**, 86.
HOHENTHAL, T.: Finska Läk. Sällsk. Handl. **76**, 458 (1934).
HOLMGREN, HJ.: Acta orthop. scand. (Kbh.) **20**, 97 (1951).
HOPEWELL, J. P.: Brit. J. Surg. **41**, 215 (1953).
HUECK, W.: Morphologische Pathologie. Leipzig 1948.
— Arch. klin. Chir. **202**, 382 (1941).
— Beitr. path. Anat. **103**, 308 (1939).
HÜNERMANN, E.: Dtsch. Z. Chir. **182**, 410 (1923).
HUETER, C.: Virchows Arch. path. Anat. **25**, 572 (1862).
— Virchows Arch. path. Anat. **26**, 484 (1863).
— Virchows Arch. path. Anat. **36**, 25 (1866).
— Klinik der Gelenkerkrankungen. Leipzig 1870.
— Dtsch. Z. Chir. **6**, 290 (1876).
HUTCHINSON, CH., W., and D. H. KLING: Amer. J. Cancer **40**, 78 (1940).

JAFFÉ, H. L., and L. LICHTENSTEIN: Bull Hosp. Joint Dis. **2**, 3 (1941).
— —, and CH. J. SUTRO: Arch. Path. **31**, 730 (1941).

JÖNSSON, G.: Acta radiol. Stockh. **36**, (1938).
JOHNSON, F. H., and E. A. KEARNEY: U. S. nav. med. Bull. **49**, 110 (1949).
JUMPERTZ, F.: Über einen Fall von Sehnenscheidenxanthofibrom. Inaug.-Diss. Bonn 1923.

KARLÉN, A.: Nord. med. **16**, 3705 (1942).
KESSEL, A. W. L.: Proc. roy. Soc. Med. **41**, 383 (1948).
KEUSENHOFF, W., u. V. HAENSELT: Zbl. Chir. **74**, 244 (1949).
KEY, J. A.: The Synovial membrane of joints and bursae, in: Special Cytology, New York **2**, 735 (1928).
KING, E. S. J.: Brit. J. Surg. **18**, 594 (1931).
— J. Bone Jt. Surg. **34 B**, 97 (1952).
KIRCH, E.: Beitr. path. Anat. **70**, 75 (1922).
— Klin. Wschr. **3**, 1425 (1924).
KLAGES, F.: Arch. klin. Chir. **197**, 137 (1939).
KNOLLE, H.: Zbl. allg. Path. path. Anat. **93**, 501 (1955).
KNOX, L. CH.: Amer. J. Cancer **28**, 461 (1936).
KNUTSSON, F.: Acta radiol. Stockh. **29**, 4 (1948).
KOBAK, M., und S. PERLOW: Arch. Surg. **59**, 909 (1949).
KÖLLIKER, A.: Handbuch der Gewebelehre des Menschen. Leipzig 1889.
KROH, F.: Dtsch. Z. Chir. **94**, 215 (1908).

LANDZERT, A.: Zbl. med. Wiss. **5**, 369 (1867).
LANG, J.: Verh. anat. Ges. (Jena) **1953**, 13.
— Zschr. mikr.-anat. Forsch. **60**, 255 (1954).
— Zschr. mikr.-anat. Forsch. **60**, 503 (1954).
— Morph. Jb. **98**, 387 (1957).
LANG, F. J., u. C. HÄUPL: Z. Krebsforsch. **26**, 113 (1928).
LANGER, E., u. F. HUTH: Z. Zellforsch. **51**, 545 (1960).
LATTEN, W.: Arch. klin. Chir. **161**, 416 (1930).
LAUCHE, A.: Frankf. Z. Path. **59**, 2 (1947/48).
LAZARUS, J. A., and M. S. MARKS: Surgery **13**, 290 (1943).
LECLERC: Bull. Soc. anat. Paris **1879**, 619.
LEDERER, A., and A. J. SINCLAIR: J. Path. Bact. **67**, 163 (1954).
LEEST, J.: Die Sehnenscheidenentzündung und ihre Beziehung zum Rheumatismus Inaug.-Diss. Leipzig 1959.
LEICHNER, W., and A. SCHAEFER: Conn. med. J. **5**, 113 (1941).
LEJARS, et A. RUBENS-DUVAL: Rev. Chir. (Paris) **41**, 751 (1910).
LEVINSON, L. J., J. HARRIS, and M. SINGER: J. med. Soc. N. J. **45**, 76 (1948).
LEWIS, R. W.: Amer. J. Roentgenol. **44**, 170 (1940).
LICHTENSTEIN, L.: Cancer **8**, 816 (1955).
LUBARSCH, O.: Dtsch. med. Wschr. **44**, 484 (1918).
LUCARELLI, G.: Clinica (Bologna) **2**, 499 (1936).
LUSE, S. A.: Cancer (Philadelphia) **13**, 312 (1960).

MAIBACH, E.: Acta anat. (Basel) **17**, 175 (1953).
MARKOE, T., M.: Med. News **44**, 464 (1884).
MARQUORDT, W.: Z. Zellforsch. **12**, 34 (1931).
MARSH, H.: Lancet **2**, 1330 (1898).
MARTENS, V. E.: J. Amer. med. Ass. **157**, 888 (1955).
MARTINA, A.: Dtsch. Z. Chir. **83**, 317 (1906).
MEYER, K., E. M. SMYTH and M. H. DAWSON: Science **88**, 129 (1938).
— — — J. biol. Chem. **128**, 319 (1939).

MEYERDING, H. W., and A. E. JACKSON: Surg. Clin. N. Amer. **30**, 1201 (1950).
MINEAR, W. L.: J. Bone Jt. Surg. **33 A**, 459 (1951).
MÖNCKEBERG, J. G. v.: Virchows Arch. path. Anat. **246**, 106 (1923).
MORAIS, E.: Ref. Z. Krebsforsch. **53**, 119 (1943).
— Ref. Ber. allg. spez. Path. 8, 114 (1951).
MORESTIN, H.: Bull. Soc. Anat. Paris **65**, 529 (1890).
MORETZ, W. H.: Surg. Gynec. Obstet. **79**, 125 (1944).
MUIRHEAD, E. E., L. J. KREISSL and C. E. GORDON: Tex. St. J. Med. **45**, 202 (1949).
MURRAY, M. R., A. P. STOUT and J. A. POGOGEFF: Ann. Surg. **120**, 843 (1944).

NISBET, N. W.: N. Z. med. J. **50**, 441 (1951).

PACK, G. T., and J. M. ARIEL: Surgery **28**, 1047 (1950).
PAPE, H.: Inaug.-Diss. Göttingen 1938.
PINKUS, F., u. L. PICK: Dtsch. med. Wschr. **34**, 1426 (1908).
— — Mh. prakt. Derm. **49** (1909).
PODKAMINSKY, N. A.: C. R. Soc. Biol. (Paris) **106**, 915 (1931).
PRICE, C. H. G., and I. C. VALENTINE: J. clin. Path. 7, 231 (1954).
PRYM, P.: Virchows Arch. path. Anat. **279**, 71 (1930).

RAGAN, C.: Proc. Soc. exp. Biol. (N. Y.) **63**, 572 (1946).
RAGINS, A. B., and F. L. SHIVELY JR.: Ann. Surg. **109**, 632 (1939).
REICHERT: Zit. nach RUCKES, J.: „Das Stratum synoviale." Seine Resorptions-
fähigkeit unter normalen und pathologischen Bedingungen. Habilitation Mainz 1958.
RETTERER, E.: C. R. Soc. biol. (Paris) **1886**, 45.
— C. R. Soc. biol. (Paris) **1894**, 862.
— C. R. Soc. biol. (Paris) **1895**, 10.
— C. R. Soc. biol. (Paris) **1896**, 47.
— J. Anat. (Paris) **22**, 256 (1896).
— J. Anat. (Paris) **38**, 473, 580 (1902).
REVERDIN, J. L.: Rev. méd. Suisse rom. **1885**, 671.
RICHTER, C. S.: Z. Krebsforsch. **32**, 273 (1930).
ROPES, M. W., G. A. BENNETT and W. BAUER: J. clin. Invest. **19**, 795 (1940).
ROPES, M. W., W. ROBERTSON, B. ROSMEISL and W. BAUER: Acta med. scand. **128**,
700 (1947).
ROSENTHAL, A.: Bruns' Beitr. klin. Chir. **64**, 577 (1909).
RUBENS-DUVAL, A.: Sem. Hôp. Paris **31**, 4060 (1955).
RUCKES, J.: „Das Stratum synoviale." Seine Resorptionsfähigkeit unter normalen
und pathologischen Bedingungen. Habilitation Mainz 1958.
— Bruns' Beitr. klin. Chir. **200**, 50 (1960).
RUCKES, J., u. G. REISSLAND: Z. Rheumaforsch. **19**, 135 (1960).
RUEDIGER-RYDYGIER, A. R. v.: Dtsch. Z. Chir. **82**, 211 (1906).

SABRAZÈS, J., et R. DE GRAILLY: C. R. Soc. biol. (Paris) **106**, 1158 (1931).
— — Gaz. sc. méd. **53**, 449 (1932).
— E. LOUBAT, R. DE GRAILLY et J. MAGENDIE: Gaz. sc. méd. **53**, 481 (1932).
— — — — Gaz. sc. med. **55**, 754 (1935).
SACERDOTE, A.: Gazz. med. ital. **27**, (1904).
SANDERLUD, A.: Acta orthop. scand. **24**, 155 (1954).
SANTO, D. A. DE, R. TENNANT and P. D. ROSAHN: Surg. Gynec. Obstet. **72**, 951
(1941).
SAPPEY: Traité d'Anatomie déscriptive. Paris 1876.
SCHAJOWICZ, F., y R. E. MANCINI: Rev. Ortop. Traum. **21**, 201 (1952).

SCHAUTZ, R.: Frankf. Z. Path. **61**, 181 (1949).

SCHIE, E.: Nord. med. **7**, 1538 (1940).

SCHNEIDEMÜHL, G.: Arch. wiss. prakt. Tierheilk. **10**, 40 (1884).

SCHWANN, M.: Zbl. Chir. **57**, 2478 (1930).

SEEMANN, H. v.: Zbl. Chir. **1926**, 2603.

— Zbl. Chir. **1928**, 113.

SEIFERT, G., u. G. GEILER: Z. Rheumaforsch. **17**, 337 (1958).

SEYLER: Virchows Arch. path. Anat. **239**, 20 (1922).

SHACKMAN, R.: Proc. roy. Soc. Med. **40**, 273 (1947).

SILFERSKIOLD, N.: Nord. med. **8**, 1910 (1940).

SMITH, L. W.: Amer. J. Path. **3**, 355 (1927).

SNYDER, C. H.: Amer. J. Surg. **55**, 67 (1942).

SOEUR, R.: J. Bone Jt. Surg. **31 A**, 317 (1949).

SOUBBOTINE, M.: Arch. physiol. **7**, 532 (1880).

SOUDERS, C. R., and M. J. LEVINE: Lahey Clin. Bull. **7**, 145 (1951).

SPENCER WELLS, T.: Trans. path. Soc. Lond. **1857**, 379.

SPENCER, H., and J. W. WHIMSTER: J. Path. Bact. **62**, 411 (1950).

SPIESS, P.: Frankf. Z. Path. **13**, 1 (1913).

SPRENGER, W.: Arch. klin. Chir. **169**, 683 (1932).

SPRINZ, H.: Bull. U. S. Army med. Dep. **9**, 131 (1949).

STANFORD, S., and E. A. HORNE: J. Bone Jt. Surg. **25**, 883 (1943).

STEDTFELD, G.: Z. Orthop. **87**, 533 (1955/56).

STEWART, M. J.: Brit. med. J. **2**, 893 (1924).

STOUT, A. P.: „Tumors of the soft tissue". Atlas of tumor pathology II/5. Washington 1953.

STUER, J.: Eine ungewöhnliche Geschwulst der Ellbogengelenksgegend. Inaug.-Diss. Würzburg 1893.

TALLARIGO, A.: G. Clin. med. **36**, 311 (1955).

— Boll. Oncol. **29**, 475 (1955).

TAVERNIER, M.: Lyon chir. **27**, 522 (1930).

THANNHAUSER, S. J.: Ärztl. Forsch. **1948**, 295.

TILLMANNS, H.: Arch. mikr. Anat. **10**, 401 (1874).

— Arch. mikr. Anat. **12**, 649 (1876).

— Arch. klin. Chir. **19**, 693 (1875).

TILLOTSON, J. F., J. R. McDONALD and J. M. JANES: J. Bone Jt. Surg. **33 A**, 459 (1951).

TODD, R. B., and W. BOWMANN: Physiol. Anatomy and Physiology of Man. London 1849.

TOURNEUX, J. P.: Rev. chir. **47**, 817 (1913).

TOURNEUX, F., et J. HERMANN: Gaz. méd. Paris **51** (1880).

VAUBEL, E.: Virchows Arch. path. Anat. **289**, 670 (1933).

— J. exp. Med. **58**, 63 (1933).

— J. exp. Med. **58**, 85 (1933).

— Z. Rheumaforsch. **1**, 210 (1938).

— Z. Rheumaforsch. **2**, 59 (1939).

— Z. Rheumaforsch. **2**, 217 (1939).

— Z. Rheumaforsch. **2**, 382 (1939).

— Z. Rheumaforsch. **6**, 217 (1939).

VEREBÉLY, T. v.: Schweiz. med. Wschr. **68**, 458 (1938).

VIVO, R. E. DEL: Arch. De Vecchi Anat. pat. **13**, 603 (1949).

VOTTA, E. A.: Bol. Acad. argent. cir. **26**, 554 (1942).

WAGNER, L. C.: Ann. Surg. **92**, 421 (1930).
WAHLGREN, F.: Verh. 6. skand. Pathologenkongresses Oslo 1935, ref. Zbl. allg. Path. path. Anat. **65**, 125 (1936).
WALCOTT, W. E.: J. Bone Jt. Surg. **9**, 67 (1927).
WARREN, S.: J. Mo. med. Ass. (1948).
WEGELIN, C.: Schweiz. med. Wschr. **9**, 722 (1928).
— Schweiz. med. Wschr. **1932**, 242.
WEIL, S.: Berl. klin. Wschr. **52**, 129 (1915).
WEIR: Zit. nach GRAILLY, R. DE et H. LEGER Press. méd. **58** (1950).
WEISSER, J. R., and D. W. ROBINSON: J. Bone Jt. Surg. **33 A**, 988 (1951).
WILLIAMS, R. D., and H. W. MAHAFFEY: Ohio St. med. J. **45**, 988 (1949).
WILLIS, R. A.: Tumorpathology. London 1948.
WILLNOW, U.: Morphologie und Pathogenese der Synovialome. Inaug.-Diss. Leipzig 1960.
WOLBACH, S. B.: Z. Krebsforsch. **12**, 440 (1912/13).
WRIGHT, C. J. E.: J. Path. Bact. **61**, 271 (1949).
— „Benign giant-cell synovioma." Brit. J. Surg. **38**, 257 (1951).
— J. Path. Bact. **64**, 585 (1952).
WUSTMANN, O.: Dtsch. Z. Chir. **192**, 381 (1925).
— Z. exp. Med. **46**, 773 (1925).

ZUMTOBEL, M.: Dtsch. Z. Chir. **247**, 501 (1936).
ZWAHLEN, P.: Bull. Ass. franç. Cancer **24**, 682 (1935).

Sachverzeichnis

Kursive Seitenzahlen weisen auf die ausführlichere Besprechung des betreffenden
Stichworts hin.